文化基因的割裂与续断
从本草到生药

民国时期
生药学发展史

张　卫　梁翠柳 / 著

中华医学电子音像出版社
CHINESE MEDICAL MULTIMEDIA PRESS
北　京

图书在版编目（CIP）数据

民国时期生药学发展史 / 张卫，梁翠柳著 . -- 北京：中华医学电子音像出版社，2024.12

ISBN 978-7-83005-435-9

Ⅰ . ①民…　Ⅱ . ①张… ②梁…　Ⅲ . ①生药学—药学史—中国—民国　Ⅳ . ① R93-092

中国国家版本馆 CIP 数据核字（2024）第 101331 号

网址：www.cma-cmc.com.cn（出版物查询、网上书店）

民国时期生药学发展史
MINGUO SHIQI SHENGYAOXUE FAZHANSHI

著　　者：张　卫　梁翠柳
策划编辑：李超霞
责任编辑：李超霞
责任印刷：李振坤
出版发行：中华医学电子音像出版社
通信地址：北京市西城区东河沿街 69 号中华医学会 610 室
邮　　编：100052
E-Mail：cma-cmc@cma.org.cn
购书热线：010-51322635
经　　销：新华书店
印　　刷：廊坊市佳艺印务有限公司
开　　本：710mm×1000mm　1/16
印　　张：22
字　　数：322 千字
版　　次：2024 年 12 月第 1 版　2024 年 12 月第 1 次印刷
定　　价：88.00 元

内容简介

民国时期的生药学发展史是一部西方科学技术与中国传统本草学的对抗融合史。

本书一方面以时间轴为“纵坐标”，探讨生药学在民国时期的历史演变；另一方面以推动力为“横坐标”，探讨某一具体时期生药学学术与社会政治、经济、文化及其他科学学术的相互促动，以求全面真实地再现民国时期我国生药学发展的历程。

本书辨析了生药、生药学、本草及本草学等基础概念，深入探讨了民国时期生药学传入与发展的复杂背景，包括社会变迁、文化交融及科技进步等因素对生药学发展的影响。以1934年《现代本草生药学》的出版为分水岭，将民国时期生药学的发展划分为萌芽与初步发展两大阶段。在萌芽期，生药学研究主要围绕生药标本采集、资源调查及基原考证等方面展开，这些实践活动为后续的理论构建奠定了坚实的基础。而在初步发展期，生药学研究开始形成系统的理论框架，研究方法也逐渐完善，标志着生药学在民国时期取得了显著的进步。

在探讨这两个阶段的过程中，书中还穿插介绍了多位对生药学发展产生深远影响的关键人物与著作，通过他们的贡献与成就，读者可以更加直观地感受到民国时期生药学研究的活力与创造力。本书适合中医药学研究者、生药学专业师生、历史学者以及对民国时期医药文化发展感兴趣的广大读者阅读。

作者简介

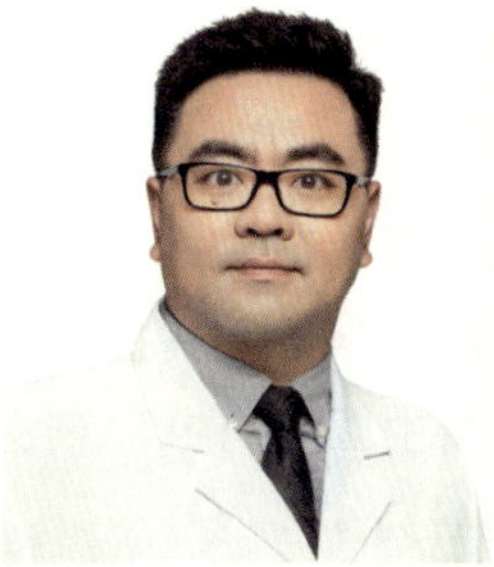

张卫

医学博士、全国首届中医临床师承博士后、维也纳大学历史系博士后。研究员、主任医师、博士研究生导师，中国中医科学院中药研究所本草学研究中心主任，中国中医科学院《神农本草经》教研室主任。中华医学会医史学分会副主任委员，国家药品监督管理局古代经典名方中药复方制剂专家审评委员会委员，国家中医药管理局高水平学科（本草学）后备学科带头人，九三学社北京市委医药卫生专门委员会委员。研究方向为本草学、中医药史学与文献、中医临床。

主编著作《新中国地方中草药文献研究（1949—1979年）》《余氏通治方研究》《植物名实图考校释》《神农本草经译释》等26部，参编著作10余部。发表学术论文《中国药用植物物种“标准化”范式历史考察》《金银花品种的本草考证》《经典名方的中药基原考证方法与示例》等154篇。主持国家重点研发计划（子课题），“十四五”时期国家重点图书、音像、电子出版物出版专项——重大出版工程项目，国家出版基金资助项目，国家中医药管理局《中华医藏》编纂项目，中国中医科学院创新工程重大攻关项目等项目20余项。获第五届中国出版政府奖（图书奖）、中华中医药学会科技进步奖二等奖、中国中西医结合学会科技进步二等奖、北京市东城区优秀人才等荣誉10余项。

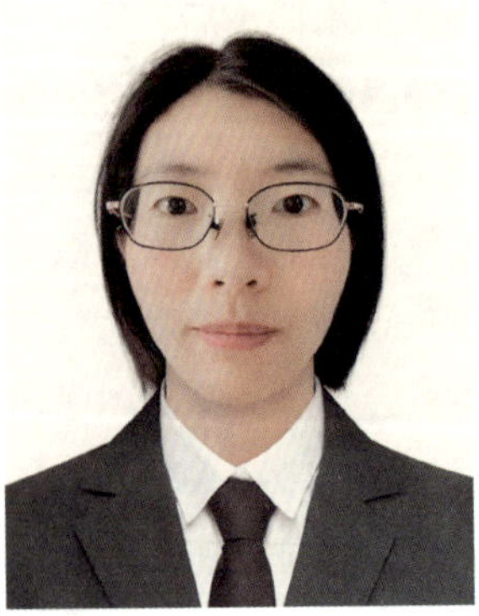

梁翠柳

中国中医科学院中药研究所硕士研究生。主要研究方向为本草文献相关研究。曾参与“民国时期本草文献整理与历史研究”、《新中国献方文献研究（1949—1979）· 西南卷》等课题研究。

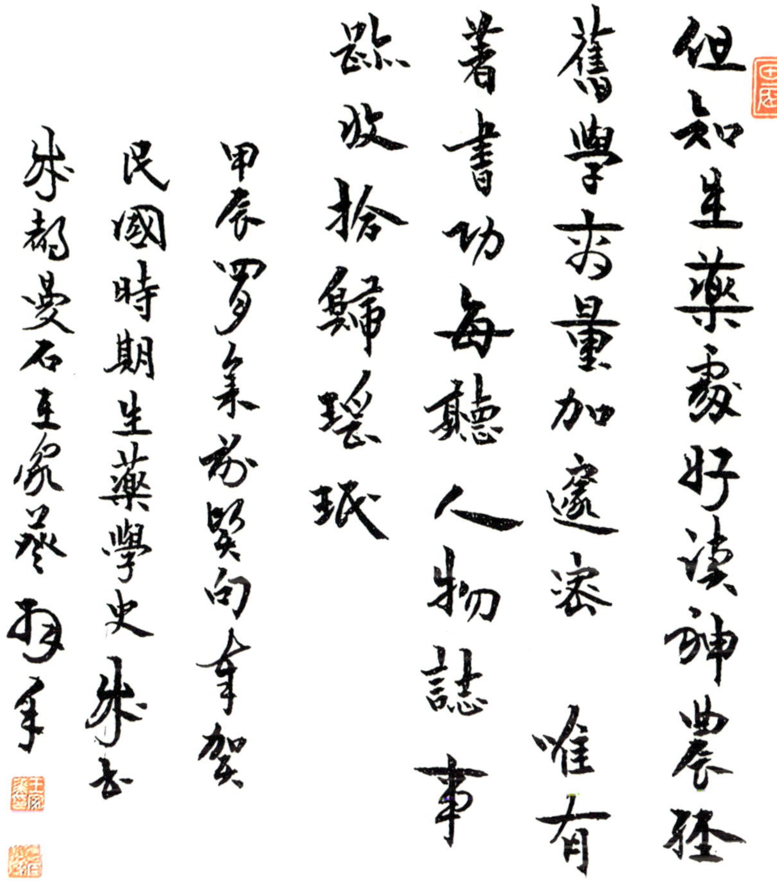

王家葵教授集前贤句，奉贺《民国时期生药学发展史》成稿

但知生药处（李道纯），好读神农经（韩维），旧学商量加邃密（朱熹）；唯有著书功（姚合），每听人物志（苏颂），事迹收拾归瑶珉（彭汝砺）。

序

鸦片战争爆发后，李鸿章看到了中国面临世界兴起的变革与列强环伺的危机，预言将发生“三千年未有之变局”。在这场大变局中，中国在政治、经济、军事、文化、科技等方方面面都受到了史无前例的巨大冲击。这个冲击来势迅猛，铺天盖地，医学也概莫能外。面对如此巨大的冲击，中医药走上了生死存亡的关头。近现代中医药史是危机与机遇并存的历史，是奋起抗争、变革图存的历史。

眼前这部书展现的就是这一时期中药领域变革图存的一个侧面。中国近代以前，人们习称传统中药为“本草”。无论“国药”“中药”，都是相对于外来的“西药”而产生的名词概念。中国本草源远流长，早在汉代就有了奠定中药灵魂理论的著作《神农本草经》。《神农本草经》明显不是最早的本草著作，从其系统严整的理论就可以看出其丰富实践的积淀，其精选的药物绝大多数至今仍是常用药，这也显然不是萌芽著作所能实现的。《神农本草经》制定了后代本草的“学术纲领”（或称“范式”），有没有采用此一学术纲领即是否中药的试金石。这一范式也被历代官修本草所遵循。在这一范式的规范下，历史上出现了众多有影响力的本草著作——《本草经集注》《新修本草》《证类本草》《本草纲目》《本草经疏》《本草纲目拾遗》等，波涛滚滚，一浪高过一浪，但万变不离其宗，尽管药物数量在增加，主治疾病谱在变化，但中药基本理论没有变化，人们认识中药的基本方式没有变化。进入近代，西医药传入中国，国人的态度最先是排斥，继而诧异怀疑，随后试探接受……其过程是复杂徘徊的，原因是多元的。随着清王朝的灭亡，人们开始对中国固有的传统产生了怀疑，民族虚无主义甚嚣尘上，统治者和精英阶层首先沦陷。民国时期，无论是在医药卫生领域还是在医药教育领域，当局者完全照搬西方现成的医药体系，对不在体系内的中医药多采取漠视、歧视、打压、迫害的政策，他们的理由是中医药“不科学”。民国时期多次出现政府要员提出废止中医药的声音，严重影响了中医药的正常发展。

面临如此局面，中医药界之外有三种声音：一种是完全取缔中医中药，用西医西药取代，如认为“中药不足恃，不用宜也”；一种是“废医存药”，主张消灭中医，而审慎研究中药；一种是支持中医中药，反对迫害歧视。同时，中医药界内部也出现了分歧，有坚持“祖宗之法不能变”的，也有主张“中西医汇通”的。“中药科学化”在这一时期被提出，受到越来越多的首肯与支持。当时各种形式的中医学校在设置中药学教材时不约而同、或多或少地采用了现代科学的内容，许多中医师也试着使用西药。而在中药研究领域涌入了一股清流，即用西方植物学研究中药，逐渐形成了与传统本草不同的生药学。一批从国外留学回来的科学家抱着爱国热情重新认识千百年来护佑国人健康的中药，架构新的认识体系，用现代技术手段分辨植物亲缘，既保留了祖先留下的宝贵遗产，又纳入了现代科学的认知体系，他们的工作筚路蓝缕、艰苦卓绝，且在过程中不断探索、守正创新。他们的事迹感人肺腑、振奋人心、可歌可泣、令人感佩。可惜往事如烟，这段历史已经逐渐让人淡忘，前辈的身影依稀模糊。前事不忘，后事之师，《民国时期生药学发展史》这本书试图还原一定的历史面貌，启迪后学更加放开视野，努力开拓。

2024 年 5 月 15 日，谢宗万先生诞辰 100 周年纪念会在中国中医科学院中药资源中心召开。谢宗万先生是中华人民共和国成立以后生药学的执牛耳者之一，他不但在本草考证上做出了重要贡献，而且创建了一整套中药品种理论，如“中药品种延续论”“中药品种变迁论”“药材新兴品种优选论”“中药正品认识论”“药材品种有据扩展论”“以正纠偏论”“辨状论质论”“药材基原的单一性与有限多原品种论”“中药材地区习惯用药渐趋分化论”“代用品认识论”等 31 条理论，不仅继承了前辈生药学的成果，而且开拓了更加宽广的领域。在当今的中医药科研、教学、临床、生产、经营等诸多方面都有广泛的指导意义。

“一切历史都是当代史”，只有不断回顾历史，才能汲取前辈的智慧，绕开过往的泥潭，打开更广的视野，坚定前进的步伐。

本书是张卫、梁翠柳师徒的著作，他们的工作很有价值，把一段即将被人遗忘的过往铺展开来，而这一过往是不应被人遗忘的。本书展示出生药学前辈的开创业绩，展现出他们创业的艰苦环境，也展现出他们的爱国主义精神。虽然这部书并不一定完美，但足以填补一段历史的空白。希望对读者有所帮助，开卷有益。

中国中医科学院研究员　张瑞贤

2024 年 10 月

前言

中国传统的药物学知识被称作本草，研究传统药学知识的学问则被称作本草学。中国本草长期以来一直保持着以“人本思想”主导临床药物实践的经验积累与传统哲学模式化思维主导药性理论建构的独特发展模式。在这种发展模式下，必然缺乏从药物自身出发而开展的科学化研究。突出地表现为对药物形态描述的“类比式模糊化”语言，如防风“茎似青蒿而短小”，狼毒“苗叶似商陆及大黄，茎叶上有毛”等，以及对药物功效的“模型式药性”认知。但这一发展模式所建立的理论体系亦可指导中药的组方与临床应用，并能取得较好的疗效，为人类的繁衍生息发挥了 2000 余年的重要作用。

进入民国时期以后，以博物学传统发展而来的西方科学思想迅速涌入中国，对中国本土的传统文化及学术带来巨大的冲击，其中就包括本草学。民国时期，西方科学思想对传统本草学影响最深刻的要数生药学。生药学实际上是一门运用多门科学知识，包括植物学、药物鉴定学、药物化学、药理学、药物栽培学等，以研究宇宙间天然形成的药物的是非、真伪、精粗、优劣等问题，供临床使用的学科。由于具有相似的研究范畴，但却有不同的文化背景，生药学与本草学的相遇就引起了其后的争斗与融合。

与胡适先生“整理国故”相似，以赵燏黄先生为代表的持生药学学术思想对中国传统本草进行整理研究的学者，试图重新建立以西方科学思想为基础的中国本草生药学。而这一行为也在不同程度上受到来自传统本草学者的排斥或依从。但在当时“科学化”是大势所趋，以生药学学术体系对传统本草进行整理、研究与改造，在经历了萌芽期与初期的发展后，大体上完成了其学术理论系统的建构，成为当时学术的主流。具体而言，在药用品种方面，运用植物分类学知识与本草考证的方法将古代同一名称的药物细分为不同的植物物种，如古代本草通称为柴胡的药物，生药学将其细分为伞形科植物柴胡（*Bupleurum chinense* DC.）和狭叶柴胡（*Bupleurum scorzonerifolium* Willd.）等不同物种来源；在药物鉴定方面，运用放大镜、显微镜等科学仪器所开展的生药显微鉴定、粉末鉴定等形质鉴定取代了传统的药物性状鉴定；在药物功效方面，运用药物化学、药理学的方法对药物的内在化学成分及药理作用进行研究的模式取代了传统的基于四气、五味、归经、升降浮沉等药性理论基础上的对药物功效的探讨。此外，药物的科学绘图，药物摄影技术的运用，药物的标本采集与制作，药物的科学化育种、繁殖、田间管理与栽培等生药学研究都逐渐取代了相应的传统本草研究。虽然生药学研究的最终目的为探讨“生药之是否合乎医药上之条件，即研究生药本身之是非、真伪、精粗、优劣等各项问题”，这与传统本草学研究目的相一致，但其研究路径与底层逻辑截然不同。

运用生药学知识对传统本草进行研究无疑在一定程度上使对药物的研究更加精准化、具象化，体现了一定的先进性，其科学化研究范式也一直延续至今。然而，经历了 75 年的研究历程，生药学研究的不足之处也逐渐呈现出来，其中最为关键的是成分论的思维并不能很好地解决基于传统医学理论所指导的中药临床应用，以及药物新品种的农业栽培模式在一定程度上降低了药物的有效性等问题。站在时代关口，我们有必要对当时以生药学路径进行本草研究的这一行为进行反思、探讨甚或修正，例如，是否应该用生药学的方法对传统本草加以研究？生药学的研究模式如何更好地与本草相融合？中国传统的本草学术体系是否应该保留，又该如何进行守正与创新？由于特殊的历史时期，当时学者在并未深入思考这些最根本的问题时就已然开展了相应的研究工作，导致诸多问题产生。这既是不可回避的历史问题，更是时代赋予我们的机遇与挑战。本书希冀通过深挖史料，对当时生药学本土化发展过程中的研究内容、方法、取得的成就、存在的不足，以及背后潜在的历史规律及原因等作以初步探索，试图还原我国真实的民国时期生药学学术发展史，并以此唤醒当代学者的思考，以求探索出更适合中国药物学研究和发展的道路。

张　卫

2024 年 10 月于北京

目录

第六章
生药学的初步发展时期（1934—1949 年）

第七章
结论与讨论

附录一
民国时期生药学相关人物简介

附录二
民国时期对生药学有影响的相关著作简介

第一章

近代中医药科学化缘起

运斤成风，剖樟楠而纵视之，以察其纹理，是为纵剖面。操锯入山，断豫章而横视之，以观其年轮，是为横断面。研究学问之方法，不出此纵横之范围。本书一方面以时间轴为“纵坐标”，探讨生药学在民国时期的历史演变；另一方面以推动力为“横坐标”，探讨某一时期生药学与社会政治、经济、文化及其他科学学术的相互促动，以求全面真实地再现民国时期我国生药学发展的历程。

一、民国时期两次大型废止中医运动

自清代咸同年间（咸丰、同治年间，1851—1875 年），英国入华传教士合信氏（Benjamin Hobson）到广东宣传西洋医学后，西洋医药便开始源源不断地向中国贩运，西药也逐年向中国倾销。在西洋医药输入中国严酷倾轧的过程中，中国医药界曾经发生过几次可怕的动摇。最突出的两次就是北洋政府时期的“漏列中医案”与南京政府时期的“废止中医案”。

（一）北洋政府时期的“漏列中医案”

1912 年元旦，孙中山在南京宣誓就任中华民国临时大总统，由此标志着中华民国正式成立。1912 年 1 月 9 日，北洋政府教育部成立，立即着手对封建主义旧教育进行了现代性质的改造。1912 年 4 月 1 日，袁世凯篡夺了辛亥革命的果实，建立了北京临时政府。1912 年 9 月，北京临时政府教育部开始颁布中华民国教育新法令。其中与医药教育有关的法令共颁布了两次。

第一次是 1912 年 11 月 22 日教育部颁布的部令第 25 号、第 26 号的《医学专门学校规程》和《药学专门学校规程》。《医学专门学校规程》中设置课程共计 48 门，《药学专门学校规程》中设置课程共计 31 门，虽然设置课程门数众多，但其中完全没有任何涉及中医药的内容，均采用西医药学课程体系①。

第二次是 1913 年 1 月北洋政府教育部公布的《大学规程》，此规程分大学为文、理、法、商、医、农、工 7 科，其中医科又细分为医学和药学两门。医学修业年限为四年，药学修业年限为三年。规程中第 11 条开列大学

① 范源廉. 部令：教育部部令（二则）：第二十五号至二十六号（中华民国元年十一月二十二日）：医学专门学校规程、药学专门学校规程［J］. 政府公报，1912（208）：4–6.

医学科目计51门，药学科目计52门，均采用西制，也都没有把中医药学科列在其中①。

北洋政府教育部先后两次颁布的规程均未将中医药考虑在内，完全将中医药排斥于正规教育体系之外，这便是民国初年北洋政府时期轰动中医药界一时的北洋政府教育系统“漏列中医案”。1914年1月，京师医学会代表往教育部进谒汪大燮总长，请为北京医学会立案。汪大燮对该代表道：“余决意今后废去中医，不用中药，所请立案一节，难以准照。”当时，有中医余德壎等人，集合各地中医有识之士，组织医药救亡请愿团，举代表赴国务院及各部呈请保存中医中药，当奉国务院批准。教育部也就取消了消灭中医药的主张②。

（二）南京政府时期的“废止中医案”

1916年，由中国西医医生组成的中华医学会召开了第一次大会。同年，坚决废止中医的西医医生余云岫出版了批判中医的《灵素商兑》一书。1920年，余云岫又发表了《科学的国产药物研究之第一步》，从根本上否定中医，使中西医关系变得紧张。国民党南京政府成立后，于1927年在行政院下设立卫生司，1928年改设卫生部，并设立中央卫生委员会为审议机构。1929年2月23—26日在南京召开第一届中央卫生委员会，会议讨论并通过了以余云岫所提的《废止旧医以扫除医事卫生之障碍》为主的四项提案。余氏提案计划周密，给出了废止中医的具体步骤，准备5年内，把中国医药消灭得干干净净，这便是“废止中医案”。可以说“废止中医案”是我国西医针对中医的一次有计划的消灭活动。这一提案严重威胁了中医药界的生存空间，但因此也带来了前所未有的大运动。在上海举行的全国医药团体代表大会，最惊人的几句口号是“防止国外药商的经济侵略”“请国人注意消灭中医药

---

① 法令：教育部部令：第一号（二年一月十二日）：大学规程［J］. 教育部编纂处月刊，1913，1(4)：4-50.

② 王敬华. 我们不要漠视了中央国医馆［J］. 光华医药杂志，1933，1(1)：7-8.

之背景”“提倡中医中药，促进民族健康”等。当时，议决关于振兴中医药案件甚多，并派代表赴京请愿，请中央饬令卫生部取消消灭中医药的原案。同时，又得大众人民痛痒相关的各省市党部商会、农会等机关援助，群起呼吁，保存国粹。后来，中央也深察卫生部议案失当，遂停止实行了[①]。此后，中医界通过不懈努力，1936 年 1 月 22 日国民政府就正式训令公布了《中医条例》[②]，“中医”成为正式法定名词，中医地位得到了认可。

二、中医药科学化的兴起与原因

无论是北洋政府时期的“漏列中医案”，还是南京政府时期更有计划的“废止中医案”，都体现了当时以传统思维模式为代表的中医药受到了西方“先进”科学思想的冲击与否定。本文无意深究近代中医药走向科学化道路的细节，大体上将其原因归纳为两个方面。

其一，优化政治体制的诉求。1894 年中日甲午战争是中国近代走向科学化道路的一个重要转折点，“唤起吾国四千年之大梦，实自甲午一役始也”[③]。中日甲午战争中国的战败，让国民看到了日本自明治维新推翻幕府统治，学习西方“富国强兵、文明开化”的重要性，有识之士开始将中国的希望诉诸体制变革，“先进的中国人……把科学技术的普及与政治制度的革新联系起来，认为政治的发达，必须由科学技术的发展来实现”[④]。从此，科学思想加速进入了中国人的视野。1915 年开始的新文化运动进一步高举“科学”的旗号，使“科学”观念在中国大行其道，甚至在国人心中“科学”变成了衡量是非对错的标准，而传承数千年的中华传统文化则被贴上“封建”的标签，遭到强烈批判。中医药文化作为中华传统文化的重要组成部分，也成为这一时期社

① 王敬华．我们不要漠视了中央国医馆［J］．光华医药杂志，1933，1（1）：7–8．

② 民国政府令［J］．国医公报，1936，3（4）：1–4．

③ 梁启超．戊戌政变记．附录一 改革起原［M］．北京：中华书局，1954：133．

④ 王栻，严复．论世变之亟．严复集．第一册［M］．北京：中华书局，1986：2．

会各界争论的对象。除西医界对中医进行强烈的反对与抨击外，这一时期知识界与政治界人士如严复、陈独秀、鲁迅、傅斯年、郭沫若等都表达了对中医的反对态度。如陈独秀认为："中医不知科学，既不解人身之构造，复不事药性之分析，菌毒传染，更无闻焉；唯知附会五行生克寒热阴阳之说，袭古方以投药饵，其术殆与失人同科。"① 可见，科学化是当时有识之士寻求政治进步、社会发展的一种诉求。中医药作为传统文化的一部分自然会受到大环境的影响，寻求"科学化改造"是使其血脉得以延续的无奈且必要方式。

其二，保障经济供给的需要。中药科学化的另一个重要因素则关乎国民经济。民国时期王合三医生"国医之前途系于国药"一文敏锐地从经济学角度提出国药是重要的国民经济来源，是经济的重要保障："我国之提倡国货久矣，国药遍地，占国货一大宗。政府每年仰给于药商者，不知几千万，若直接消灭国医，是间接消灭国药。当山穷水尽之时，而自动取消大宗收入，则何异于自杀？"② 恰如其所说，民国早期中药不仅供给全国医用，拉动内需，而且还会销往邻国朝鲜和日本，在国际贸易中获得不菲的经济收入，为国民经济发展贡献重要的力量。"单以药材一项而言。我国农产药材，每年产额颇巨，除供给全国医用外，尚有余多输运出口。仅以山西省所产甘草一味，晋省和财部所征收的出口税，每年恪守一百余万元，其他如麻黄、桔梗、大黄、杏仁等药，输出亦颇可观。即输入朝鲜和日本，每年小均近六百万元。""朝鲜民间爱用之汉药极多，除人参外每年在大邱及全州药市（自古时每逢十二月在大邱及全州开药市）买卖有二百余种之多，其价额达一百二十万元。其汉药之半额，殆有由中国输入之现象。"③

但好景不长，自明治维新后日本就开启了对汉药的科学化研究。日本有计划地开展了利用科学化的方法仿效种植汉药及汉药制剂的研发，并取得了显著成效。"其汉药之半额，殆有由中国输入之现象，故已由京城帝国大学认为有栽培汉药之必要。自五六年之前，设立药草园，及调查研究之结

① 陈独秀. 敬告青年［J］. 青年杂志，1915，1（1）：13–18.

② 王合三."国医之前途系于国药"［J］. 现代医药月刊，1935，2（8）：4–5.

③ 黄彝鼎. 日本对华药材市场的侵夺战［J］. 光华医药杂志，1933，1（1）：4–5.

果，以有适当之指导及奖励，则朝鲜产之汉药，能以增产，故无论矣。虽中国之汉药，亦可在朝鲜栽培。故由警务局卫生科之川口技师为中心，嘱托京城帝国大学讲师石户谷勉及京城帝国大学教授杉原德行药学博士，研究具体指导及奖励之方法，业将实施计划方案决定，不久当可知照各道知事。自本年起，奖励栽培汉药于朝鲜全国。此次由医药方面研究汉药，确认为有治疗的效果及有效的成绩，颇为明白。故渐次制造，新药在续出之中。至日本每年使用价值六百万元之药材，殆全由中国输入者，自古时朝鲜称为汉药之源地，又关于汉药之文献颇多，总督府考虑为防遏输入，又为农村经济奖励农村副业的栽培期间，将来日本自中国输入之莫大汉药，可由朝鲜产出之充足汉药材以代之。有时，尚可以销售与中国与其他各国。”①

日本汉药栽培的成功，使其产量剧增，便以低廉的价格战展开对华药材市场的侵夺，已由准备而见诸实行。加之国内西药输入逐年激增，中国药品经济直线下降。据海关报告：在民国十年（1921 年）时，每年进口仅九千万元，到民国十五年间（1926 年），每年增一万六千万元，现在已达二万万元以上了②。

另据当时实业部国际贸易局发表，关于国药之输出及外药之输入数量如次。

（输出锐减）国药输出锐减原因，由于各国之禁止输往，若不立谋救济，则前途不堪设想！盖年来国药输出数量较往年相差，已达二倍以上。民国二十年国药输出数量，较往年相差，已达二倍以上。民国二十年国药输出种类及数量：计槟榔七七六一四元，樟脑六五零四七元，茯苓四二九三五五元，人参五零六四三四元，甘草一一二八七七三元，陈皮柚皮二八六二零元，大黄五一三九六四元，桂皮一一二六三七七元，不列名药材六四零二六一八元，共为一零二七八八零二元。

（输入剧增）外药输入，年年增加，即以中医方面所需之药材一项而

① 黄彝鼎．日本对华药材市场的侵夺战［J］．光华医药杂志，1933，1（1）：4-5.

② 同①．

论，已较前大增。而西药之输入数量，更百倍于中药。民国二十年中药之输入，计八角茴香，一二一八七九元，干槟榔四三六九五三元，砂仁豆蔻二九一五五九元，洋参二二二九五七九元，胡椒八三七七四一元，肉桂四二二一二元，丁香八三二六五元，不列名药材五八二七三一六元，共计为九八七零四五四元①。

1931年"九·一八"事变，日军侵华的暴行，加快了国人抵制日货、生产国货的步伐。战争中的制药业占有极其重要的地位，因此也使西药的价格激增，药物市场紧缺，外来药物充斥国内市场，大量资金外流，而外国人低价进口国药，高价卖出西药，以至于"日药之销行吾国，漏卮之大，年以数百万计"②，国难危急，当时有识之士提出国人要自己研究药物，"采用国药，以代西药""惟有尽量采用国药，勇取西法，从事整理，补救非常时期西药之缺乏而已"③。面对中药国际市场逐渐增大的经济逆差，以及国内市场的逐渐萎缩，通过中药的科学化种植、生产、加工、研究，以"师夷长技以制夷"亦大势所趋。

三、中央国医馆的建立坚定了中医药走向科学化道路的决心

清末民初之际，随着西方科学思想的引入，中国便产生了"中医药的科学研究"思想，但中医主流仍然尊重其自身发展规律，延续着以传统思维构建的系统理论之路。然而，"废止中医案"的提出使中西医的对峙达到了前所未有的激烈程度。再者迫于当时的政治形势和经济压力，中医"穷则思变"。1931年中央国医馆的建立是中医存废激烈斗争的一个结果（图1–1）。

---

① 黄彝鼎. 日本对华药材市场的侵夺战［J］. 光华医药杂志，1933，1（1）：4–5.

② 赵燏黄. 弁言：新医药刊弁言：自九一八事变后……［J］. 新医药刊，1932，1（1）：1.

③ 赵燏黄. 采用国药应付非常时期之代用西药论［J］. 中央医学杂志，1937，1（2）：3–4.

中央国医馆作为当时全国性中医药学术机构，为中医的生存和发展起到了关键性的保障和引领作用。

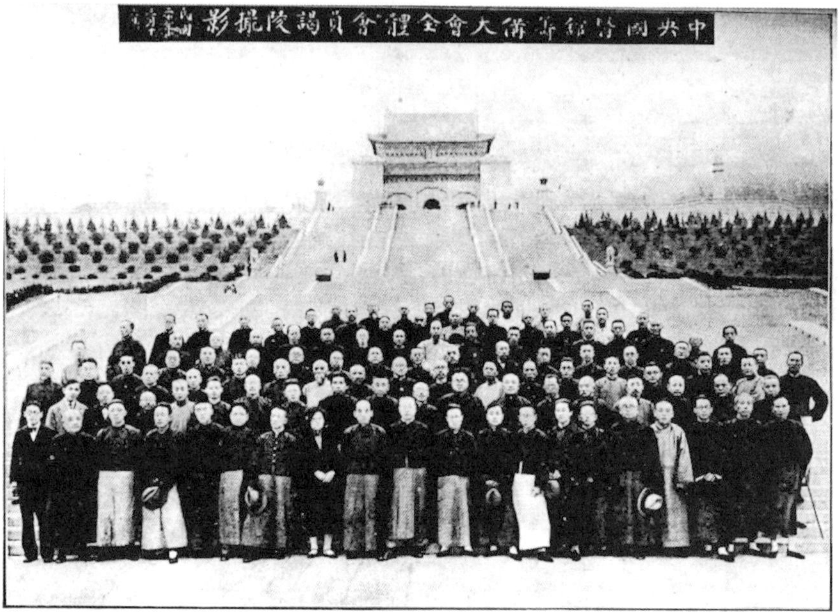
中央國醫館籌備大會全體會員謁陵攝影

图 1–1　中央国医馆筹备大会照

在中央国医馆馆长焦易堂（图 1–2）的领导下，1932 年 10 月 29 日中央国医馆学术整理委员会会议通过了《中央国医馆整理国医药学术标准大纲草案》（以下简称《草案》）。《草案》提出了学术标准 5 条：甲，以我国固有之医药学说，择其不背于近世学理者，用科学方式解释之；乙，其方术，确有实效，而理论欠明者，则采用近世学理以证明之；丙，凡属确有实效之方术，为我国成法所固有，而为近世学理所无者，则特价保存而发挥之；

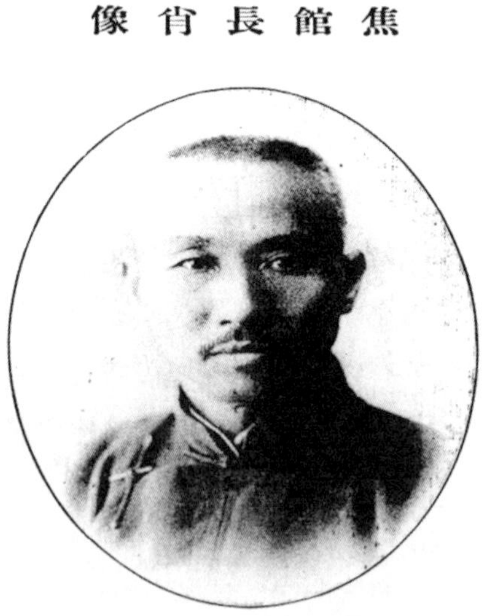
焦館長肖像

图 1–2　中央国医馆馆长焦易堂

丁，其方术无实效，而其理论又不符合科学方式者，则删弃之；戊，凡属确有实效之方术，为我国固有成法所无者，则采用近世学术补充之。

其后又采用当时的科学方式，拟定分科大纲，分为基础学科［解剖生理学、卫生学、病理学、诊断学、药物学（本草学）、处方学、医学史］及应用学科（内科学、外科学、妇科学、儿科学、眼科学、喉科学、齿科学、针灸科学、按摩科学、正骨科学、花柳科学）进行整理。其中药物学属于基础学科，规定对其的整理方法为“药物学，药物一科，即古之本草，其内容宜参照新例分总论、各论二篇。总论如讨论药物之一般通则，或禁忌配合等，其各论中，宜仿药质分类法，每述一种药，须另列子目，如异名、产地、形态、性质、功用、成分、用量、禁忌等，以清眉目”，另附说明“考近世药物分类法，有脏器分类法、药质分类法等，我国本草，亦不外是，如分经用药法、药剂分类法等是”①。1933 年 4 月 29 日，《中央国医馆整理国医药学术标准大纲》正式公布②，其内容一如《草案》。《中央国医馆整理国医药学术标准大纲》充分体现了以科学思想来规范与研究中医药的思想。

焦易堂随后发专文“敬告全国医药界同人书”强调“关于理论方面宜择其不背于近世学理者择用科学方法以解释之，其方术有效而理论欠明确者，则采用近世学理以证明之，其无效而欠科学理解者，则悉废弃而删除之，务使玄想空谈一扫而去，理论实际日新月异”③。

1933 年 6 月 13 日，时任中央委员陈果夫在中央党部纪念周发表《医学幼稚及中医科学化必要》一文，提出“中医办中医学校，有不许立案之说，已是不应该的。我以为我们应该广设中医学校，这种中医学校，除教中国固有各科医学外，还取外国之所长，同时切实研究科学，使中医科学化，使中国的医学用科学方法整理，这是目前最急迫的事”④。

1935 年中央国医馆主席陈立夫致会词中也提到“要把国医科学化。现

---

① 中央国医馆整理国医药学术标准大纲草案［J］. 国医公报，1932，1（2）：1–5.

② 中央国医馆整理国医药学术标准大纲［J］. 国医公报，1933，1（6）：1–5.

③ 焦易堂. 敬告全国医药界同人书［J］. 国医公报，1932，1（3）：2.

④ 陈果夫. 医学幼稚及中医科学化必要［J］. 国医公报，1933，1（10）：4–7.

在中西医对立，持论相反，但各有所长，亦各有所短。……中医方面，如能招收中学毕业生学习中医，此辈学生，科学已有基础，再加以中医学识之灌输，将来中医必有长足进步。希望我们要改进国医，先要有科学基础的人，用科学方法去整理国医”①。

中央国医馆在当时虽然没有行政管理权，在性质上与一般的社会团体无异，但其社会影响力巨大，因此其学术主张在很大程度上影响了当时中医药界人士，成为当时学术思想的主流。由于中央国医馆的号召，科学思想主导了当时中医学的发展思路，“科学证明”“科学阐释”成了中医药的主流口号，中医药发展的历史进程至此发生了根本性的变化。然而，当时西医对待中医和中药的态度还有所不同，“谓国医之学理荒诞者，西医之常语也；谓国药之功效确实者，西医之恒言也”②，因为中药的功效不需要掺杂传统中医理论，可以更为直接地体现出来，所以中药的科学化研究之路就较为平坦，缺少强烈的中西医碰撞。民国时期的中药科学化是建立在传统药物学典籍整理基础上的研究，大体上包括药物的基原研究（鉴定中药科属，属生药学研究内容）、中药科学种植、用化学方法分析药物成分、用动物实验进行药理研究，以及科学制药等几个方面。海派名中医包天白将其总结为“现阶段中之国药科学化之问题，正在建设之过程中进展。吾人研究工作，约有二点，一整理中国药科之文献，备研究生药学之参考，二将试验之有效药物及方案，依据科学，阐述经过原理，公诸研究，宣扬于世界”③。这也颇为恰当。其中生药学的研究就是中药科学研究的重要环节之一。

① 会议记录：演说 主席陈立夫致开会词［J］. 国医公报，1935，2（6）：5-6.

② 谢诵穆. 国药之历史观与改进论［J］. 神州国医学报，1934，2（11）：1-9.

③ 包天白. 现阶段中之国药科学化问题［J］. 新中医刊，1939，2（1）：5.

第二章

生药、生药学及其与药材、本草概念演变及辨析

一、生药与生药学研究范畴辨析

生药学虽为民国时期自日本传入我国的一门“洋学问”，但“生药”一词大致于我国北宋时期就已出现，《东京梦华录》载北宋汴梁相国寺东门街巷有“宋家生药铺”（卷三，寺东门街巷一节）。其后诸多文献也多有提及，《梦粱录》载南宋临安“自淳祐有名铺席相传者，如……张家生药铺……三桥街毛家生药铺”（卷十三，铺席一节）。《繁盛录》也记载在南宋临安还有“川广生药市”，明代又有“生药库”，到了清代太医院及御药房的医事制度中规定“凡遇内药房取用药材，……俱以生药材交进，由内药房医生切造炮制”。可见，我国古代所谓生药是在与经过切造炮制、制成药饵的熟药的对比情况下所用的名称，实质上即指药材[①]。而具有现代生药学意义的“生药”一词则是从欧洲经日本传入我国，19 世纪日本学者大井玄洞将德国植物学家 Julius Wilhelm Albert Wigand 的《生药学教科书》（*Lehrbuch der Pharmakognosie*）（1863 年）翻译成日语版《生薬學》，同时也将“Droguen”翻译为“生薬”，“Pharmakognosie”翻译为“生薬學”。我们并未找到大井玄洞翻译的“生薬”一词词源的直接考证文献，但该书绪言对生药及生药学的定义为：凡在宇宙间采取的药物，其具有天然的形状或是经过机械的制法改变其形貌而贩卖者，皆称之为生药，讲究其学问者谓之生药学[②]。这与我国古代“生药”一词含义基本一致。由此来看，大井玄洞将其翻译为“生薬”极有可能是受到我国文化的影响。

作为专门的一门学问，生药学在传入我国后，随着本土化的进程，不同时期的学者对生药学的定义也不尽相同，这在一定程度上反映了生药学在我

① 黄璐琦，张瑞贤，曹春雨. 我国生药学的历史回顾［J］. 中国中药杂志，2000，25（4）：195.

② 大井玄洞，译. 改订生药学［M］. 勝山忠雄，校. 3 版. 东京：英兰堂，1887：绪言 1.

国不同时期的发展特点。

1934 年我国出版了第一本生药学教材《现代本草生药学（上编）》，由赵燏黄、徐伯鋆主编，书中《总论》部分对生药及生药学做了明确定义，“采取药用植物与药用动物，供于药用之部及其产物，以一定之时令采集，经一定之手续调制之干燥之，复规定适当之大小，便于医药上之应用者，此名曰生药。生字包括二义即生货原药之意，兼含采于生物界之义也。生药之是否合乎医药上之条件，即研究生药本身之是非、真伪、精粗、优劣等各项问题之学者，名曰生药学”。又在随后的叙述中，进一步解释道：“利用自然界生产物，截取生产物之有效部分，备用于治疗方面者曰药材（Drogen；Drug）。研究药材上各方面应有之学理，实验而成一种之独立科学，曰生药学（Pharmakognosie；Pharmacognosy），换言之，所谓生药学者，系应用生物学（植物学、动物学）及其他自然科学之知识，以解决药材之适否问题原则。复记载药化学及药理学的研究，参证而应用之也。”[①] 从赵燏黄先生对生药的定义可以看出生药与“熟”相对应，有“生货原药”之义，其研究的范畴包括生物界（植物界、动物界和矿物界）的全部可以作为医疗使用的药材。生药学主要就是以当时西方传入的科学理论与方法来研究这些生药的“是非、真伪、精粗、优劣”四个方面的问题，即“解决药材之适否问题”。书中所列对生药进行研究的科学方法主要为生物学（植物学、动物学）、鉴定学、栽培学，其次有药化学和药理学，以及其他自然科学。

然而，生药学自传入我国后，其概念也产生了不小的变化。1957 年徐国钧、赵守训所编著的《生药学》中将生药定义为：凡具有医疗价值的物质，统称为“药物”。在药物中，如直接利用植物的全体（如益母草、半边莲）、部分（如洋地黄叶、龙胆根）、植物的渗出物（如阿拉伯胶、阿片），或者采用动物的全体（如斑蝥、全蝎）、部分（如甲状腺）或分泌物（如麝香），经过一定方式的制备（简单加工）而未加精炼的药物，则称为“生药”。故生药系指得自生物的药物，兼有生货原药的含义。利用植物学、化学、药理学

① 赵燏黄，徐伯鋆. 现代本草生药学（上编）[M]. 上海：中华民国药学会，1934：XIX .

等科学知识来研究生药的名称、来源、形态、性状、组织、成分、效用和栽培、采制、贮藏等的学问，即为“生药学”。所以生药学的简明定义，就是应用科学的方法来研究和利用植物界和动物界的生药[①]。可见，徐国钧、赵守训二位学者基本上延续了赵燏黄先生对生药的定义，通过直接举例说明“生药”都有哪些种类，把生药的生物这一方面含义更加明确地呈现出来。对生药学的定义中也明确了研究生药的“名称、来源、形态、性状、组织、成分、效用和栽培、采制、贮藏”几个方面，与赵燏黄先生所说的“是非、真伪、精粗、优劣”四个方向基本一致，只是研究内容更加细化。

2016年蔡少青、秦路平主编的第七版《生药学》称：生药（crude drug）也称天然药物（natural medicines），系指取自某天然（如植物、动物、矿物）的整体或其一部分，未经加工或仅经简单加工而成的药物，既可为干品也可为鲜品。来源于植物、动物、矿物的生药可分别称为植物药（vegetale drug）、动物药（animal drug）、矿物药（mineral drug）。生药学也称天然药物学，是应用植物学、动物学、矿物学、植物化学、药物分析学、药理学及本草学等学科理论知识和现代技术来研究生药的基原鉴定、采收加工、活性成分、药理作用、品质评价及资源利用等问题的科学[②]。生药学发展到21世纪，随着现代科学的发展，生药在研究方法和研究方向上均有了扩容，纳入了矿物学、药物分析学和本草学的理论和研究方法，并提出了活性成分和资源利用等新方向。

随着学术的发展，目前的生药学已与民国时期的生药学在概念范畴、研究方法、研究方向上均有了很大的不同。本文以民国时期的生药学为研究对象，因此不能“以今律古”——以现代的生药学概念来考量当时的生药学，而是要回归到《现代本草生药学（上编）》中对生药的定义，并结合当时的学术背景进行研究。从上述分析中可以看出民国时期生药研究范畴为生物界（植物界、动物界和矿物界）的可供医疗使用的生品药材。当时生药学者也

① 徐国钧，赵守训. 生药学［M］. 北京：人民卫生出版社，1962：1.

② 蔡少青，秦路平. 生药学［M］. 7版. 北京：人民卫生出版社，2016：3.

大多将研究重点放在生药来源、药材形态、性状以及栽培等方面，以确定生药基原、鉴定生药真伪为主要研究内容，即多数涉及的是本草考证及生药鉴定以及栽培的分支学科，而药理和化学分支学科只作为从属地位。赵燏黄、徐伯鋆编写的《现代本草生药学（上编）》中曾指出（化学、药理），“惟此种研究，另有专攻之一门，生药学不过记载其所得之结果是耳”①，即是认为化学和药理有专门分支学科进行研究。因此，本书重点关注民国时期与生药基原、生药鉴定以及栽培的相关科技史内容。而生药化学、药理学研究虽亦作为生药真伪、优劣鉴别的手段之一，但在当时已经成为独立的学科，且当时生药学家也确未深入地从事该项研究工作，因此本书对生药的药理和化学只作简单述及，其科技史内容将另设专篇讨论。

二、生药与药材概念辨析

另外，需要辨析的两个概念是“生药”与“药材”。在《现代本草生药学（上编）》中提到“利用自然界生产物，截取生产物之有效部分，备用于治疗方面者曰药材（Drogen：Drug）。研究药材上各方面应有之学理，实验而成一种之独立科学，曰生药学”②。从此处赵燏黄先生对“药材”的定义来看，生药与药材并没有本质的区别，可以说是一个事物的两种叫法。亦有学者尊崇这一观念，认为我国古代药材或生药，就是未切作炮制和制剂前的原材料药物，所以药材即等于生药③④。

1963 年徐国钧《药材学》中对药材与药材学的定义为：我国中医历来所用的药物，习称为“药材”。绝大多数药材是国产品，极少数是进口药材，

① 赵燏黄，徐伯鋆. 现代本草生药学（上编）[M]. 上海：中华民国药学会，1934：XXIV.

② 同①：XIX.

③ 黄璐琦，张瑞贤，曹春雨. 我国生药学的历史回顾［J］. 中国中药杂志，2000，25（4）：195.

④ 邬家林. 谈药材学的名称［J］. 中药材，1989，12（2）：50-51.

但也应用已久，因此人们常把药材称为“中药”或“国药”。药材是指可供医疗应用的原药物，也就是经过简单加工而未精制的天然药物，包括植物药、动物药和矿物药，中药中除掉一部分成药及制剂外，其余的都是药材。药材既包括中医用的药材，也包括我国西医用的药材。研究中西医常用药材的学科，称为“药材学”。药材学的主要内容是在重视祖国医药学的基础上，结合现代科学成就，研究药材的来源、生产、鉴定、成分和应用等知识和技术[①]。此书对药材的定义与生药的定义相差无几，在学科研究内容上则突出强调要在祖国医学的基础上。而在黄璐琦等主编的《新编中国药材学》中将中药材定义为：经过药材产地加工但未经炮制和制剂生产制成成品的中药原料，包括植物药、动物药和矿物药[②]。其本质上与生药的定义也是一样的，在对药材学的定义上亦是沿用徐国钧定义的药材学的主旨，强调药材学的基础是中医药学。

因此，在我国古代药材等同于生药，到了近代生药学传入，赵燏黄等依然认为生药就是药材，只是在专业药材学出现的时候更多地强调以中医药学为基础。20 世纪 60 年代，我国老一辈生药学家叶三多、赵守训、徐国钧还曾力主将“生药学”改为“药材学”，后因未获全国一致同意而中止[③]。而之所以会出现将“生药学”改为“药材学”的提议，其中有一方面可能是因为当时西方生药学传入时，生药学的主要内容是西方的生药，可是中国应该以研究中国的传统药材为主，所以为了更加适应中国的医药学发展环境，又与西方生药学相区别，建议改为“药材学”。

---

① 徐国钧. 药材学［M］. 北京：人民卫生出版社，1963：1.

② 黄璐琦，姚霞. 新编中国药材学［M］. 北京：中国医药科技出版社，2020：3.

③ 郇家林. 谈药材学的名称［J］. 中药材，1989，12（2）：50–51.

三、生药学与本草学研究范畴辨析

（一）本草及其概念演变

“本草”之名，有史记载始见于《汉书》，凡四见。《汉书·平帝纪》中记载：“征天下通知逸经、古纪、天文、历算、钟律、小学、史篇、方术、本草及以五经、论语、孝经、尔雅教授者，在所为驾一封轺传，遣诣京师，至者数千人”[①]。此处将本草与天文、历算、方术、论语等学科和经典并列，在一定程度上说明本草作为一门学问在当时已享有比较重要的地位。虽说在到达京师的数千人中，有多少是相应的“本草”学者，现已不得而知，但相信绝不会是个别，可见“本草”在当时已有专门的研究队伍出现[②]。《汉书·郊祀志》中记载，“候神方士使者副佐，本草待诏，七十余人，皆归家。隋唐时期颜师古作注说明本草待诏，谓以方药本草而待诏者”[③]。此处记载的“本草待诏”应为本草之官，即掌握了“本草”这门学问的官员，作官职解。可见当时本草学家已进入宫廷，其学术地位已经得到官方的认可。《汉书·游侠传》中记载：“楼护，字君卿，齐人。父世医也，护少随父为医长安，出入贵戚家。护诵医经、本草、方术数十万言，长者咸重之，共谓曰：以君卿之材，何不宦学乎？繇是辞其父，学经传，为京兆吏数年，甚得名誉”[④]。此处也将“本草”看作一门专门的学问，且与医学密切相关。可知在汉时的医学领域，本草已经与具有理论性质的医经和治疗性质的方术明显分

① 班固. 汉书［M］. 颜师古，注. 北京：中华书局，1964：359-360.

② 尚志钧，林乾良，郑金生. 历代中药文献精华［M］. 北京：科学技术文献出版社，1989：13.

③ 同①：1257-1258.

④ 同①：3706-3707.

开，作为独立整体存在[①]。

从以上三条史料的前后行文理解，“本草”一词在这三处，均不能作为“药物”的含义来解释，故“本草”一词在其原始出处中并非作为“药物”的代称而出现的[②]。此三处的“本草”在当时应是作为一门学问或一类知识的代称。谢观也认为《汉书》中的本草之名乃学科之名，非书名也，故《汉志》经方十一家二百七十四卷，无以本草名者。至梁《七录》，乃有《神农本草经》之名，而《隋志》同之，则犹今人言药物学书耳。“神农本草”四字为学科之名，“经”字为书名[③]。但不管“本草”是一门学问还是一类知识，都可以断定其与当时的“药学”密切相关。

此外在《汉书·艺文志》[④]中尚有一处写有“本草”二字，即“经方者，本草石之寒温，量疾病之深浅，假药味之滋，因气感之宜，辨五苦六辛，致水火之齐，以通闭解结，反之于平”。此处虽也提及“本草”二字，但稍加考查，便可知此处的“本”字与“草石”连读，与“量”对举，应作动词解，乃是研究草石药物之义[⑤]，仅是汉字的组合，并非一个专有名词，与后世理解的“本草”含义更是相去甚远。

“本草”一语，始见于汉书，汉代以前，虽有若干方士专心研究药物，但并未把专门研究药物的学术称为“本草”。汉初及其以前的药物文献一般以“药”直接命名，如《史记·扁鹊仓公列传》中记载，“庆有古先帝遗传黄帝、扁鹊之书，五色诊病，知人生死，决嫌疑，定可治，及药论书，甚精”。此处便称之为“药论”[⑥]。且由《汉书》（成书于公元83年）中记载可

① 尚志钧，林乾良，郑金生. 历代中药文献精华［M］. 北京：科学技术文献出版社，1989：14.

② 郝近大. 本草及本草学的概念辨析［C］// 中国药学会药学史专业委员会. 第十九届全国药学史本草学术研讨会暨2017年江苏省药学会药学史专业委员会年会论文集. 2017：2.

③ 谢观. 中国医学源流论［M］. 余永燕，点校. 福州：福建科学技术出版社，2003：21.

④ 班固. 汉书［M］. 颜师古，注. 北京：中华书局，1964：1778.

⑤ 赵海亮. 中药材品种本草考证的学术史研究［D］. 北京：北京中医药大学，2016：12.

⑥ 同⑤.

知，在公元前30年，已经出现了“本草”的专有名词，值得注意的是，在此之前的《史记》（成书于公元前91年）中并未见本草之名，由此可推测“本草”一词的出现，当在公元前91年至公元83年之间的百余年间①。因此尚志钧等认为“本草”一词的出现是本草史上划时代的一件大事，不仅标志着中国药学有了专用名词，更说明其作为一门学科，已独立存在，并达到了一定水平②。

一个词从产生起，随着时代的发展，其本身也在不断地发展，每个阶段所包含的意义会有所不同。“本草”在汉时已经成为一门专门的学问独立存在于医学体系之中，出现了专门研究本草的学者且已形成了不小的规模，并且在官方享有一定的地位。民国学者沈其震也明言：“在汉代，就本草而言，已具备一种学问的形式，为后代治本草学者，开辟先河。”③但《汉书》中“本草”一词的确切含义，并未有明确的注释，其所指内容，虽未能详，但总与“药物”密切相关。因此“本草”一词诞生之初，实际是作为一门专门的学问，尽管其实际内涵并未可知，但能明确的是其与药物关系密切。随后由于《神农本草经》的出现，则明确了“本草”与“药”的关系，二者便可以看作一体，因为在《神农本草经》中“神农本草”四字，为学科之名，“经”字为书名。故究其实质，《神农本草经》也可称为《神农药经》。此后在相当长的一段时间内“本草”便被看作《神农本草经》一书的简称。及至唐宋以后，“本草”被广泛用于命名各种传统药物著作，因此当代学者对于“本草”一词的权威解释，也多注释为我国传统药物学著作。同时，在某些情况下，“本草”二字也当药物的通称。但在具体使用过程中，大家仍根据不同的理解和习惯，徘徊在“药物著作”“药物”“药物学”之间，因此在具体使用之前，应先对其概念所指加以说明。

从“本草”一词词义的演变来看，最初应指的是传统药物知识，其后才

---

① 那琦. 本草学［M］. 4版. 台北：中国医药研究所，2010：15.

② 尚志钧，林乾良，郑金生. 历代中药文献精华［M］. 北京：科学技术文献出版社，1989：18.

③ 沈其震. 我国本草学之沿革［J］. 光华医药杂志，1936，4（12）：1.

逐渐指代传统药物著作和传统药物的总称，因此本书研究认为传统药物知识应作为“本草”一词的本义。

（二）本草学概念辨析、研究范畴及其与生药学的区别

“本草学”应为近现代才出现的专有名词，20 世纪初，适逢西风东渐而来，当时中国学术界一系列以“学”接尾的新兴名词应运而生，其中就包括“本草学”[①]。谢观先生在《中国医学源流论》[②]中明确提出“本草学”，并设有“本草学”一节，将之与“金匮学”“医方学”“解剖学”等并列。其下内容，“本草”二字凡四见，分析书中所言，此处“本草学”所述整体内容当是指传统药物书籍而言，但书中“本草”二字的使用并不明确，传统药物学书籍和传统药物学都有所涉及，如“自陶隐居迄唐慎微，凡修辑本草者，皆以古代所传《本草经》为蓝本”，此处“本草”二字，言传统药物学书籍和传统药物学皆通。“明清人论本草之书，可分为两派”“以本草作为韵语”“本草诗”，此三处“本草”则较为明确，应理解为传统药物学。但在宋代的《本草图经》序中已偶然提及“本草之学”，“昔神农尝百草之滋味，以救万民之疾苦。后世师祖，由是本草之学兴焉”[③]。此处“本草之学”所表达的含义与当下“本草学”的含义基本相同。

“本草学”作为学科名正式出现是在民国时期，卢朋著有《本草学讲义》[④]一书，并作为广东光汉中医专门学校的药物学教材使用。但究其实质，此书与民国众多以“药物学”为书名的书在内容上并无太大差异，都是围绕具体药物展开，都可看作当下《中药学》学科教材的前身，主要论述药物性

---

① 郝近大．本草及本草学的概念辨析［C］// 中国药学会药学史专业委员会．第十九届全国药学史本草学术研讨会暨 2017 年江苏省药学会药学史专业委员会年会论文集．2017：2.

② 谢观．中国医学源流论［M］．余永燕，点校．福州：福建科学技术出版社，2003：21.

③ 同①．

④ 卢朋．本草学讲义．铅印本［M］．广州：广东光汉中医专门学校，1935.

味、功效、主治等方面内容。

人们对“本草”一词的来源及含义历来有不同理解，因此关于本草学的概念在认识上也一直存在歧义①。

作生药学解：民国学者则直接认为古之本草学，即今之生药学也②。作我国古代药物学解：民国学者顾学裘直言本草学是我国固有的一种药物学③。黄胜白、陈重明在《本草学》一书中将“本草学”解释为“我国的本草学，也就是古代的药物学，是世界上迄今为止保存的最为完整药学体系之一，它的内容十分广泛而丰富，涉及到植物学、动物学、化学、地质学、医学、生物化学、环境学等等许多学科，真可谓集我国古代科学之大成”④。这里也明确指出“本草学”即我国古代的药物学。近代学者多持此观点，如黄璐琦认为：“我国的本草学，即古代的药物学，是世界上保持最为完整的传统药学体系之一。”⑤作博物学解：本草学原为中国的一种药物学，后随医术的发达，而成为中国固有的博物学。……所以名为本草者，大约以其作药品用的植物占最多数的缘故，实则其中又包含动物与矿物，为一种博物学⑥。

由此可见，不管是《本草图经》中的“本草之学”，还是近代以来称谓的“本草学”，笔者认为其想表达的内涵基本是一致的，即“本草学”是研究我国传统药物知识的一门学问。这些知识内容被记载于我国传统的本草著作中，且以主流本草如《神农本草经》《经史证类备急本草》《本草纲日》等更为突出，其内容包括我国传统药物的来源、性状、气味、归经、功效、临床应用、炮制等。因为书中所包含的内容不仅仅局限于传统药物知识，还广

① 陈仁寿. 本草学研究现状与未来发展建议［J］. 中国中医药信息杂志，2008，162（1）：6.

② 伴农. 译述：本草学之沿革［J］. 药学季刊，1943（4）：34.

③ 顾学裘. 中国本草学史略（附图表）［J］. 科学世界（南京），1936，5（9）：754.

④ 陈重明，黄胜白. 本草学［M］. 2 版. 南京：东南大学出版社，2005：1.

⑤ 黄璐琦. 本草学研究的二重证据——从本草文献考证到本草考古［J］. 科学通报，2018，63（13）：1164.

⑥ 小川冢治，郑师许. 本草学的起源及神农本草经［J］. 科学月刊（上海），1930，2（7/8）：113.

泛涉及古天文学、植物学、动物学、矿物学、地质学、地理学、历史学，儒学、佛学、道学等多学科知识，所以导致不同学者对“本草学”概念的认识略有不同，或谓之生药学，或谓之博物学，但不管理解为何种概念，都是围绕“传统药物”而展开。

生药学主要是解决与药物来源和真伪相关的内容，因而就其研究内容来看当属于本草学研究的一部分。但由于生药学更多借助了现代西方科学的研究方法，如植物学、动物学、显微鉴定等方法，因此又与本草学有所不同。

第三章

生药学在我国古代的发展

生药学虽然是民国时期才引入我国的一门学科，但我国与生药学相关的研究自古便有。自古至今，不同地域的人们在同疾病斗争中积累了大量的用药经验，然而由于我国疆域广阔、物产丰富，在药物使用方面往往存在一物多名或一名多物的现象。为了确保药物使用的安全性与有效性，古代医药学家就进行了长期的药物筛选与统一工作。我们在中医药古籍中所看到的医药学家所记录的药物（包括植物药、动物药、矿物药）名称统一、药物形态的描述及药材特征的描述等都是对药物真伪、优劣的鉴别与标准化，以保证药材来源的可靠性及药材质量的优质。这些研究从本质上来说都属于“生药学”的研究范畴。依据其学术发展特点大致可分为以下几个阶段。

一、名物未作规范时期（战国末期）

我国药物出现较早，《诗经》（大约成书于春秋中期）中载有很多草木，据统计有50余种植物后来被作为药用[①]，如卷耳、芣苢等。《山海经》（大约成书于战国至汉初）中有些植物已出现较为明确的药用功能，如黄雚“浴之已疥”[②]，薰草“佩之可以已疠”[③]。再者早期出土的秦简中也有植物药，如1993年出土于湖北荆州市沙市区关沮乡的周家台秦简有药物“烏头”，1977年出土于安徽阜阳汉墓中《万物》有药物“烏喙”等。不难看出，这一时期药物多一物一名，即使有一物多名也未进行规范统一。

二、传统本草学多维度考证范式时期（战国末期至20世纪30年代）

（一）《尔雅》开启药名标准化

随着名物日趋繁多，一物多名现象也已普遍。比如，1973年出土于湖南省长沙市马王堆三号汉墓的《五十二病方》《养生方》（抄写时间不晚于秦汉之际）中有毒烏喙、乌家（yì）、烏家、秋烏家；再者语言文字自开始产生到春秋战国时期已经历了很长一段时间，其语言本身，无论是古今语的不同还是方言的差异，都已有了变化[④]。正如明代音学家陈第所言：“时有古今，

① 温长路.《诗经》中的药物与治疗学思想［J］. 江苏中医，1991(7)：38.

② 方韬. 山海经［M］. 北京：中华书局，2011：27.

③ 同②：28.

④ 姜大珺. 训诂学之由来及其发展［J］. 山西师大学报（社会科学版），2008，35(2)：146.

地有南北，字有更革，音有转移。”[①] 在这种情况下，拿一部古书按后人的读法和理解显然偏颇较大，因此要明白古书所讲的具体内容，就要求对古代圣贤之书进行“注释解说”。如此一来，解释古书字词句的学问——训诂学就应运而生了。现存第一部训诂学著作《尔雅》中关于植物药的训诂内容主要集中在《尔雅 · 释草》《尔雅 · 释木》篇中。据统计，《尔雅 · 释草》共有名物词 440 个，其中最多的药类植物共 148 个，占总数的 33.6%[②]。其书写方式如“肝，凮床”“葴，茎藸”[③] 等。可见，训诂学实现了古字今词的对应，将不同时期、不同地域的植物药名称从语言学上进行了标准化统一。目前学术界普遍认为《尔雅》成书于战国末期，汉代有增补[④]，因此我们将本草名物标准化的开端定在这一时期。之后我国编写的历代本草著作中都能看到训诂学的影子。如《本草纲目》菊条：“按陆佃《埤雅》菊本作蘜，从鞠，穷也。《月令》：九月，菊有黄华。花事至此而穷尽，故谓之蘜。”[⑤]

（二）《神农本草经》在物种标准化中的尝试

传统本草学家除借用训诂学的方法从文字学角度对植物药物种进行统一外，还进行了更多方法学的探讨。《神农本草经》（以下简称“《本经》”）是目前我国现存最早的药物学专著。作为第一部带有官修性质的本草[⑥]，《本经》在植物药物种统一方面对后世的本草典籍起到了典范作用。据统计，《本经》药物正名 365 个、异名 537 个，共 902 个。其中 301 味药物（占 82%）有一个及以上异名[⑦]。常见的形式是先列正名，其后的异名往往以“一名 ××，

① 明陈第. 毛诗古音考 · 序［M］. 北京：中华书局，1988：3.

② 孟迎俊.《尔雅 · 释草》名物词研究［D］. 桂林：广西师范大学，2010：61.

③ 尔雅［M］. 北京：中华书局，2016：77.

④ 管锡华.《尔雅》研究［M］. 合肥：安徽大学出版社，1996：12.

⑤ 李时珍. 本草纲目［M］. 刘衡如，刘山永，校注. 北京：华夏出版社，2008：644.

⑥ 王家葵，张瑞贤.《神农本草经》研究［M］. 北京：北京科学技术出版社，2001：39.

⑦ 翁晓芳.《神农本草经》药物正异名研究——以出土秦汉文献中药名为对照［D］. 北京：中国中医科学院，2020：20.

秦名 ××、齐名 ××、楚名 ××”进行书写，可见《本经》进行了大量的植物药物种统一。虽然《本经》全书无一字提及具体的统一方法，但通过书中正名与异名的对比大致可以分析出其采用的一些方法。

1. 从植物形态上的统一

《神农本草经》中没有植物药形态的描述，但从药物的命名方式能够看出绝大部分植物药是以原植物形态特点进行命名和统一的，如“术一名山蓟”[①]等。这也体现了视觉优先规律。

2. 从药材形态上的统一

从药材形态进行统一主要是通过考察药材市场得以实现的。汉代结束了分裂割据状态，实现政治上的大一统，经济获得极大的发展，集市贸易十分繁荣。《史记·货殖列传》云：“汉兴，海内为一，开关梁，驰山泽之禁，是以富商大贾周流天下，交易之物莫不通，得其所欲。”集市上物品可谓应有尽有，“万物积聚，各资所有，往可求者”[②]，药材也在市售之列[③]。如“乌头又名乌喙”[④]，就应为根据市场上所售不同形态药材进行的统一。此外，汉代还有与匈奴及鲜卑等国家以关市、合市及互市等形式进行药材贸易往来。独活在《神农本草经》中被称作“护羌使者”，但在《名医别录》中被称作“胡王使者”，显然是当时互市的结果。药材市场贸易的记载在《本草经集注》中频繁出现，如序论中说：“……蜀药及北药，虽有去来，亦复非精者，又市人不解药性，唯尚形饰……众医睹不识药，唯听市人，市人又不辨究，皆

---

① 张瑞贤，张卫，刘更生. 神农本草经译释［M］. 上海：上海科学技术文献出版社，2018：64.

② 王明. 太平经合校［M］. 北京：中华书局，1960：132.

③ 佘向东. 从汉画看汉代的商业繁荣［C］// 中国汉画学会（Chinese Institute of Han Dynasty's Art）. 中国汉画学会第十三届年会论文集. 南阳汉画馆，2011：5.

④ 同①：414.

委采送之家。”[①] 在药物各论中也多有记载，如女萎条：“今市人别用一种物，根形状如续断茎，味至苦，乃言是女青根，出荆州。”[②] 瞿麦条：“今市人惟合茎叶用，而实正空壳，无复子尔。”[③] 如此等等，说明药材市场是药物南北交流的主要渠道，药物在药材市场的交流促进药材信息的沟通，也间接促进了药材物种的统一。

此外，《本经》在进行物种统一时还从药物色、气、味、质，药物产地、生长环境、药物作用、应用部位、种植、采集等多方面进行考虑，如“人薓又名鬼盖”[④]，就是从生长特点进行统一；“续断一名属折，一名接骨”[⑤] 就是从功效进行统一，诸如此类，不一一列举。但需要注意的是，《本经》在进行物种统一时往往是以上多种方法同时应用的结果。

（三）《神农本草经》后的物种标准化

从《本经》的产生背景、编纂作者、后世沿革等特征价值来看，《本经》即可视为药物的规范性典籍[⑥]，其后历代本草学家大多延续了《本经》的植物药物种标准化模式，成为本草学界的研究范式。后世文献大多给出了标准化的直接证据，这是在《本经》基础上的进一步发展。

作为“开创药品鉴定之先河”[⑦] 的陶弘景《本草经集注》开始了物种标准化的系统考证，书中几乎对每味药物及其类似药物都进行异同的考订、物

---

① 陶弘景. 本草经集注［M］. 尚志钧，尚元胜，辑校. 北京：人民卫生出版社，1994：32.

② 同①：197.

③ 同①：292.

④ 张瑞贤，张卫，刘更生. 神农本草经译释［M］. 上海：上海科学技术文献出版社，2018：82.

⑤ 同④：274.

⑥ 罗琼，柳长华，成莉，等.《神农本草经》在我国药物规范历史中的地位探讨［J］. 北京中医药，2015，34(1)：29.

⑦ 尚志钧. 陶弘景《本草经集注》对本草学的贡献［J］. 北京中医药大学学报，1999，22(3)：7.

种统一。如“牡荆，李当之《药录》乃注溲疏下云：溲疏一名阴栌，一名牡荆，一名空疏。皮白，中空，时有节。子似枸杞子，赤色，味甘、苦，冬月熟，世乃无识者。……案如此说，溲疏主治与牡荆都不同，其形类乖异，恐乖实理”①。李当之将牡荆与溲疏视为同物异名，但陶弘景认为二者在植物形态、主治上均不同，从而加以区分为两种不同的药物。

又如，宋代苏颂领衔主编的《本草图经》序中说：“下诸路州县应系产药去处，并令识别人仔细辨认根茎苗叶花实形色大小，并虫鱼鸟兽玉石等堪入药用者，逐件画图，并一一开说、着花结实、收采时月、所用功效。其番夷所产药，即令询问榷场市舶客商，亦依此供析，并取逐味各一、二两，或一、二枚，封角，因入京人差赍送，当所投纳，以凭照证，画成本草图，并别撰图经。”②可见，苏颂等分别对本国所产药物采用“产地形态考察 + 绘图”、他国所产药物采用“市场考察 + 绘图 + 药材实物”两种不同的药物信息获取方式，并反馈给在京城的书籍编著者，以供参考。在《本草图经》中所载的同一药物的多张药物图片往往区别很大（如图 3–1 所示，不同地区所产虽都被称作人参，但物种差异迥然），进一步验证了《本草图经》序中所说的在对不同地区所产同一名称的药物进行统一时的处理方式。

自《本经》后，类似于《本草经集注》《本草图经》的药物标准化工作就一直没有间断过，《新修本草》载，“（陶弘景）谬粱、米之黄白，混荆子之牡、蔓。异繁蒌于鸡肠，合由跋于鸢尾。……既而朝议郎行右监门府长史骑都尉臣苏敬，摭陶氏之乖违，辨俗用之纰紊”③，即是在修订《本草经集注》中的谬误；《本草纲目》载，“以兰花为兰草，卷丹为百合，此寇氏《衍义》之舛谬；谓黄精即钩吻，旋花即山姜，乃陶氏《别录》之差讹。酸浆、苦耽，草菜重出，掌氏之不审；天花、栝蒌，两处图形，苏氏之欠明。……似

① 陶弘景．本草经集注［M］．尚志钧，尚元胜，辑校．北京：人民卫生出版社，1994：250.

② 苏颂．本草图经［M］．尚志钧，辑校．合肥：安徽科学技术出版社，1994：3.

③ 苏敬，等．新修本草［M］．尚志钧，辑校．辑复本第二版．合肥：安徽科学技术出版社，2005：1.

兹之类，不可枚陈，略摘一二，以见错误”[①]，亦是说明李时珍在修订前代本草如《本草衍义》《名医别录》《嘉祐本草》《本草图经》中的错误。

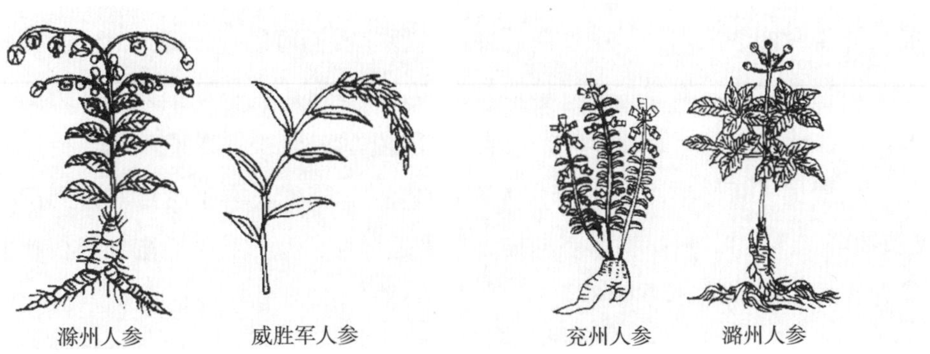

图 3–1 《本草图经》人参图

注：《本草图经》中人参的植物图片迥异，除潞州人参为今用五加科人参外，滁州人参、兖州人参均为桔梗科植物，威胜军人参可能是蓼科植物拳参。

从《神农本草经》到《本草经集注》《新修本草》《本草拾遗》《本草图经》《证类本草》《本草衍义》《本草品汇精要》《本草原始》《植物名实图考》再到《植物名实图考长编》，对植物药物种进行统一、规范，一直是本草学家的主要工作之一。

（四）传统药物物种标准化过程中的重要事件及范式特征分析

1. 植物形态描述的出现

药用植物形态描述语言的出现反映了医生对植物的实地考察。《桐君采药录》大致成书于公元一二世纪，原书已佚，陶弘景说其“论其华叶形色”[②]，说明书中介绍了植物的叶、花的颜色形态，是我国第一部药用植物专著。此后《吴普本草》《本草经集注》等后世本草大多有对植物药形态的描述。

① 李时珍. 本草纲目［M］. 刘衡如，刘山永，校注. 北京：华夏出版社，2008：7.

② 陶弘景. 本草经集注［M］. 尚志钧，尚元胜，辑校. 北京：人民卫生出版社，1994：3.

然而，清代以前本草著作中对植物药形态的文字描述也很不充分。而单靠文字描述，确定草药的名称几乎是不可能的，只有那些具有显著植物特征的药物才能被识别出来。因此，早期中医师在写书时考虑的主要目标之一可能是让读者能够识别医学中使用的简单药物。我们可以假设医师对实际植物的知识较为欠缺，或者是通过口口传播的，而实际上，本草书只是作为参考书使用，从中学习草药的疗效，读者已然对植物外观很熟悉了。

从唐代《新修本草》到宋代《本草图经》、明代《本草纲目》再到清代《植物名实图考》，对植物形态的描述越来越详细，有的甚至观察到了植物的雄蕊、雌蕊，如《本草图经》中的“中心攒聚作大房”就是对防风雌蕊的描述。但绝大多数描述仍留下很多的想象空间，如被公认古代对植物形态描述较为准确的《本草图经》《救荒本草》《本草纲目》等书籍中还有“叶似韭”“叶似芹而微细窄”等缺乏精确、客观描述的语言。因此，用现代植物分类学知识实现绝大部分药物的种一级别的鉴定仍只是美好的愿望而已。

2. 药图的出现

药图的出现对植物药物种的辨认提供了更加直观的证据。我国汉代已经出现了图谱本草，第一部图谱本草《神农本草图例》[①] 已经亡佚，现存最早图谱本草为宋代《本草图经》。自宋代后流传下来的本草图谱虽然不少，但能够较为准确地反映植物形态的图谱本草却不多。较为精美的墨线图有《本草图经》《本草原始》《救荒本草》《植物名实图考》等，彩图有《履巉岩本草》《本草品汇精要》等。其中《植物名实图考》一书的绘图可谓是传统本草书籍中的巅峰，汉学家贝勒（Emil Bretschneider）指出：“书中附图刻绘极为精审，其中最精确的往往可赖以鉴定科或属。”而中国古代药图缺乏现代科学绘画方法，如剖面图、透视图、分解图，很难突出用于鉴别植物的重要器官结构，尤其是生殖器官，虽有借鉴意义，但绝大多数药物仍难以依据药图直接定种。

---

① 尚志钧. 中国本草要籍考［M］. 尚元胜，尚元藕，整理. 合肥：安徽科学技术出版社，2009：11.

3. 植物药的分类变化

历史上植物药分类主要有三品分类、功效分类和植物自然属性分类等。《神农本草经》中“上药一百二十种，无毒。多服、久服不伤人。欲轻身益气，不老延年者，本上经……中药一百二十种。无毒、有毒，斟酌其宜。欲遏病补羸者，本中经……下药，一百二十五种。多毒，不可久服。欲除寒热邪气，破积聚，愈疾者，本下经”① 为三品分类，是神仙方士欲求长生思想的映射。

植物药以功效分类书籍很多，如《本草求真》将药物分为补剂、收涩、散剂、泻剂、血剂、杂剂、食物 7 类。这种分类方式是药物临床治疗为主导的。

《吴普本草》一改《本经》三品分类，将药物分为“玉石、草木、虫兽、果、菜、米食”②，《本草经集注》中“分别科条，区畛物类”③，都是以药物本身的自然属性进行分类，这种分类方式为大部分主流本草所采用。《本草纲目》将这种分类方式演化到极致，如将植物药分草、木、谷、果、蔬等部，草部下又分根据形态（蔓、苔、芝）、性味（毒、芳）、生境（山、隰、水）等小类，具有一定的系统性。这种分类方式虽然关注到植物自身属性，但未考虑到植物的亲缘和演化关系，其主要目的仍是便于植物药查找和采摘。

4. 植物书、农书的出现

除本草书籍外，植物类或农业类书籍中也记载了大量的植物药知识，如《竹谱》《芍药谱》《牡丹谱》《菊普》《范村梅谱》《金漳兰谱》《全芳备祖》《群芳谱》《广群芳谱》等。一些植物书籍如《牡丹谱》中出现了“姚黄、魏

① 张瑞贤，张卫，刘更生. 神农本草经译释［M］. 上海：上海科学技术文献出版社，2018：7.

② 吴普. 吴普本草［M］. 尚志钧，尤荣辑，梁茂新，等辑校. 北京：人民卫生出版社，1987：11–14.

③ 陶弘景. 本草经集注［M］. 尚志钧，尚元胜，辑校. 北京：人民卫生出版社，1994：3.

花、左红、牛家黄、丹州红”[①]等农学品种的概念，对植物的观察也更加细致，如《花镜》中“谓之双鸾菊，朵头如比邱帽，帽拆，内露双鸾并首，形似无二。外分二翼一尾”[②]，明确区分了附子的花萼与花瓣，但仍未摆脱传统本草的考证范式，更多是为了满足鉴赏与文人的雅好。

可见，传统本草学物种标准化多维度考证范式：是运用训诂学、结合药材市场、药物产地实地考察，从以药名、药物形态、颜色、气味、质地、生长环境、功效以及药材形性特征等为主的多维度考察，以植物自然属性分类以及名物对应的习惯，在不同地域不同年代间进行的“物种”考证，以寻求名实间的对应。但中国传统药物物种标准化的努力进程都是以人的实用性为目的（或者突出其长生延年、药用价值，能够做到识别、采集和使用即可；或者关注其欣赏价值），缺乏从植物自身出发去系统研究符合其规律的分类与命名原则，致使其结果不够客观与精准，理论的系统性不强。

① 欧阳修，等. 牡丹谱［M］. 王宗堂，注评. 郑州：中州古籍出版社，2016：41.

② 吴其濬. 植物名实图考校释［M］. 张瑞贤，王家葵，张卫，校注. 北京：中医古籍出版社，2008：439.

第四章

西方植物学研究本质及近代生药学的传入

为了更好地理解中国传统物种研究范式，我们不妨将研究视野扩大，将其与欧洲本草学的发展联系起来研究。

一、欧洲本草学到植物学的演变与本质

与中国相似，欧洲早期也有本草（materia medica）著作。在这些本草著作中植物都被用作药物，在区别不同种植物药用功效的同时，人们开展了必要的植物形态考察。在欧洲文艺复兴以前的本草著作中实际上包含两部分的研究内容：一部分是哲学研究（philosophical studies），另一部分是应用研究或者医学研究（medical sutdies）。哲学方面的研究从古希腊就开始了，本草学研究是作为自然哲学［natrual history，在中国也被翻译为博物学（natural philosophy）］的一部分。古希腊哲学家亚里士多德（Aristotle）认为每一个生物都有“psyche”，希腊语近代植物学家通常翻译成“灵魂”（soul）或者“本体”（vital principle）。他也认为植物的灵魂只有营养的功能，因此与动物具有运动和感知的灵魂以及人类具有推导因果的灵魂相比更加低级①。植物灵魂这个概念也被其后的许多学者在不同著作中加以讨论。比如，中世纪的本草学家大阿尔伯特（AlbertusMagnus）就提出了两种植物如果连接在一起，如像常春藤与它所攀援的树，两种植物的灵魂是否也会连接？②并持有物种易变的理论，例如他说：“如果一棵橡树或山毛榉被夷为平地，就会发生实际的变化，白杨在先前存在的树木的位置上生长。”③欧洲本草学家也对植物器官的形态及其与功能之间的关系进行了思考，被尊称为植物学之父的希腊植物学家提奥夫拉斯图斯（Theophrastus）已经关注到了无限花序和有限花序、子房位置、离瓣花冠和合瓣花冠等特征④。显然这些纯粹站在植物自身视

① ARBER A. Herbals，their origin and evolution（a chapter in the history of botany 1470–1670）[M]. Cambridge：Cambridge University Press，1953：2.

② 同①：5.

③ 同①：147.

④ KATHERINE E. STANNARD，RICHARD KAY. Herbs and herbalism in the Middle Ages and Renaissance.[M]. Ashgate Variorum，1999：213.

角来观察和研究植物的行为，在中国古代始终没有出现过。

随着文艺复兴时期（14—16 世纪）的到来，1665 年胡克（Hooke）用显微镜观察到了植物细胞，发现生物组织都是由细胞组成的，细胞核和原生质是生命的物质基础[①]。另外，随着对植物不断地观察和知识的积累，1753 年瑞典植物分类学家林奈（C. Linnaeus）著成《植物种志》（*Species plantarum*）。二者分别从微观和宏观上给古希腊哲学家所提出植物的"灵魂"这一命题找到了答案。从微观来看，随着植物细胞学的发展，逐渐发现了植物的关键遗传信息 DNA，是维持物种稳定的关键因素。从宏观来看，林奈根据雄蕊的数目、愈合和长度，将 7700 种植物分为 24 纲，每一纲则根据一朵花的雌蕊花柱的数目划分为目，这种从植物生殖器官分类角度所建立分类系统结束了过去以习性为依据的分类时期[②]。我们知道根、茎、叶是植物的营养器官，受外界环境影响大，变异大；而花、果、种是生殖器官，受外界环境影响小，变异小。根据达尔文进化理论，共同的祖先具有相似的遗传性，可以根据相同点的多少，判断它们之间的亲缘关系。因此，这套分类系统能比较客观地反映出自然界生物的亲缘关系和演化发展。可以说，植物 DNA 的发现和建立在植物生殖器官基础上的分类学的诞生，分别从微观和宏观角度解决了古希腊哲学家所探讨的植物物种之间的"变"与"不变"的问题，为植物的灵魂找到了"本体"。此外，林奈创立了以属名、种加词及命名人的双名法来命名植物，植物学名随后成为世界植物学界交流的标准。而本草著作中医学研究部分后来演化成为药理学。

由此可以看出，西方在从本草学到植物学的演变过程中，学者始终把植物本身放在研究的中心，其核心问题在于探讨植物物种能够保持稳定性的原因，因而建立在植物物种遗传基因基础上的植物学分类学就显得更加客观。中国和西方学者从一开始对于植物的关注点就存在本质的差异，中国学者更为关注植物的"实用性"，其思想中体现了儒家以人为本的实质，西方则是博物学的传统。东西方文化的差异导致二者最终结局的不同。

---

① 王宗训. 中国植物学发展史略［J］. 中国科技史料，1983（2）：23.

② 王文采. 植物分类学的历史回顾与展望［J］. 生物学通报，2008，43（6）：1.

二、生药学的产生与传入

（一）生药学产生于 19 世纪的欧洲

19 世纪欧洲的植物学研究取得重大进展，而植物学的迅速发展对生药学产生了直接影响，为生药学中药用植物的基原考证提供依据。“生药学”一词第一次出现是在 Johann Adam Schmidt（1759—1809 年）于 1811 年出版的《本草学教材》（*Lehrbuch der materia medica*）的手稿中，在当时被写作“Pharmacognosis”（今被译作生药学），且为其作了定义，认为生药学是对药材感官特性、化学关系、内在质量和真实性及外在形式认识的结合，它介入了物理、化学、自然历史和药学，从人类的这些学科中获取要研究的材料，并使其和生药学相融合[①]。而后 Theodor Wilhelm Christian Martius（1796—1863 年）在其著作《植物界生药学纲要》（*Grundriss der Pharmakognosie des Pflanzenreiches*，1832 年）中正式使用了“生药学”[②]，并将这个名词普及化[③]。Martius 是近代生药学的集大成者，在其《植物界生药学纲要》的序言中提出“生药学是商品科学的一部分”，并且认为生药学就是通过对药材的来源、质量和特征来辨别真伪的学问。

（二）欧洲生药学自日本传入

1880 年日本学者大井玄洞以 Julius Wilhelm Albert Wigand（1821—1886

① JOHANN ADAM SCHMIDT. Lehrbuch der materia medica［M］. Wien：Bey Kupffer und Wimmer，1811：26.

② MAKOWSKA-WAS J，RZEPIELA A，PODOLAK I. Florian Sawiczewski（1797–1876），founder of the pharmacognostic collection in Kraków［J］. J Hist Collect，2022，34（2）：275–286.

③ 難波恒雄. 日本における本草の歴史と民族薬物学［J］. 和漢医薬学雑誌，1997（14）：69–80.

年）的《生药学教科书》（*Lehrbuch der Pharmakognosie*，1863 年）为主要参考书，翻译出版了日语版《生药学》，这是日本近代生药学的嚆矢。书中对生药和生药学的定义为：凡在宇宙间采取的药物，其具有天然的形状或是经过机械的制法改变其形貌而贩卖者，皆称之为生药，讲究其学问者谓之生药学[①]。1889 年日本自主编著的第一本《生药学》出版，其著者下山顺一郎是东京大学第一位生药学教授，下山氏将生药学定位为研究天然药物的学问，奠定了日本生药学的基础。

清末列强入侵中国，此时的中国正在遭遇着"数千年来未有之强敌"，面临着"数千年来未有之变局"[②]的清代末期出现了第一本介绍西方近代植物学的著作。清咸丰八年（1858 年）由李善兰和英国人韦廉臣（A. williamson）根据英国林德来（J. Lindley）的《植物学纲要》（*Elements of Botany*）中的重要篇章合作编译《植物学》在上海墨海书馆出版[③]。1898 年的中日甲午战争更是"唤起吾国四千年之大梦"[④]，从此"有志之士，欲变革图强"[⑤]，而腐朽的晚清政府也如梦初醒，为了继续政权的统治，企图变法图强，效法日本，生药学这一学问也由此进入中国。1897 年康有为编写的《日本书目志》中就收录了"生药学，二册，下山顺一郎编纂"[⑥]，这是目前著者目力所及之处，"生药学"一词在国内最早所见。生药学正式由官方引入中国教育体系则是通过清末新政。

---

① 大井玄洞，译. 改订生药学［M］. 勝山忠雄，校. 3 版. 东京：英兰堂，1887：绪言 1.

② 顾廷龙，戴逸主编. 李鸿章全集 6 奏议六［M］. 合肥：安徽教育出版社；安徽出版集团，2008：159–160.

③ 汪子春. 李善兰和他的植物学［J］. 植物杂志，1981（2）：28.

④ 梁启超. 饮冰室合集 文集 第 1 册［M］. 北京：中华书局，2015.

⑤ 陈学恂，田正平. 中国近代教育史资料汇编（留学教育）［M］. 上海：上海世纪出版股份有限公司；上海教育出版社，2007.

⑥ 康有为，姜义华. 康有为全集 第三集［M］. 北京：中国人民大学出版社，2007：601.

（三）生药学进入中国教育系统的曲折之路

1. 从壬寅癸卯学制到壬子癸丑学制

光绪二十六年（1900年）庚子事变爆发，慈禧太后率光绪皇帝等百位皇亲在忠臣随扈下出宫避祸西安。回銮之后，接受八国联军提出的《辛丑条约》，此举对中国打击甚大，因此朝廷保守派主动进行变法。光绪二十七年（1901年），在慈禧太后的默许下，清政府开始推行新政改革，史称“清末新政”。光绪二十八年（1902年）晚清大臣张百熙为全国教育改革制定了中国第一个学制——壬寅学制（几乎全盘模仿日本）[①]。壬寅学制虽然公布，但是却未实施。壬寅学制提出者张百熙因资望不足，且遭满族权贵猜忌，不能行其志。张百熙遂联络张之洞，作改进后再呈改订章程，经清廷审核，于光绪二十九年十一月二十六日（1904年1月3日）再次颁发，由张百熙、荣庆、张之洞联名奏呈之重订学堂章程，史称《奏定学堂章程》，也称“癸卯学制”。癸卯学制是正式在全国实行的第一个完整的近代学校体系[②]。

壬寅癸卯学制（大学堂分为经学、政法、文学、医、格致、农、工、商8科系，其教科书，除经学采用儒家经典外，其余各门课程，多以教员自编讲义口授，没有专门教科书）首次将生药学纳入中国教育体系。在学制“奏定大学堂章程”中第四节医科大学下分两门，一门医学，一门药学，在药学科目下即包含生药学[③]（表4–1）。

表4–1　壬寅癸卯学制中药物学门科目课程表

课程名称	学时
中国药材	3
制药化学	3

① 陈元晖，璩鑫圭，唐良炎. 中国近代教育史资料汇编 学制演变［M］. 上海：上海教育出版社，2007.

② 李华兴. 民国教育史［M］. 上海：上海教育出版社，1997：79.

③ 同①：368.

续表

课程名称	学时
药用植物学	1
分析术实习	10
制药化学实习	8
植物学实习及显微镜用法	1
生药学	4
检验化学（日本名裁判化学）	2
卫生化学	2
植物分析法实习	4
生药学实习	10
有机体考究法	2
调剂学	1
检验化学实习	6
卫生化学实习	6
调剂学实习	5
药方使用法实习	4

然而新政实施不久，1912 年 2 月 15 日，袁世凯就任中华民国临时大总统，1913 年 10 月 6 日，袁世凯在北京正式成为大总统，北洋政府成立。

1912 年 3 月 30 日，袁世凯任命蔡元培继续担任教育部总长，7 月 10 日在北京召开了中华民国成立后第一次中央教育会议“临时教育会议”，蔡元培称这次会议是全国教育改革的起点，并制定改革教育的宗旨。9 月 3 日，教育部公布《学校系统令》，称壬子学制，随后对壬子学制进行调整，制定了另一个学制系统，统称壬子癸丑学制，一直实行到民国十一年（1922 年）以后[①]。

壬子癸丑学制将壬寅癸卯学制的高等学堂改为专门学校。根据民国元年颁布的《专门学校令》规定，专门学校的种类药学与医学并列。1912 年 10 月 22 日中华民国教育部公布专门学校令，1912 年 11 月 14 日公布公立、私

① 朱有瓛. 中国近代学制史料 第 3 辑 上［M］. 上海：华东师范大学出版社，1990：26–27.

立专门学校规程。1912 年 11 月 22 日公布药学专门学校规程，规程第八条规定，凡公立、私立药学专门学校，除遵照专门学校令及公立、私立专门学校规程外，概依本规程办理[①]。药学专门学校规程第五条，药学专门学校之学科中包含生药学（表 4–2）。

表 4–2 壬子癸丑学制中药学专门学校学科表

序号	课程名称
一	德语
二	无机化学
三	有机化学
四	药用植物学
五	植物解剖学
六	生药学
七	定性分析化学
八	定量分析化学
九	制药化学
十	卫生化学
十一	裁判化学
十二	细菌学
十三	药制学
十四	药品鉴定学
十五	制剂学
十六	工业药品化学
十七	工业经济
十八	工厂建筑法
十九	机械学大意
二十	制图
二十一	定性分析化学实习

① 潘懋元，刘海峰. 中国近代教育史资料汇编 高等教育［M］. 上海：上海教育出版社，2007：523.

续表

序号	课程名称
二十二	定量分析化学实习
二十三	工业分析化学实习
二十四	植物学实习并显微镜用法
二十五	生药学实习
二十六	制药化学实习
二十七	卫生化学实习
二十八	裁判化学实习
二十九	工业药品化学实习
三十	制剂学实习
三十一	细菌学实习

1913 年 1 月 12 日教育部公布大学规程，医科分为医学、药学二门，其中药学门的科目增加了生药学的专习科目[①]（表 4–3）。

表 4–3　1913 年大学规程药学门科目表

序号	课程名称
1	无机药化学
2	有机药化学
3	药用植物学
4	植物解剖学
5	制药化学
6	卫生化学
7	裁判化学
8	生药学
9	细菌学
10	药制学
11	药制比较学
12	制剂学

① 朱有瓛. 中国近代学制史料 第 3 辑 下［M］. 上海：华东师范大学出版社，1992：10.

续表

序号	课程名称
13	定性分析化学及实习
14	定量分析化学及实习
15	工业分析及实习
16	植物学实习并显微镜用法
17	无机药化学实习
18	有机药化学实习
19	制药化学实习
20	卫生化学实习
21	裁判化学实习
22	生药学显微镜实习
23	细菌学实习
24	药制化学药品试验法实习
25	药制生药药品试验法实习
26	制剂学实习
修生药学者之专习科目	
27	植物化学
28	内国生药学
29	外国生药学
30	粉末生药学
31	植物化学实习
32	内国生药学实习
33	外国生药学实习
34	粉末生药学实习

1913 年 1 月 16 日教育部公布私立大学之规程，第十条规定，私立大学之学科目，应遵照《大学规程》第七条至第十三条所规定[①]。

民国壬子癸丑学制吸取了清末癸卯学制的一些内容，从整个学制系统来

① 朱有瓛. 中国近代学制史料 第 3 辑 下册［M］. 上海：华东师范大学出版社，1992：18.

看，壬子癸丑学制的进步性是十分明显的。壬子癸丑学制的颁布和实行，标志着中国采用西方资本主义国家教育制度的形式已正式确立，它为中华民国的教育发展开辟了道路，为后期的教育改革奠定了基础[①]。从学科设置上看，癸卯学制和壬子癸丑学制都有生药学，这无疑是当时中国教育界对生药学科的肯定。而事实上也证明了生药学是中国药学发展到必要阶段所必须的基础学科。

此外，值得注意的是，在壬子癸丑学制药学门的科目中，关于生药学有“内国生药学”与“外国生药学”的区别。由于资料难以寻得，我们无法看到这两门学科的具体内容，但“内国生药学”与“外国生药学”这种较为“蹩脚”的汉语很有可能是直接翻译日语而来的，因此其课程内容就极有可能是照搬日本生药学课程。

1915 年在全国教育联合会第一次会议上，湖南省教育会提出的《改革学校系统案》认为，“我国学制仿自日本，数年以来，不胜其弊”，必须进行彻底改革[②]。随后，1922 年北洋政府颁布壬戌新学制。在 1927 年南京国民政府成立后，学校系统方面又承袭了 1922 年新学制的规定。1928 年在蔡元培领导下，在南京召开第一次全国教育会议，以 1922 年新学制为基础，重新制定了《中华民国学校系统》[③]。

2. 浙江省立医药专科学校与陆军军医学校设立生药学专业之实际

然而大学各学院及专科学校，系科专业复杂，故除民国 24 年（1935 年）颁布的《医学院科目表》外，一直到民国二十六年（1937 年），其他各院系的科目表仍未公布，其课程设置由各院、校根据专业需要，参照欧美各国的条例自行决定，没有统一的课程标准。由于在《中华民国学校系统》中并未明确学科目录，因此生药学此后的发展情况要以开设生药学课程的学校为参考。

---

① 熊明安. 中华民国教育史［M］. 重庆：重庆出版社，1997：34–35.

② 朱有瓛. 中国近代学制史料 第 3 辑 上册［M］. 上海：华东师范大学出版，1990：54.

③ 李华兴. 民国教育史［M］. 上海：上海教育出版社，1997：153.

从清末的壬寅癸卯学制开始，根据学制设置生药学即设在药学门下，其中包括大学医学院下设的药学门，医学专门学校里设的药学门，以及药学专门学校。但从实际情况来看，首先，大学里设医学院的不多，基本以文学院、理学院、商学院、法学院、教育学院、农学院、工学院为主，如国立清华大学设有文、理、法、工学院，国立暨南大学设有文、理、商学院，东北大学设有文法、理工、教育学院，湖南大学设有文、理、工学院，厦门大学设有文、理、法、教育、商学院，等等①。其次，设有医学院的大学、独立医学院或者医学专门学校多数以医学为主，设立药学门的很少，如国立中山大学医科学院只有医学相关课程。而在《第一次中国教育年鉴》中所列的 15 所医学专门学校及 2 所医药专科学校中，浙江省立医药专科学校是唯一一所设有药科的学校②。

浙江省立医药专科学校（原浙江公立医学专门学校、浙江公立医药专门学校、浙江省立医药专门学校）的药科，是中国设立较早的药学校③。浙江省立医药专科学校成立于民国元年（1912 年），成立时名为浙江公立医学专门学校，最初只设有医科。民国二年（1913 年）留日归国的药学人员深感中国药学教育的落后，提倡医药并重。校长韩清泉听取相关意见，增设药科，乃聘请留日药学专家李绳其为药科主任，并招收医科、药科各一班。其后韩清泉、李绳其等将添设药学科的提议提交教育部备案，改称浙江公立医药专门学校并招收药科新生④，并协助当时的教育部制定药学教育体制，为在教育体制上确定医药分立奠定了基础⑤。1915 年 8 月，得留日药友华裳吉介绍，赵燏黄应浙江公立医药专门学校校长韩士泓之聘，任该校药科教授⑥，并负

---

① 教育部中国教育年鉴编审委员会. 第一次中国教育年鉴 丙编 教育概况［M］. 上海：开明书店，1934：18.

② 同①：151，154.

③ 李希实. 介绍浙江省立医药专校的药科［J］. 学校生活，1936(142)：13-16.

④ 浙江公立医药专门学校药学科沿革（附表）［J］. 同德医药学，1923，6(6)：82-85.

⑤ 中国药学会编著. 中国药学会史［M］. 上海：上海交通大学出版社，2008：10.

⑥ 王致谱. 民国名医著作精华 中国新本草图志［M］. 福州：福建科学技术出版社，2015.

责教授药用植物学和生药学①。民国十年（1921 年），学校购地建筑校舍，内辟教室、各科研究室、各科实验室、学生实习室、死体解剖室、图书室、药用植物园等。民国十五年（1926 年）又添设预科，扩充班次。民国十六年（1927 年）改称浙江省立医药专门学校。后因学制变更等原因，停止招生。民国二十年（1931 年）奉命将专门改为专科，遵章改组始称浙江省立医药专科学校，恢复招生②（图 4–1）。

继浙江公立医药专门学校之后，各省开始办医专，但大都没有设置药科。因为国内没有合适的医学译本供教学使用，所以经全体教授协商研讨，决定采用口授的方式：由教师口授，学生笔记。学校教育体系采自日本③。

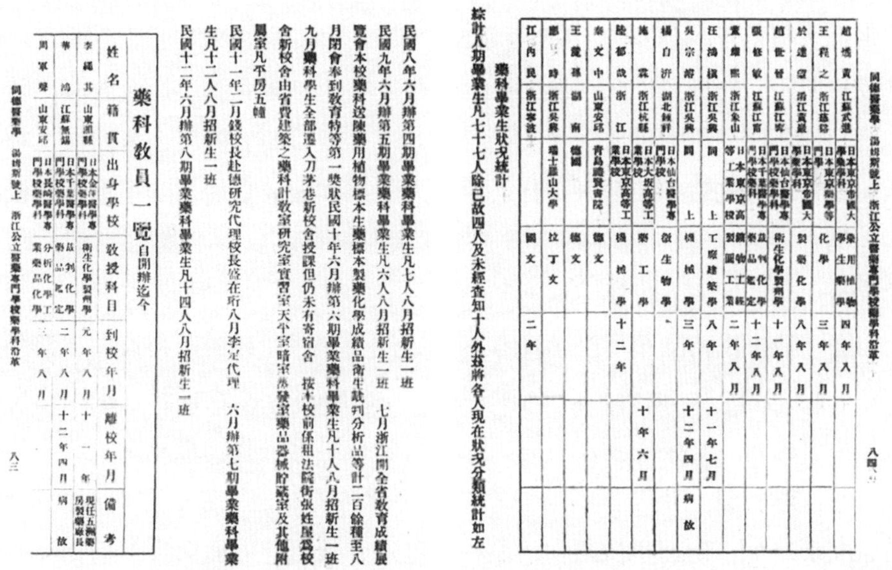
民國八年六月辦第四期畢業藥科畢業生凡七人八月招新生一班

民國九年六月辦第五期畢業藥科畢業生凡六人八月招新生一班　七月浙江開全省教育成績展覽會本校藥科送陳藥用植物標本生藥標本製藥化學成績品衛生裁判分析品等計二百餘種至八月閉會奉到教育特等第一獎狀民國十年六月辦第六期畢業藥科畢業生凡十人八月招新生一班

九月藥科學生全部遷入刀茅巷新校舍授課但仍未有寄宿舍　按本校前係租法院街張姓屋爲校舍新校舍由省費建築之藥科計教室研究室實習室天平室暗室蒸發室藥品器械貯藏室及其他附屬室凡平房五幢

民國十一年二月錢校長赴德研究代理校長盛在珩八月李定代理　六月辦第七期畢業藥科畢業生凡十二人八月招新生一班

民國十二年六月辦第八期畢業藥科畢業生凡十四人八月招新生一班

藥科教員一覽（自開辦迄今）

姓名	籍貫	出身學校	教授科目	到校年月	離校年月	備考
李繩其	山東淄縣	日本金澤醫學專門學校藥學科	衛生化學 製藥學	元年八月	十一年	現任五洲藥房製藥廠長
華鴻	江蘇無錫	日本千葉醫學專門學校藥學科	裁判化學 藥品鑑定	二年八月	十二年四月	病故
周冠發	山東安邱	日本長崎醫學專門學校藥學科	分析化學 工業藥品化學	三年八月		
趙燏黃	江蘇武進	日本東京帝國大學藥學科	藥用植物學 生藥學	四年八月		
王稚之	浙江慈谿	日本東京藥學專門學校	化學	三年八月		
於達望	浙江黃巖	日本東京帝國大學藥學科	製藥化學	八年八月		
趙世晉	江蘇江寧	日本仙台醫學專門學校藥學科	衛生化學 製藥學	十一年八月		
張修敏	江蘇江甯	日本千葉醫學專門學校藥學科	裁判化學 藥品鑑定	十二年八月		
童耀熙	浙江象山	日本東京高等工業學校	鑛物工業 製圖工業	二年八月		
汪瀚模	浙江吳興	同上	工廠建築學	八年	十一年七月	
吳宗瑢	浙江吳興	同上	機械學	三年	十二年四月	病故
楊自濟	湖北鍾祥	日本仙台醫學專門學校	微生物學			
施霖	浙江杭縣	日本大坂高等工業學校	藥工學		十年六月	
陸郁哉	浙江	日本東京高等工業學校	機械學	十二年		
秦文中	山東安邱	青島禮賢書院	德文			
王慶孫	湖南	德國	德文			
鄭時	浙江吳興	瑞士[illegible]山大學	拉丁文			
江內艮	浙江寧波		國文	二年		

藥科畢業生狀况統計

綜計八期畢業生凡七十七人除已故四人及未經查知十人外茲將各人現在狀况分類統計如左

同德醫藥學　[illegible]號上　浙江公立醫藥專門學校藥學科沿革　八三

同德醫藥學　[illegible]號上　浙江公立醫藥專門學校藥學科沿革　八四

图 4–1　浙江公立医药专门学校药学科沿革（附表）

在普通学校体系外，还有一所陆军军医学校，其药科的设立要早于浙江省立医药专科学校。

① 浙江公立医药专门学校药学科沿革（附表）[J]. 同德医药学，1923，6（6）：82–85.

② 同①.

③ 朱有瓛. 中国近代学制史料 第 3 辑 上 [M]. 上海：华东师范大学出版社，1990：726.

清朝末年，袁世凯为培养自己的北洋势力，开始着手兴办军事学堂，光绪二十八年（1902 年）北洋军医学堂首次招生，在随后的发展中培养出了一批出色的军医人才；光绪三十二年（1906 年）清政府为了削弱袁世凯的势力，设立了陆军部，并接管了北洋军医学堂，改名陆军军医学堂，不久添设药科[①]。1912 年民国成立，陆军军医学堂改名为陆军军医学校，仍直隶于陆军部，“内部一切悉仍旧”，按照新规章制度，增加医学普通教育，军医科开设 26 门主修课，司药科开设 20 门课程，司药科设有药用植物学、生药学、分析化学、卫生化学、药局方、药品鉴定、调剂学、制药化学、药品工业学、裁判化学，这些科目的设置基本参考日本军医各校，各学科讲义系由日文医书翻译而成。1914 年，陆军军医学校开辟药科药用植物园，以增补学生普通医药学科知识。1918 年学校全部迁至北京，1928 年迁至南京。抗日战争期间，先迁到广州，继又迁至贵州安顺。抗战胜利后迁至上海，陆军军医学校药科改组为国防医学院药科，郑寿、孟目的、陈璞、张鹏翀、林公际、管光地等先后担任药科主任。中华人民共和国成立后，陆军军医学校改编为第二军医大学，药科改为第二军医大学药学系，现为第二军医大学药学院[②]。

据《清末民初陆军军医学校考述》[③]，陆军军医学校的药科设立有两种说法：一是 1908 年添设药科，学制 3 年；二是 1907 年添设药科。但无论是哪一年添设药科，都要比浙江省立医药专科学校早，是我国最早设立药科的学校。军医学校设立生药学科应与军队战略储备有一定关系，当时战乱仍频，伤亡在所难免，生药学从药物的品种、鉴定、栽培等方面解决了药物储备的前端问题，为解决大型战事的医疗储备问题发挥了作用。

上溯清末新政，虽然早在学制体系中已经出现生药学学科，但是生药学并未出现在实际的教学体系中。直到 1907 年（或 1908 年）陆军军医学校

---

① 魏国栋. 北洋军医学堂到陆军军医学堂历史沿革［J］. 河北理工学院学报（社会科学版），2004，4（4）：205–208.

② 张建军. 清末民初陆军军医学校考述［J］. 军事历史究，2020，34（2）：23–44.

③ 同①.

添设药科，生药学才第一次出现在学校的教学中。但是与陆军军医学校相比，1913 年浙江公立医药专门学校增设药科，1915 年赵燏黄应聘入校教授生药学，意义则更重大，生药学自此真正走进中国普通教育体系中，走进中国药学领域。浙江省立医药专科学校也成为民国时期生药学初期发展的中心阵地。

晚清到民国时期的自上而下的教育改革对生药学的传入和发展有着至关重要的意义：首先，从教育制度上规定了生药学，且在符合当时对中药科学化的追求中，形成内外两种动力，共同推动了生药学发展；其次，药学相关学校的建立为生药学的发展提供了依托，并为生药学的接续发展培养了人才。

三、小结

我国传统本草学的发展历史悠久而丰富，在研究内容上和西方生药学有诸多相似之处，如生药的基原、性状鉴别、栽培、采收等项，但并未发展成为一门独立的学科。直到清末民初，植物学和西方生药学转由日本通过教育改革进入中国教育体系，我国生药学才在传统本草学与西方生药学的碰撞融合中出现萌芽。在此过程中，浙江省立医药专科学校与陆军军医学校是中国最早设立药科的学校，生药学作为药科的一部分，在这两所学校得到了一定程度的教授与普及。

但值得注意的是，这一时期的国内学者并没有能力自主开展生药学的研究工作，当时的生药学即使在传入中国后也只是“外国生药学”。这一现象被当时的一些学者所披露：“试观在上海的药校，所读的生药学都是外国的生约学，他们读过古柯叶，山道宁花药西瓜及芫荽子，但不知道当归、泽泻、桔梗、沙参、前胡及贝母。他们知道外国产的菲防己、美远志，但不知道国产的防己和远志，连他们所用的部分是属于根、茎、叶、花、果或种子都不知道，这样训练出来的药学生毕业后，试问能够负起这种负担吗？所以除了生药学（专载外国生药）外，还须有国药的知识，虽然这种学问还是萌芽，使药学生知道当归的药用部分是根还是茎，这至少是可能的。”[1] 此后，生药学本土化便成了中国生药学发展的主要方向。

① 盖波. 改良今日药育之意见［N］. 申报，1939-01-17（12）.

第五章

生药学的萌芽期（1912—1933 年）

一、西方与日本学者在中国的植物物种探索

（一）欧美植物学者对中国植物的研究

生药学要解决药用植物基原的问题，首先就要从植物学研究入手。西方人对中国植物学的研究历史悠远，从大航海时代探险家和商人就开始了对中国植物的采集和研究工作。18 世纪，来华传教士逐渐取代了探险家成为采集和研究中国植物的主体。波兰耶稣会士卜弥格（Michal Boym，1612—1659 年）是研究中国植物学的先驱者之一，他在海南岛传教期间进行了植物学田野工作，搜集了南方植物的素材，返欧期间完成了《中国植物志》（*Flora Sinensis*）的编写，1656 年在维也纳出版。该书介绍了 30 种生长在中国和东南亚的动植物，并以文字说明辅以原植物图例的方式来描述植物，可称得上是第一部介绍中国植物的专著[①]，该书首次向西方形象地展现了一批中国动植物的情况[②]。但这时林奈所创植物双名法（1753 年）尚未产生，所以书中植物图片中虽标有植物拉丁名（图 5-1 卜弥格手绘生姜插图，植物上部标有拉丁学名），但采用的不是标准的植物标准学名。法国耶稣会士韩国英于 1759 年来华，积极开展植物学田野调查，采集大量植物样本并制作标本，寄回法国植物标本共计 293 种植物[③]，这为后来植物学家研究中国植物品种起到了很大作用。1772 年他编写出版植物图谱《中国的植物、花卉和树木》（*Recueil de peinturesprécédé d'un mémoire sur les plantes, fleurs et arbres de la Chine*）[④]，

---

① 李真. 传教士汉学研究中的博物学情绪——以 17/18 世纪来华耶稣会士为中心［J］. 福建师范大学学报（哲学社会科学版），2018（2）：100.

② 范发迪. 在华的英国博物学家：科学帝国与文化遭遇［M］. 袁剑，译. 郑州：大象出版社，2011：150.

③ LOUIS PFISTER. Notices biographiques et bibliographiques sur les Jésuites de l'ancienne mission de Chine（1552—1773）［M］. Nendeln，1971：900.

④ 荣振华. 在华耶稣会士列传及书目补编［M］. 耿昇，译. 北京：中华书局，1995：134.

该书主要以北京紫禁城御花园生长的植物为蓝本所著，惜并无考订出植物学名。

俄国著名汉学家贝勒[①]（Emil. Brestchneider，1833—1901 年）于 1866 年 4 月 13 日至 1884 年 2 月 14 日被任命为俄罗斯东正教驻北京传教团外交团随队医生。在北京的岁月里，他潜心专研中西方文献，并开展地理调查和植物采集活动。贝勒一生中出版过 6 种植物学书籍，分别为：

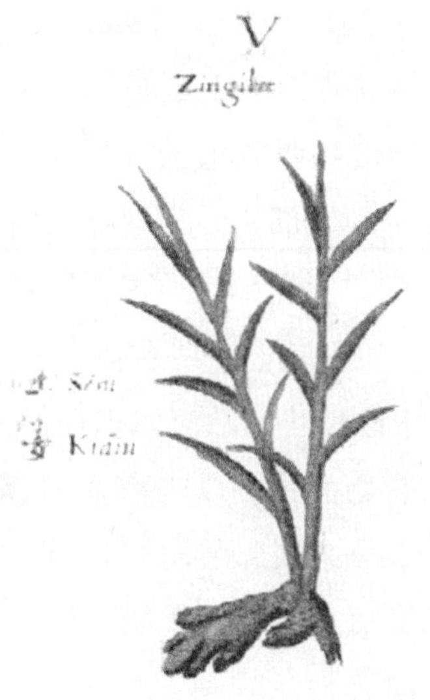

图 5-1 卜弥格手绘生姜插图

（1）1871 年出版的《中国植物学著作的学问和价值》（*On the Study and Value of Chinese Botanical Works*），副标题为《兼评中文资料中的植物历史与历史植物学》（*with Notes on the History of Plants and Geographical Botany from Chinese Sources*），该书后被石声汉节选翻译，并以《中国植物学文献评论》为书名。

（2）1881 年出版的《欧洲人对中国植物的早期研究》（*Early European Researches into the Flora of China*）。

（3）1881 年出版的《与中国出口贸易有关的一些植物学问题评注》（*Notes on Some Botanical Questions Connected with the Export Trade of China*）。

（4）1881 年出版的《论中国蚕树》（*On Chinese Silkworm Trees*）。

（5）1882 年、1895 年分别在伦敦和上海出版的《中国植物学》（*Botanicum Sinicum*），副标题为《论（中国）本土与西方资料所呈现的中国植物学》（*Notes on Chinese Botany from Native and Western Sources*）。

（6）1898 年出版的《欧人在华植物发现史》（*History of European*

---

① 贝勒：其姓氏中文译法形形色色，有贝勒、薄乃德、布莱茨希奈德、布勒士奈得等，以第一种译法最为简便且使用相对较广，本文采用之。

Botanical Discoveries in China)。[①]

这些书籍皆与中国植物有关。贝勒十分重视中国植物的名实，尽量把中国植物按照西方植物分类体系考订拉丁学名。尤其是《中国植物学》一书，该书第 2 部分为《中国经典中的植物学》(*The Botany of the Chinese Classices*)，主要研究了中国古代经典如《尔雅》《诗经》《书经》《礼记》《周礼》，以及其他一些古代中文著作中的植物中文名，同时尽可能根据既有的有关中国植物的欧洲知识提供相应的植物学鉴定。该书第 3 部分为《对古代中国药物的植物学考察》(*Botanical Investigations into the Materia Medica of the Ancient Chinese*)，对《神农本草经》和《名医别录》记载的植物结合实地考察和植物标本的采集以欧洲植物学分类体系加以鉴定。《中国植物学》征引日文与欧洲文献异常丰富，是迄今为止规模最大的对中国植物进行文献研究的欧洲著作，至今仍有多重参考价值。我国生药学家、药学家赵燏黄（1883—1960 年）等在 1956 年发表的关于中药材当归的生药学研究中，也参考过贝勒在这部书中对当归的物种鉴定[②]。爱尔兰人奥古斯汀 · 亨利（Augustine Henry，1857—1930 年）作为中国海关全职人员于 1885—1900 年的 15 年间先后在湖北宜昌（1885—1889 年）、海南海口（1889 年）、中国台湾高雄（1892—1894 年）、云南蒙自（1896—1897 年，1899—1890 年）和思茅（1898—1899 年）等地大规模采集植物，其标本数量达 158000 份（15700 多号），所涉及物种数目达 6000 多，其中包括 5 个新科 37 个新属 1726 个新类群（包括种下等级）。他在中国采集与发现的植物数量，不要说业余采集人员，就是专业采集家也无人可比。奥古斯汀 · 亨利将所采集的植物标本寄回邱园由邱园植物分类学家 William B. Hemsley（1834—1924 年）等鉴定并给他寄回所采集的植物名录。1893 年奥古斯汀 · 亨利将其在中国采集植物的成果整理出版了《中国经济植物学札记》(*Notes on Economic*

① 芦笛. 俄籍汉学家贝勒的植物学文献研究与植物采集活动考述［J］. 自然科学史研究，2018，37(1)：36-54.

② 赵燏黄，步毓芝，王孝涛，等. 药用当归本草学及生药学的研究［J］. 药学学报，1956，4(2)：161-174.

Botany of China），对西方了解中国的经济植物起到了非常重要的作用，被誉为开启西方大规模采集中国植物的大师级人物与领路人[①]。

英国汉学家翟理思（Herbert Giles，1845—1935 年）在 1892 年编著出版的《华英字典》（*Chinese-English Dictionary*）中也在植物名词后加注了拉丁学名，这也为早期中国植物学家的植物考证提供了参考，钟观光在编写《本草疏证》时就参考了这本字典。俄国的植物学家弗拉迪米尔·列昂季耶维奇·科马洛夫（Vladimir Leontyevich Komarov，1869—1945 年）对中国奉天以北的"北满"地区进行了详尽的植物学调查，并在 1901 年、1903 年和 1907 年陆续出版了三卷本的《满洲植物志》（*Flora Manshurica*）[②]。

此外，俄国地理学者波塔宁（G. N. Potanin）在我国的西北进行广泛考察，在华北的山西和西南的川西北做过大规模的标本收集；法国传教士赖神甫（G. M. Delavay）长期在我国西南地区云南大理一带收集标本；美国农业部、费城自然科学院和各大博物馆都曾派出人员在我国考察，其中以美国自然博物馆派出的中亚探险队规模最大，历时最长，收集标本最多、最全。英国植物猎人威尔逊（E. H. Wilson）深入我国西南腹地调查植物采集标本，出版了 *A Naturalist in Western China*，爱尔兰植物学家韩尔礼（Augustine Henery）的《中国植物名录》（*Chinese names of Plants*）是发表在《皇家亚洲学会杂志》上的一份湖北宜昌地区的植物名录（作者曾在宜昌南部山区长阳县采集 3 年植物标本，书中的植物学名除三四个例外，都基本来自邱园，共收载 565 种植物）。另外，还有奥地利的韩马迪（H. Handel-Mazzetti）、瑞典的史密思（K. A. H. Smith）、德国的梅尔（A. Mell）[③] 等，在此不作一一列举。

西方植物学家、传教士对中国植物的研究不仅让西方学者了解了中国植物，为世界植物学知识体系的完善起到了一定作用；而且他们对中国植物物

---

① 马金双，叶文. In the footsteps of Augustine Henry and his Chinese plant collectors [J]. 植物分类与资源学报，2013，35(2)：216-218.

② DMITRY V.GELTMAN. Vladimir leontyevich komarov：a short biography [J]. Studies in the History of Biology，2020，12(40)：16，30.

③ 罗桂环. 近代西方识华生物史 [M]. 济南：山东教育出版社，2005.

种的鉴定也为后续中国生药学的基原考证奠定了坚实的基础。生药学者可以借此开展后续研究工作。

（二）日本殖民扩张下的中国植物学研究

20世纪初日本相关学者开展的汉药相关的研究工作从属于他们在中国东北进行的殖民扩张。日本人的汉药研究最早也是从植物学调查开始的。1907年关东都督府在大连设立中央试验所，1910年改由“南满洲铁道株式会社”（以下简称“满铁”）管理。其首任所长庆松胜左卫门聘请矢部吉祯对“南满洲”开始植物调查。1910年中央试验所完成了《南满洲植物豫察调查报告》，1912年出版《南满洲植物目录》，囊括近千种东北植物。1914年，矢部吉祯出版《满洲植物图说》第一卷，第一册，以弥补“从来欧美诸学者的图说”中的遗漏之处。虽然这两部书均名为“满洲植物”，但实际也包括山西、北京等地的植物①。1914年第一次世界大战爆发，日本政府逐渐改变依赖西药进口的国策，开始鼓励在国内大量培植国产药用植物，其在东北殖民地的研究重点也开始转向对药用植物的开发与利用。满铁中央试验所聘请的另一位学者中尾万三所从事的重点工作就是对汉药的研究。中尾万三是日本明治－昭和时期药学家，主要从事汉药的化学成分研究，中尾万三非常重视对药物品种的鉴别，如日本药学家以为 *Hyoscyamus niger* L. 就是汉药莨菪，而他通过考证中国古代本草书籍以及日本本草典籍之处中国莨菪与日本莨菪不同，*Hyoscyamus niger* L. 的原植物应为天仙子；他对石花的研究认为首先应辨别真正的石花，然后分析石花的化学成分及其分子结构，最后才是研究药理作用②。

1922年，由满铁在沈阳建立的“南满医学堂”升格为“满洲医科大学”，是日本人在本土以外建立的首个获得日本政府认证的大学。药物学讲

---

① 张蒙. 构建殖民医学：日本汉药研究在近代中国的展开［J］. 世界历史，2022（3）：1–15.

② 同①.

座教授久保田晴光同样也重视汉药的研究。他通过对那些与日本汉药同名的东北地区的中药的研究证明中药与日本汉药的名称相近，但具体所指可能不同，日本前辈学者的结论无法直接推广于中国大陆[①]。

20 世纪 20 年代初，日本政府将庚子赔款用于资助对华的文化侵略，通过了“对华文化事业特别会计法案”，后来演变为“东方文化事业”，其中重要一环是在上海筹建自然科学研究所，聘请中日两国科学家共同研究与中国相关的科学问题，标志着日本的汉药研究阵地向南转移。在 1925 年日本外务省开列的“东方文化事业调查会”的项目表中，汉药研究赫然在列。1927 年 10 月上海委员会讨论上海自然科学研究所的组织扩建与学科设置时，庆松胜左卫门作为委员提出从事“汉药研究”的必要。他认为，日本学者应该首先进行为期 15 个月（1927 年 11 月 1 日至 1929 年 3 月 31 日）的汉药标本采集工作，搜集湖南、湖北和浙江三省的生药 250 种，然后借助东京帝大药学教师的试验设备逐一抽出有效成分进行化学和药理研究，第一期汉药调查由中尾万三负责[②]。在庆松胜左卫门的汉药研究计划实施 2 个月后，中方委员余云岫在 1928 年 1 月 22 日致信给他，批评了东京帝大的汉药研究不重视中国医籍和本草的缺点。并随信附上《汉药研究意见书》一份，将汉药研究分为三部分：第一部分是“生药之植物学的研究”，综合本草学、生药学、植物学和实地考察确定汉药的种类；第二部分是“汉药作用之文献的整理”，采用“总括”的手段，将古来方书一网打尽，巨细无遗；第三部分才是庆松胜左卫门所提倡的药理学研究[③]。这一提议得到了庆松的认可，及时调整了上海自然科学研究所的汉药研究路径。1931 年，上海自然科学研究所正式开所，并建立生药学科研究室，主要有四名研究员（中尾万三、曾广方、久保

① 久保田晴光. 汉防已的研究［J］. 社会医报，1930（130）：1436；久保田晴光，郭光武. 属于汉防已科之汉和药的研究［J］. 新医药杂志，1931，1（1）：130–144，146–168.

② 张蒙. 构建殖民医学：日本汉药研究在近代中国的展开［J］. 世界历史，2022（3）：1–15.

③ 余岩. 汉药研究意见书［DB/OL］.（1926–10–10）［2024–08–10］. https://www.jacar.archives.go.jp/das/image/B05015180700.

田晴光和木村康一)[①]。新建立的生药学科研究室拥有日本、朝鲜和中国等地的药材标本二千余种，欧美各国主要生药标本约五百种，并建有小规模的药用植物园、温室和园圃，还有丰富的中国古籍线装书。中尾万三等还将目光投向中国之外地区的亚洲药用植物。1928 年，木村康一赴法属印度支那等地调查汉药。中尾万三在满洲搜集了 500 余种汉药，并委托今井冷进行照片拍摄，计划同研究文献共同发表，1929 年、1930 年中尾万三、木村康一合撰的《汉药写真集成》第一辑、第二辑出版，收载生药 99 种[②③]。1932 年夏，中尾万三赴朝鲜调查汉药[④]，1933 年出版了《朝鲜汉药之调查》。

二、国人生药学自主科学研究意识的觉醒

欧美以及日本学者在中国的植物学或汉药的研究工作都是基于植物分类学的植物物种考察及生药学研究，这在很大程度上触动了国人对传统药物研究思路上的转变。一些医药学者也开始尝试打破中医药传统研究方式，向西方科学研究范式的转型。丁福保是近代提出“中医科学化”口号的第一人[⑤]，他“开国人翻译西医文献的先河，打破了西医文献的汉译由外人独擅的局面”[⑥]，翻译了大量的西方医药学书籍。1909 年出版了由丁福保翻译并编著的《化学实验新本草》，该书被收录于《丁氏医学丛书》中。丁福保认为中国古代本草书籍中记载的本草功效有很多臆想成分，缺乏实验证据，“药性半由

① 上海自然科学研究所十周年纪念志［M］.［出版者不详］，1942：136–139.

② 中尾万三，木村康一. 汉药写真集成 第一辑［M］. 上海：东方文化事业上海委员会；上海自然科学研究所，1929：3.

③ 中尾万三，木村康一. 汉药写真集成 第二辑［M］. 上海：东方文化事业上海委员会；上海自然科学研究所，1930.

④ 张蒙. 构建殖民医学：日本汉药研究在近代中国的展开［J］. 世界历史，2022（3）：1–15.

⑤ 赵洪钧. 近代中西医论争史［M］. 合肥：安徽科学技术出版社，1989.

⑥ 马伯英，高晞，洪中立. 中外医学文化交流史［M］. 上海：文汇出版社，1993.

臆说，附会瑕虆百端，或以色味配五行，或谓同类而补益，或取腐败秽物揭为特效之品，既乖消化之生理，尤牾于万汇化分之性。他若石膏、珠粉，古来视为重要之剂，徵诸实验其纰缪更堪发噱也”[①]。因而辑录药物在中医药古籍中的实用内容，参以日本、欧美相关研究内容加以相互验证，“穷原竟委，为医家特开门径”[②]，开辟中药中西医多维度相融合、相印证的新研究模式。值得注意的是《化学实验新本草》中所载药物绝大多数记载了拉丁学名，在丁氏之后的很多中药书籍以及中药研究文章的编写中都采用了这种方式，且都标注有药物的拉丁学名。这类书籍如黄劳逸《新中药》（1929 年）、顾祖英《新本草教本》（1929 年）、赵燏臣《党参新研究》（1929 年）、丁福保《中药浅说》（1930 年）、江忍庵《中国药物新字典》（1931 年）、郭定若《汉药新觉》（1933 年）、张鹤年《本草概要》（1934 年）、章次公《药物学》四卷（1934 年）、吴卫尔《中华新药物学大辞典》（1934 年）、陈存仁《中国药学大辞典》（1935 年）、温敬修《最新实验药物学》四十卷（1935 年）、杨叔澄《用药须知》（1936 年）、高德明《国产药物提纲》（1946 年）等层出不穷，且这种集中医药物传统以及西医科学研究内容于一体的编写方式一直延续至今。

药物研究的中西融合思想在 1918 年黄胜白“建设中国药研究会的意见”一文中表达得更为透彻和深入，“搜罗化学家、药学家、考据家、药材商人、入山挖药人、动植物学家，更助以大医院、大资本家统以富有最新知识之医生数人，各本专长，共研大业，一草之微，不辞详究”[③]，不唯中医、西医，中国传统药物研究是一项需要多学科共同参与完成的宏伟工作。这一时期我国很多植物学家也开展了药用植物的物种考察与研究工作，为早期生药学的发展奠定了基础。1920 年植物学家张宗绪效仿日本学者松村任三《改订植物名汇》出版了《植物名汇拾遗》。1920 年王通声编著《药用植物图考》六卷，

① 丁福保. 化学实验新本草序. 医学世界［J］. 1909（13）：11-12.

② 无锡丁君福保研精医学新著一书名曰化学实验新本草［N］. 神州日报，1909-09-13（2）.

③ 黄胜白. 建设中国药研究会之意见［J］. 同济，1918（2）：145-147.

1921 年祁天锡著、钱崇澍译《江苏植物名录》，1923 年钱崇澍、邹秉文、胡先骕编著《高等植物学》，1927 年伊博恩、刘汝强合著《本草新注》，1927—1937 年胡先骕、陈焕镛合著《中国植物图谱》，1931 年沈嘉征著《中国药物形态学》等，都是基于现代植物学知识对我国植物物种的自主探索与研究，为我国生药学药物基原确定提供依据。1912 年赵燏黄回国后便开始着手生药学研究，至 1931 年编著出版《中国新本草图志》，这是中国第一部具有生药学性质的由国人独立开展药物研究的著作。1935 年钟观光先生编著《本草疏证》，进一步将传统本草学、考证学与植物学相结合。两部重要著作的诞生开启我国生药学研究的新序章。

三、中西医对待生药学态度对比

（一）中医药界对生药学的漠视

虽然，民国初期对于生药学的研究工作已经初见苗头，但其学术重要性仍未被中医界广泛接受。作为全国性中医学术机构的中央国医馆在 1932 年出台了中医药整理与研究“草案”，从整体上概括与总结了中医药研究的思路、方法与具体内容。“草案”中涉及药物学的整理研究，并将药物学归属于基础科学。“草案”指出，“药物学，药物一科，即古之本草，其内容宜参照新例分总论、各论二篇。总论如讨论药物之一般通则，或禁忌配合等，其各论中，宜仿药质分类法，每述一种药，须另列子目，如异名、产地、形态、性质、功用、成分、用量、禁忌等，以清眉目”，另附说明“考近世药物分类法，有脏器分类法、药质分类法等，我国本草，亦不外是，如分经用药法、药剂分类法等是”[①]。从其所罗列的子目中我们可以看到，当时代表“官媒”中央国医馆虽然重视对传统中医药的科学整理，但作为已经出现的科学之一“生药学”并未被真正重视起来，子项中“异名”“产地”“形态”

① 中医药整理与研究“草案”[J]. 国医公报，1932，1(2)：1–5.

属于传统本草学术领域范畴的名词，而“学名”“性状”“鉴定”等属于生药学中对药物的基本属性的规定并未被提及，与之相对应的另一门科学——化学，却在子项中以“成分”形式有所体现。

中医国医馆发表的“草案”一经发布，引起了中医药界人士的广泛关注，一些有识之士就“草案”内容提出了较为客观的修改意见，其中部分意见是与生药学息息相关的。如 1932 年季爱人、丁绿溪较为敏锐地认识到确保药物品种正确的重要性，因此建议在整理时在子项“形态”中加插图，并对此作以说明：“在中国摄影术没发达的当儿，各种药物的图形都靠着笔墨的描写，所以失缺了药物的真态，并且把不完全的图形放在一处，使人容易忽略。贵馆应该规定大小，广征药物照片（最好用五色）加入在形态项内，不特可以免鲁鱼的危险，并且可以引起研究药物的兴味。”[①] 陈守真也提到了“药物学”一项的改进思路“方能对证，必藉药能对方。今之奸贩，大半以伪乱真，如黑明角充犀角，山羊角混羚羊，江西术为於潜术等类，指不胜数，诚行医之大障碍也。若于各药名下，另列辨伪一条，使卖者自知敬戒，买者众多辨诘，用者细加斟酌，以立吾道之防，而杜伪药真方之流弊”[②]。这两条意见涉及药物的鉴别与真伪，属于生药学的研究内容，在今天看来都非常重要。但非常遗憾，这些建议在其后由中央国医馆正式公布的“中医药整理与研究方案”中均未被采纳。因此，可以说截至 1933 年，不可否认生药学学术思想在中国已经萌芽，但其并未进入中医药界官方视野，其真正的价值也并未得到中医药学术界的广泛认可。

（二）《中华药典》对生药学的接受与肯定

1929 年中华民国卫生部成立了药典编纂委员会，着手编写《中华药典》。卫生部部长刘瑞恒担任总编纂，由严智钟、孟目的、于达旺、薛宜琪、

---

① 季爱人，丁绿溪. 国药刍言［J］. 国医公报，1932，1（3）：49.

② 陈守真. 中央国医馆整理国医药学术标准大纲草案签注［J］. 国医公报，1932，1（3）：63-64.

陈璞5人进行编纂，朱恒璧、赵燏黄、黄鸣龙等9人负责审阅，历时8个月编写完成。《中华药典》于1930年5月正式出版，由中华民国卫生部公布（图5–2）。这是我国历史上第一部真正现代意义上的药典。值得注意的是《中华药典》编写人员分为五组，计分生药、无机化学药品、有机化学药品、制剂、血清痘苗，[①] 其中就包含生药组。全书收录药品共680种，其中包括生药类93种。各药品叙述顺序分10项，分别为药品之来源、标准含量、制法、性状、鉴别、检查法、含量测定或生理检测、贮藏法、制剂、剂量。10项中药品之来源、性状、鉴别3项都属于生药学内容。并规定“生药之原植物，除习闻者外，均于来源项下，记明学名及所隶之科属名称。其属本国产者，并记明本国某地方产等字样，以期引起国人对于国产药材之注意”[②]，亦属于生药学内容。大量出现生药学内容与其编写时仿照参考当时世界各国《药典》的形式与内容密切相关。《药典》是一个国家记载药品标准、规格的法典，既具有法定性又具有学术权威性。而《中华药典》的编写成员中无一人从事中医药行业，这与我国唐代国家颁布的类似于药典性的《新修本草》全部为中医药从业人员参与编写相比，说明了当时中医药界话语权的整体沦丧。

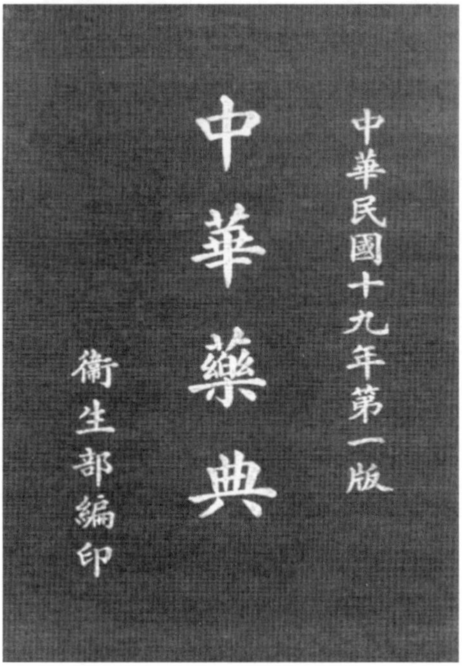

图5–2 《中华药典》

生药学的研究当时主要在西医药界进行，主要是学习和效仿西方药物

① 于达望.《中华药典》编印经过及其内容之概要［J］. 医药评论，1931（68）：4–7.
② 同①.

学，研究内容也主要为西方生药。但随着我国生药学家自主研究意识的觉醒，中国生药学发展进入了萌芽阶段，我国生药学家不断运用生药学的知识理论开展中国本土生药的深入研究，将生药学与传统本草学相融合，开创了一条独具特色的生药学研究之路。

四、萌芽时期的生药学学术发展勾陈

对萌芽期生药学学术发展情况，本文拟从生药学重要组成部分（包括基原、鉴定、栽培、化学、药理等）的学术发展进行逐一探讨，用局部来反映整体的特点。

（一）自然科学分类体系下多维度的生药基原研究

生药的基原是指药物的来源，包括药物的品种及其入药部位。比如我们现在说中药金银花，《中华人民共和国药典》（以下简称《中国药典》）2020 年版记载为“忍冬科植物忍冬 *Lonicera japonica* Thunb. 的干燥花蕾或带初开的花”。其中，忍冬科植物忍冬 *Lonicera japonica* Thunb. 就是中药金银花的入药品种；而干燥花蕾或带初开的花就是它的入药部位。赵燏黄指出生药学就是解决生药的“是非、真伪、精粗、优劣”四个方面的问题，基原问题就是药物的“是非、真伪”问题，显然对生药学的研究是最为关键的问题之一。

前文我们已经讨论中国古代中医药学也面临药物的“是非、真伪”问题，且经历了长期去伪存真的历史过程。但由于其自身理论体系缺乏客观、系统的植物分类知识，因此对于药物基原的认识难以做到精确与全面。而欧洲在中世纪后脱胎于本草学而发展起来的植物学恰恰弥补了中国传统本草学上的这些不足。因此，民国时期生药基原研究主要是遵循中国传统的用药经验，按照西方植物学系统对中药来源植物进行重新“对号入座”。具体来说主要涉及两方面的研究工作：一是对中药传统用药经验与历史进行考证，二是中药传统来源植物的本帮名称与植物分类学体系下的科学学名进行对应。

植物科学学名是指以拉丁语的双名法来命名的植物名。双名法是欧洲植物学发展到18世纪由瑞典植物学家林奈提出的，后被国际上普遍接受，便于国际交流与学术研究。双名法，由两部分拉丁字母组成，第一部分为属名，第二部分是种加词，此外还要求在种加词后写上命名人的姓氏或姓氏缩写。生药基原研究，确定其来源植物学名是首要任务，正如日本著名生药学家木村康一所说“凡欲作汉药之研究者，如系中国产之植物，则不能不以植物之分类学的研究为先”，“究之汉药之研究，须先行中国产物的分类学的研究，然后再由生药学的之研究，取其分类学的已经明了之物，以与生药为比较，使各生药之本原，得到明了之意识……”①然而，将植物的本邦名与拉丁学名进行一一对应并非易事，要完成这一工作，显然需要精通植物分类学的植物学家介入。我国现代植物学的发展较晚于欧洲，直到清朝咸丰八年（1858年）李善兰和英国人威廉森合作编译的《植物学》出版，现代植物学知识才开始传入中国，因此早期对我国植物本邦名进行学名考证的工作大多是由国外的植物学家承担主要工作并完成的。

1. 中国植物学家开展自主研究的艰辛之路

（1）从普遍翻译到自主研究意识的觉醒

前文已述，早期我国的植物定种多由欧美和日本学者来完成。直至清代末期我国植物学家（主要有出国留学经历的植物学家）才开始了自主研究我国本土植物。1876年在上海创刊的《格致汇编》是中国近代最早的以传播科学知识为宗旨的科学杂志。其后1900年杜亚泉在上海创刊《亚泉杂志》，1903年上海科学仪器馆创刊《科学世界》，1909年金陵大学创刊《金陵光》，1910年中国地学会创办《地学杂志》，1918年中华博物学会创办《博物学杂志》，1915年中国科学社创办《科学》，以及当时出版的《博物杂志》《东方杂志》《学生杂志》等，都编译刊登了不少科普性植物学文章②。

① 木村康一. 汉药之研究［J］. 王一木，译. 近代杂志，1938，1（1）：74-77.

② 王宗训. 中国近代植物学回顾［J］. 植物杂志，1988（4）：2.

虽然当时很多期刊杂志都相继刊印了植物学的文章，但这些翻译的文章中名词和术语杂出，各自为政。为了统一标准，使学者或植物学爱好者不再困于翻译外国书籍，提供检阅便利，商务印书馆有了编著《植物学大辞典》的计划。1918 年《植物学大辞典》得以出版，该书由孔庆莱、吴德亮、李祥麟、杜亚泉、杜就田、周越然、周藩、陈学郢、莫叔略、许家庆、黄以仁、凌昌焕、严保诚 13 人合著，“集十三人之力，历十二年之久，而成此一千七百有余面之巨秩”[①]。并有伍光建、蔡元培、祁天锡（N. G. Gee，美国植物学家）和杜亚泉作序。全书内容包括名称名词 8980 条，全书附图 1020 幅，每种植物之下列有中名、拉丁学名、日名、形态、产地、用途等。《植物学大辞典》材料翔实而广博，“我国近出科学词典详博无逾此者”[②]。该书在辞典编纂方面也有一定的引领作用，其后很多其他学科的辞典如雨后春笋般相继而出。值得一提的是该书著者黄以仁早期曾留学日本，专攻植物学，著有《植物学教科书》，是我国较早进行植物标本采集的植物学家。著者杜亚泉还编写出版有《下等植物分类学》《高等植物分类学》等著作。

《植物学大辞典》最为重要的作用在于统一植物学名词，统一植物拉丁学名的中文名，进而统一中国植物学的标准。这在《植物学大辞典》祁天锡和杜亚泉的两篇序文中均有明确体现。

近年来各国植物学者及探险家，多喜考究中国植物欧美各国博物院中，所搜集之中国植物标本，亦已不少，经西方学者依据科学上之分类法，考定其拉丁名，其未确定者，方力事研求，然现在西方学者所定之名，在中国当定以何名，此实为中国学者之任务，此种定名之法，无标准可以依据，故学者苦之，自有此书之作，而吾人于中西植物之名，乃得有所依据，而奉为指南焉。[③]

当时吾等编译中小学校教科书，或译自西文，或采诸东籍，遇一西文之

① 孔庆莱，吴德亮，李祥麟，等. 植物学大辞典 蔡元培序［M］. 上海：商务印书馆，1918.

② 同①.

③ 孔庆莱，吴德亮，李祥麟，等. 植物学大辞典 祁天锡序［M］. 上海：商务印书馆，1918.

植物学名，欲求吾国固有之普通名，辄不可得，常间接求诸东籍，取日本专家考订之汉名而用之，近时日本专家，亦不以考订汉名为重，植物名称，多仅列学名及用假名连缀之和名，不附汉名，故由和名以求相当之汉名，亦非辗转寻求不可，吾等乃就日本专家著作中，择其于学名之下，附有汉名和名者，以及汉名和名并列者，汇而录之，以为译书时检查之用，故其时计划，不过作一植物学名与中日两国普通名之对照表而已。既而以仅列名称，不详其科属形态及其应用，则其物之为草为木，为果为蔬，茫然不辨，仍无以始于用。吾等乃扩张计划，而系之以说，附之以图。[①]

从二位先生的序中可以看出，当时中国植物的拉丁学名主要还是由欧美学者所定，但由于欧美学者所定植物学名时并不标注中文名，因此当时的中国植物学家多参考日本学者所考订的植物拉丁学名。日本学者在植物拉丁学名下多用假名连缀的和名，所以当时中国植物学家就将这些拉丁学名下附有汉名、和名以及汉名与和名并列的植物汇总而翻译过来。从此来看，即使是在当时学术影响重大的《植物学大辞典》（图 5–3）中，从其本质上说仍为翻译著作，而非中国人自己通过考证而完成的创新性著作。正如鲁迅先生在《动植物译名小记》中所说“《植物学大辞典》上的名目虽然都是中国字，有许多其实乃是日本名。日本的书上确实也常用中国的旧名，而大多数还是他们的话，无非写成了汉字。倘若照样搬来，结果即等于没有。我认为是不大妥当的”[②]。这无疑也反映了当时中国植物学仍处于非常初级的阶段，在植物鉴定方面能力很有限。我国早期植物学名考订都以日本著作作为主要参考资料，而这也为后来我国植物学的发展带来隐患，因为很多植物并非中国所有，导致名实的混乱，所以为后来植物学家纠正这类错误埋下了伏笔。

---

① 孔庆莱，吴德亮，李祥麟，等. 植物学大辞典 杜亚泉序［M］. 上海：商务印书馆，1918.

② 鲁迅. 鲁迅全集［M］. 南京：江苏凤凰文艺出版社，2020：115.

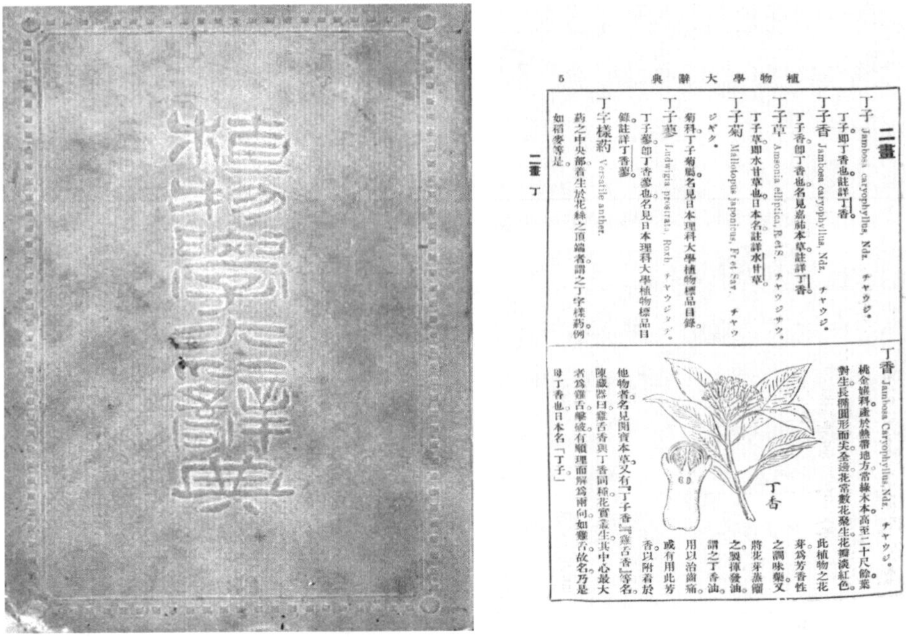

图 5-3 《植物学大辞典》图影

植物学家张宗绪就进行了大量的中日植物学名辨伪存真的工作。张宗绪（1879—1945 年）是我国较早开展植物学研究的学者（图 5-4），字柳如，浙江安吉梅溪镇人。清末，应童子试，获秀才第一名。20 世纪初，东渡日本，与杨莘耜同为日本早稻田大学生物系毕业生，对植物分类学甚感兴趣[①]。他也是安吉最早的留学生[②]。1909 年回国任教于浙江官立两级师范学堂（1912 年改办为浙江两级师范学校，1915 年停办），

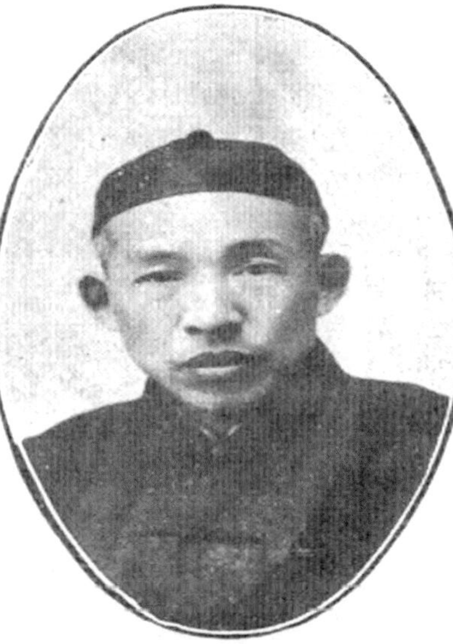

图 5-4　民国时期植物学家　张宗绪

① 薛绥之. 鲁迅生平史料汇编 第二辑［M］. 天津：天津人民出版社，1982：496.

② 安吉最早的留学生：张宗绪［N］. 湖州日报，2012-12-21（A11 版：苕溪人文）.

于博物学部任教，为植物卫生教员兼导师。其间，参加由鲁迅发动的进步师生驱逐封建顽固的新任监督夏震武的“木瓜之役”。抗日战争前，任省立三中博物教员、吴兴县立女子初级中学校长兼博物教员。抗战期间在浙西第二临时师范学校任教植物等课程。后于湖州、绍兴等地任教并加入中国农学会。张宗绪在教学中，常将课堂讲授与野外考察搜集标本相结合，深得学生崇敬，被誉为“张博物”。先生教学常常身体力行，勤于野外考察和搜集标本。他在考察采集中，对一草一木都悉心研究，著有《植物名汇拾遗》（安吉档案馆有复印件）、《浙江植物学志》、《药用植物学》和诗稿一册，可惜手稿由于战乱而失散①。

张宗绪辨伪存真的创新性工作可以从《植物名汇拾遗》（1920 年）中窥见。《植物名汇拾遗》是张宗绪效仿《改订植物名汇》（1915 年）所著。《改订植物名汇》为日本植物学家松村任三所著，该书较为全面地考证了中国古代植物的拉丁学名，可以说是中国植物学研究的奠基之著，对中国植物学家、生药学家影响非常之大。张宗绪《植物名汇拾遗》编写体例仿照《改订植物名汇》，以植物拉丁学名为总纲，之后分列中国古籍中载不同中文名的同一植物，可以看作《改订植物名汇》的增补著作，其中有多处对松村任三错误的修改之处，体现了他的考证和研究能力。如 *Actinidia arguta* PL.（Dilleniaceae）这种植物在《改订植物名汇中》没有收载。张宗绪将其认定为《本草纲目》中所说的猕猴梨，并加按语称“此种之果实形色俱似梨，故余摘取此名以名之”②。虽然该种中文正式名现被改为软枣猕猴桃，但其仍为猕猴桃属的一种。又如《改订植物名汇》记载拉丁学名为 *Achillea sibirica* Ledeb.（*Ptarmica sibirica*，Ledeb. ）（Compositae）的植物为蓍与黄芪 2 种中文名③，《植物名汇拾遗》则认为 *Achillea sibirica* Ledeb.（Compositae）为蓍（《本草纲目》）。并加按语称“黄蓍者据诸家本草观之，自是 Astragalus 中之

① 郑勇. 安吉民间桥梁［M］. 苏州：古吴轩出版社，2017：9–10.

② 张宗绪. 植物名汇拾遗［M］. 上海：商务印书馆，1920：1.

③ 松村任三. 改订植物名汇（前编）［M］. 东京：丸善株式会社，1915：5.

物，此则因蓍字而误会者也”[①]。显然松村任三将黄蓍（黄芪）误作蓍，张宗绪经文献考证指出黄蓍为Astragalus属植物，是非常正确的（《改订植物名汇》与《植物名汇拾遗》植物命名比较见图5–5、图5–6）。又如松村任三将*Aster indicus* L.与*Aster trinervius* Roxb.都称作马兰[②]。张宗绪通过研究发现日本马兰和中国马兰并不同，仅将*Aster indicus* L.定作马兰，并加按语指出日本学者的错误“至若*A. trinervius* Roxb者，其叶粗糙不堪食。日本本草家以之充马兰，误也”[③]。现在看来，中国并无*A. trinervius* Roxb分布，显然是日本学者错误地以日本植物充当中国马兰，张宗绪的认识是很正确的。

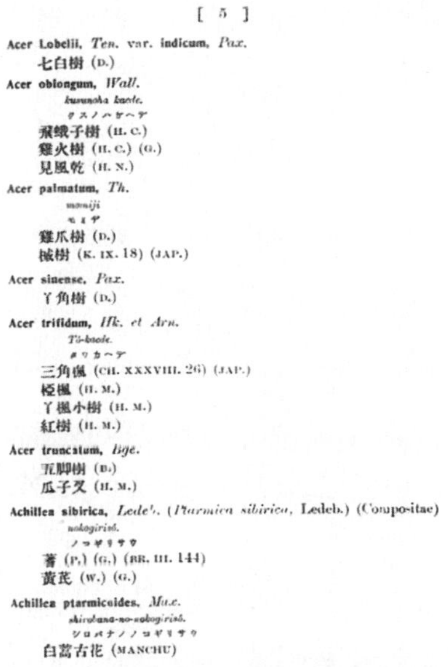
[5]

Acer Lobelii, *Ten.* var. indicum, *Pax.*
七白樹 (D.)
Acer oblongum, *Wall.*
kusunoha kaede.
クスノハカヘデ
飛蛾子樹 (H. C.)
雞火樹 (H. C.) (G.)
見風乾 (H. N.)
Acer palmatum, *Th.*
momiji
モミヂ
雞爪樹 (D.)
槭樹 (K. IX. 18) (JAP.)
Acer sinense, *Pax.*
丫角樹 (D.)
Acer trifidum, *Hk. et Arn.*
Tō-kaede.
タウカヘデ
三角楓 (CH. XXXVIII. 26) (JAP.)
椏楓 (H. M.)
丫楓小樹 (H. M.)
紅樹 (H. M.)
Acer truncatum, *Bge.*
五脚樹 (D.)
瓜子叉 (H. M.)
Achillea sibirica, *Ledeb.* (*Ptarmica sibirica,* Ledeb.) (Compositae)
nokogirisō.
ノコギリサウ
蓍 (P.) (G.) (BR. III. 144)
黃芪 (W.) (G.)
Achillea ptarmicoides, *Max.*
shirobana-no-nokogirisō.
シロバナノノコギリサウ
白蒿古花 (MANCHU)

图5–5 《改订植物名汇》图影

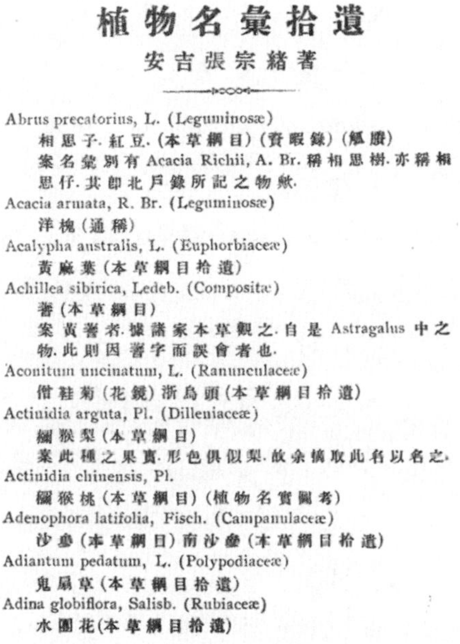
植物名彙拾遺
安吉張宗緒著

Abrus precatorius, L. (Leguminosæ)
相思子.紅豆.(本草綱目)(資暇錄)(楓牕)
案名彙別有Acacia Richii, A. Br.稱相思樹.亦稱相思仔.其即北戶錄所記之物歟.
Acacia armata, R. Br. (Leguminosæ)
洋槐(通稱)
Acalypha australis, L. (Euphorbiaceæ)
黄麻葉(本草綱目拾遺)
Achillea sibirica, Ledeb. (Compositæ)
蓍(本草綱目)
案黃蓍者.據諸家本草觀之.自是Astragalus中之物.此則因蓍字而誤會者也.
Aconitum uncinatum, L. (Ranunculaceæ)
僧鞋菊(花鏡)浙烏頭(本草綱目拾遺)
Actinidia arguta, Pl. (Dilleniaceæ)
獼猴梨(本草綱目)
案此種之果實.形色俱似梨.故余摘取此名以名之.
Actinidia chinensis, Pl.
獼猴桃(本草綱目)(植物名實圖考)
Adenophora latifolia, Fisch. (Campanulaceæ)
沙參(本草綱目)南沙參(本草綱目拾遺)
Adiantum pedatum, L. (Polypodiaceæ)
鬼扇草(本草綱目拾遺)
Adina globiflora, Salisb. (Rubiaceæ)
水團花(本草綱目拾遺)

图5–6 《植物名汇拾遗》图影

张宗绪的研究已经具备了现代本草考证的雏形。所谓本草考证，就是依据古代医籍文献的记载，结合现代植物分类学来考证古籍中所记载的药用植

① 张宗绪. 植物名汇拾遗［M］. 上海：商务印书馆. 1920：1.

② 松村任三. 改订植物名汇（前编）［M］. 东京：丸善株式会社，1915：41.

③ 同①：4.

物的科属种以及入药部位，属于生药学科范畴。虽然植物学家不关注药物本身功效及其药用部位，但他们对于药用植物的品种考证研究仍属于本草考证的范畴。此外，张宗绪还进行了大量的实地考察和标本采集活动，他对植物的认识是建立在野外观察基础之上。如他曾经对杭州笕桥的玄参进行考察，确认形态后指出了日本学者将玄参命名为 *S. oldhami* Oliv. 的错误，并指出玄参应为 *Scrophularia nodosa* Linn.："知为 *Scrophularia nodosa* Linn.，始悉曩者日本本草家之指 *S. oldhami* Oliv. 为玄参者误也。又 Hemsley 氏曾就宁波产之一种命名为 *S. ningpoensis*.，今据 Stiefelhagen 氏之说谓宜并合于 *S. nodosa*. 中，并非独立之一种也。是则所谓 *S. ningpoensis*. 者即视为 *S. nodosa*. 之异名可也。*S. nodosa*. 分布极广，亘欧亚及北美诸洲均产之。"[①] 虽然此处张宗绪混淆了具节玄参（*Scrophularia nodosa* Linn.）与玄参（*S. ningpoensis*.），但指出 *Scrophularia nodosa* Linn. 并非北玄参（*S. oldhami* Oliv.）是值得肯定的。张宗绪曾发现一种罕见的草本植物，经研究其生态演变，辨而归其门、纲、目、科、属、种，国外学者以张宗绪的字命名此草为"柳如草"[②]，以纪念他的学术贡献。

民国时期，我国另一位较早独立开展植物学研究的学者是钟观光。钟观光，字宪鬯，1868 年出生于浙江省柴桥县姚江岸村。1908 年至 1909 年因病在杭州西湖疗养，自学了李善兰等编译的西方植物学著作《植物学》（1858 年），掌握了植物学的基础知识和研究方法[③]。钟观光很早就认识到科学的重要性，他自学了化学、物理等自然学科，之后又与虞和钦等东渡日本考察，学习日本最为前沿的科学博物知识，以期发展中国的科学技术，遂在上海开办的科学仪器馆附设理科传习所，传授理化博物知识，激发人们对科学的兴趣，理化传习所还编译许多国外理化博物书籍，创办《科学世界》期刊，宣传和普及近代西方自然科学知识。

---

① 张宗绪. 说玄参［J］. 淮农，1930（9）：4.

② 郑勇. 安吉民间桥梁［M］. 苏州：古吴轩出版社，2017：9–10.

③ 谢振声. 我国近代植物学研究的先驱者——钟观光［J］. 中共宁波市委党校学报，2004，5：95–97.

钟观光为中国植物学名词考订工作提出了重要意见，1930 年钟观光参加了中国科学名词审定委员会工作，进行植物科属名称之考订工作[①]。1932 年钟观光发表了《论植物邦名之重要及其整理法》《科学名词审查会植物学名词审查本植物属名之校订》。钟观光提出中国的路要让中国人自己走，中国的植物要有中国自己的名字，既不是借用日本学者杜撰的汉名，也不是欧洲学者考订的拉丁学名，“邦名与学名，如鸟翼车轮，相须并进，不具其一，必兼丧其二”[②]。钟观光认为植物邦名的整理，宜行四事：二事为正法，曰厘定古称，曰搜辑方言，二事为临时补充法，曰创新，曰迻译。此外，还指出植物学名词审查本中的五点不足：其一，所定用之名，不记根据，使人无可置信；其二，妄以日本名为邦名，侵语系而乱国故；其三，凡译音之字，必用浅率无意者，以与邦名及义释字区别，此为迻译上之最大原则（余下略）；其四，凡科名常取科内主要之属名为名，义在连贯（间有欧文科名，其所取基本植物，不产我国，则取国内之主要属名代之，不在此列），必无收尾横决，各自为名者；其五，数物同名，在种名可以并列互见，而取别于附注，若属名则不能也[③④]。钟观光提出了当时中国植物中文名名称考证方面的问题，并提出整理方案和解决办法，可见其对中国植物名称考订的研究深入，而这也正是后来植物学家刘慎谔聘用已年逾花甲的钟观光担任北平研究院植物研究所专员研究整理中国古籍中植物的原因。

晚年的钟观光，专注于用近代植物学的分类方法对我国古籍中的植物进行考订，其曾在《国立浙江大学农学院周刊》上发表过一篇名为《植物学上应参考之国籍》的文章，钟观光认为“植物国名之亟需审定，夫人知之，然

① 钟观光（Tsoong，K. K. ）. 论植物邦名之重要及其整理法（*On the importance of chinese names for plants with suggestions for a proper system of nomenclature*）[J]. 国立中央研究院自然历史博物馆丛刊，1932，3（1）：1–8.

② 钟观光（Tsoong，K. K. ）. 科学名词审查会植物学名词审查本植物属名之校订（*Criticisms and corrections of the botanic terms*）[J]. 国立中央研究院自然历史博物馆丛刊，1932，3（1）：9–52.

③ 同①.

④ 同②.

不治国籍，而欲审定国名，犹为无米而炊也，荒陋之弊，恐所难免”[①]。此也正合整理邦名的“厘定古称”，但同时也涉及“古”的问题，非是熟悉中国古籍且要熟悉与植物有关的古籍者不能胜任，而曾考中秀才，熟悉经史子集的钟观光恰好符合这样的条件。

钟观光不仅具有博古通今的学识，而且对中国古籍中的植物学名做了大量考证，推动中国传统本草向着现代本草进一步发展，但遗憾的是由于战争，钟观光的大量手稿丢失，成为中国学术界的一大损失。刘慎谔拟定在钟观光研究基础上编写的《中国植物名称汇编》最终也不了了之。

钟观光还是中国生药学奠基人赵燏黄的启蒙老师，赵燏黄早期在理科传习所接触到科学博物知识，之后到日本留学学习生药学及药物化学，从此一生都从事药物科学研究。赵燏黄在此后的生药学研究中，也受到包括钟观光在内的一众植物学家的指导，如在《中国新本草图志》中赵燏黄就言明：“本志编纂之经过，如搜集植物标本及药材标本、摄影制图，得专家之助力者不少，敬志姓氏，以表谢忱。浙江大学农学院钟宪鬯先生，中国科学社生物研究所钱雨农先生，本院自然历史博物馆秦子农先生、方质之先生，汉医张始生先生（已故）。”赵燏黄曾指出，他的学问：“来源于钟观光老师，钟老的著述《本草疏证》是《本草纲目拾遗》的拾遗。”因此他本人是“继承李时珍、赵学敏、钟观光”者[②]。

（2）植物学名词术语标准审查与统一

植物学诞生于西方，在其传入中国的过程中，就面临解决译名统一的问题。虽然1918年由商务印书馆出版的《植物学大辞典》对统一和规范植物学术语起到了很大的作用，但随着研究的深入，仍有很多译名混乱，必须设立统一标准名词的长效机制。其实，不仅是植物学，统一标准名词是当时产生于西方的各个科学学科传入中国都需要面对的问题。科学名词审查工作起源于医学名词审查，其目的就是促进各科学学科学术名词的统一。1916年2

① 钟观光. 植物学上应参考之国籍［J］. 国立浙江大学农学院周刊，1928，1（4）：2–4.

② 范永升. 浙江中医学术流派［M］. 北京：中国中医药出版社，2009：440.

月由中国医学传教协会（China Medical Missionary Association，简称“医博会”）、中华医学会、中国医药学会和江苏省教育会四团体各举代表组成医学名词审查会，且规定每年定期开会审议名词草案[①]。1918年7月，医学名词审查会召开第四次会议，审查解剖学、细菌学和化学名词。同年，医学名词审查会正式更名为科学名词审查会，并得到教育部的批准[②]。

1922年7月科学名词审查会召开第八次大会，此次大会的分组审查会议包含病理学组、物理学组、植物学组和动物学组……植物学组主席为吴和士，该组审查了植物学术语及科目名称等名词。这部分名词为上一年博物学会开会审查过的名词，中华博物学会为征集意见，送科学名词审查会讨论，以此作为最后的修正。所以讨论比较容易，术语名词全部完成，除对原稿做了少数修正外，还增补不少。科目名称因比较复杂，仍需征集意见，留待下次会议确定。[③]此次科学名词审查会是第一次将植物学名词纳入审查范围，作为官方发布的名词，对整个中国植物学界都有权威性的影响作用。

这次审定的植物学名词内容和其所遵从的学术体系及原则可以从《博物学杂志》1922年发表的《植物学名词第一次审查本说明》中看出大概：

审查植物名词之原起，系本会六年夏季大会时决议，当时推定吴君元涤起草。其后黄君以仁，彭君世芳，吴君续祖，张君宗绪等，各有专著汇同增删修正。凡普通植物学术语及分类科目名称，大致具备，于十年八月上旬大会中，组织审查会审查完竣。兹略撮其前后之梗概，与审查之主张于下，以告海内同志并希指正。**本稿内容：**（一）本稿草案以“B. D. Jackson-Glossary of Botanic Terms.”（1916）为根据。故依原书体裁，按西文字母次序排列。本稿内容（二）关于组织、生理、生态等之名称，更参考“Strasburger-Textbooks of Botany”之著。（三）旧译名则广搜东籍及吾国原有之各植物学书与现今通行之各种中学用植物学教科书（名繁不备录）为考证。决定名即斟酌上项之名称或改篡之。（四）分类科目之名词，则羊齿类以上之

① 医学名词第三次谈话会［J］. 中华医学杂志，1916，2(1)：39.

② 科学名词审查会之发达［J］. 中华医学杂志，1919，5(2)：65.

③ 温昌斌. 民国科技译名统一工作实践与理论［M］. 北京：商务印书馆，2011：43-44.

科目，大都已有通行习用者，且参考颇富，然羊齿类以下之科目，则从来未有译名，于中书既无考。既东籍亦沿用假名译音，故悉为考察各科目之特征异点，而撰定新名，至于分类法式则依地儒 Engler 氏之法为则。**审查主旨：**（一）多采用适当之旧名。以顺社会之习惯，绝不轻率创造。如雄蕊、雌蕊、胚珠等，与原意似欠亲切，然习用数十年，已经普及，故即仍其旧，若篡改杜撰，反令人茫然也。（二）译意不译。或有与已审定之化学医学名词相同者自当比照，如确有不能适切时，则再行共同商榷之。（三）植物名词每有同物异名古用今废者，其例甚多，兹特选其普通应用者存之，或附记于括弧中。（……）有时或重见两处以便稽考。①

1923 年《博物学杂志》发表的《植物学名词第一次审查稿（续前期）》又对审查内容作了补充说明：

下等植物（即自分生植物至苔蕨植物之苏纲为止）之科目。吾国素未有迻译，即东籍中亦未标以汉字，然长此抱残守缺，则匪惟名词不能完善，且于吾国植物学科之发达亦大生阻碍，故一律编入。其译名大半根据原文之意义，或植物体之形态、性质、效用等，创定新名，肤廓误会之弊，所不免也。高等植物（即自苔蕨植物之羊齿纲起至种子植物为止）之科目。吾国早有通用之名称，故审查时多数主张维持旧名，免多庞杂，然其中有袭用日本自创之汉字者，有沿用东籍之误会者。如一位科，大和草科，毒空木科，滨沉丁科，瓜木科，石南科等，则均分别厘订。至于中国未发现之科目，或热带物产之科目，则概创撰新名，一体列入，以便研究。②

此后，每年科学名词审查会都纳入植物学名词审查，直至 1927 年，南京政府中华民国大学院筹备成立译名统一委员会，科学名词审查工作则移交由此学术机构负责。科学名词审查会（植物学组）经过 5 年的努力，开会 5 次，为我国植物科学名词的统一和标准化做了大量基础性的工作，并取得了一定的成绩。在 1928 年《中华医学杂志（上海）》发表的《科学名词审查会

① 植物学名词第一次审查本说明［J］. 博物学杂志，1922，1（4）：2.

② 植物学名词第一次审查稿（续前期）［J］. 博物学杂志，1923，2（1）：2.

十二年间已审查审定之名词一览表》中植物学名词有民国十二年审定本待印《植物种名》和民国十一年、十二年审定本出版的《植物学术语及分类科目名词》,《科学名词审查会十二年间已审定未审定之名词一览表》中民国十三年出版了审查本《种子植物属名》，审查本待印有民国十四年《孢子植物属名》、民国十五年《蕨类植物羊齿类植物属名》《真菌类属名》[①]。

（3）植物研究泛化与研究机构的成立

继杜亚泉、黄以仁、钟观光、张宗绪等学者后，随着植物学名词术语标准的逐渐完善，植物学的野外调查研究越来越多，植物学的研究队伍逐渐扩大。随之而来，属于专门植物学的研究机构也陆续成立。1922 年胡先骕（1894—1968 年）与动物学家秉志、植物学家钱崇澍（1883—1965 年）共同在南京筹建中国科学社生物研究所。1928 年胡先骕与秉志共同在北京创办静生生物调查所。1929 年陈焕镛（1890—1971 年）在广州创设中山大学农林植物研究所。1929 年刘慎谔（1897—1975 年）创建北平研究院植物研究所。这些研究所的成立，为集中人才、开展近代植物学研究工作创造了条件，同时也为现在的南京、北京、华南植物研究所等奠定了基础。[②] 这些学者主要分为两派，一派是以胡先骕、钱崇澍为代表的北平静生生物调查研究所的英美学派，一派是以刘慎谔为代表的北平研究院植物研究所的留法学派[③]。

留法学派代表人物刘慎谔是北平研究院植物研究所所长，此时刘慎谔也意识到我国植物的名称鉴定问题，因此其准备组织编纂一部涵盖中外植物的著作，“旨在先搜罗一切记载中国植物之著作《中国植物记载汇编》，然后再依分类次序，集其大成，熔冶一炉，使学者得此一部，胜于藏书万卷，将来植物鉴定名称问题，不难迎刃而解”[④]。并聘请了当时已年逾花甲的钟观光为

① 科学名词审查会十二年间已审查审定之名词一览表［J］. 中华医学杂志（上海），1928，14（3）：187–188.

② 王宗训. 中国近代植物学回顾［J］. 植物杂志，1988（4）：3.

③ 胡宗刚. 北平研究院植物学研究所史略［M］. 上海：上海交通大学出版社，2010.

④ 刘慎谔. 植物学研究所十九年度工作报告［J］. 国立北平研究院院务汇报，1931，2（2）：1–3.

专任研究员，负责中国典籍部分，钟观光也以此为机，决定对中国记载植物的典籍做系统研究，并将余生贡献于此领域，遂以《本草纲目》为中心，为中国本草学打开新局面[①]。

另一派英美学派的主要阵地是1928年成立的静生生物调查所，其代表人物即为当时植物部主任胡先骕。胡先骕是民国时期著名的教育家、科学家、思想家及文化名人，被毛泽东称为“中国生物界的老祖宗”[②]，胡先骕曾在美国加利福尼亚大学农学院森林系攻读森林植物学。胡先骕远渡重洋，却选择不被人们重视的森林植物学，其在《对于我的思想的检讨》一文中自忖：“1913年加入加利福尼亚大学，先学农艺，后转入植物系，抱着纯技术观点来获得专门的知识，以外国大学的学位做敲门砖，以求得到一个铁饭碗。”[③]这或许是胡先骕最初留学的真实想法，但“天下兴亡，匹夫有责”，正值国家危难之际，自己又岂能罔顾国家，因此胡先骕将自己的前途同国家命运连在一起：“髫年负奇气，睥睨无比伦。颇思任天下，衽席置吾民。二十不得志，翻然逃海滨。乞得种树术，将以疗国贫。”[④]1923年胡先骕任国立东南大学植物学教授兼生物学系主任，又赴哈佛大学攻读植物分类学，1925年回国，继续在东南大学任教，1928年与秉志等创办了静生生物调查所。

比起刘慎谔系统整理中国植物名称的计划，胡先骕则是亲自直接从中国植物名称考证入手，1915—1916年胡先骕在《科学》杂志发表了三篇《说文植物古名今证》，对《说文解字》中记载的植物做了拉丁学名的考证和科属说明。

《说文植物古名今证》是中国最早发表的关于植物学名考证的文章，因文中植物亦包括药用植物，如“《说文》：桂，江南木，百药之长。盖指桂皮、桂枝、桂肉而言，故曰为百药之长。今俗所谓桂者，木犀也，另属他

① 胡宗刚. 北平研究院植物学研究所史略［M］. 上海：上海交通大学出版社，2010.

② 万绍芬. 缅怀中国植物学之父胡先骕［J］. 创作评谭，2009(6)：28-29.

③ 胡宗刚. 胡先骕先生年谱长编［M］. 南昌：江西教育出版社，2008：38.

④ 同③.

科，毫不相涉。桂与豫章（即樟树）同科，桂皮之桂，学名为 *Cinnamomum cassia*，肉桂之桂，学名为 *Cinnamomum camphora*，即取樟脑之樟树也。以上三种皆属豫章科（Lauraceae）。至木犀则属木犀科（Oleaceae），其学名为 *Osmanthus fragrans*，与桂初不相涉也。”[①] 因此，本文也可以看作中药材基原品种本草考证方法的重大创新[②]。此后，胡先骕与邹秉文、钱崇澍共同编写的《高等植物学》于 1923 年由商务印书馆出版发行，是我国一部重要的植物学教科书，也是中国生药学早期研究的重要参考文献。

（4）植物学家对植物种属研究对生药学的贡献

本书旨在探讨生药学的发展历程，这里阐述植物学的研究历史其目的何在？我们知道，生药学研究的是药用植物。确定药用植物的种属和拉丁学名是生药学研究的首要问题。植物学的研究目的就是确定植物的种属，其中当然就包括药用植物。因此，就确定药用植物的种属分类与拉丁学名这些问题来看，植物学与生药学的研究是相通的，植物学开展的相关研究为生药学奠定了基础。早期除期刊中散在的药用植物研究文章以及间杂在植物学书籍中的药用植物研究内容外，也有专门针对药用植物研究的著作，如 1931 年植物学家沈祥瑞（约 1900—？，字嘉徵，早年毕业于江苏省立农业学校[③]）出版的《中国药物形态学》[④]，该书专门探讨药用植物的拉丁学名、别名、释名、科属、全相、根茎、叶、花期、花序、花、萼、雄蕊、雌蕊等几方面内容（图 5-7）。药用植物的专著更为直接地促进了生药学的发展。

---

① 胡先骕著，张大为，胡德熙，等编. 胡先骕文存 下［M］. 南昌：江西高校出版社，1996：2-3.

② 张瑞贤，张卫，刘更生. 神农本草经译释［M］. 上海：上海科学技术出版社，2018：666.

③ 程绪珂，王焘. 上海园林志［M］. 上海：上海社会科学院出版社，2000：661-662.

④ 沈嘉徵. 中国药物形态学［M］. 上海：国医书局，1931.

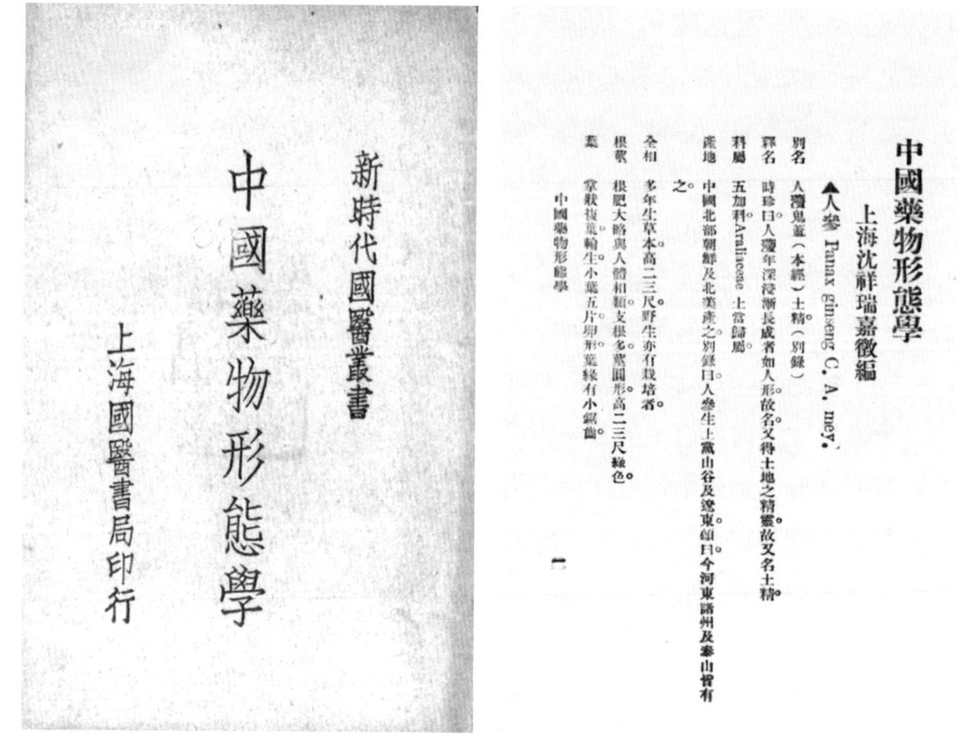

图 5-7 《中国药用形态学》图影

2. 中医药学家本草考证方式的延续与革新

（1）传统本草考证“基因”在中医药学家中的延续

前文所述，在植物学传入中国之前，医生为保证用药的安全性和有效性，就已经关注到所使用植物的物种正确与否的问题。历朝历代的传统本草文献中记载了药用植物的一些鉴别特征以及药物图片，以确保后代医家能够使用正确的药用品种。但是，因为中国古代传统中突出了以人为本的思想，缺乏从植物自身进行深入研究的基础，所以难以产生系统的植物学知识。因此，单纯通过古代本草文献中涉及的植物信息，很难精准对应单一植物物种。进入民国时期后，虽然植物学已经传入中国，但仍有不少中医药学家秉承传统学术理念，进行药用植物的传统考证。如张精一对茵陈蒿和青蒿的考证：

考茵与青蒿均初春生苗，形颇相似。惟茵陈叶岐紧细而扁整，青蒿则叶极细而不整。茵陈叶淡青而背白，青蒿则叶深青而背不白，故有青蒿之名。茵陈气略辛香，青蒿则香气极浓，故又有香蒿之称。茵陈多生于山陵砂砾之地，青蒿则多产于平原肥沃之处。吾乡（浙江金华）出此生物颇多。乡人呼茵陈为狗尾巴，以其状似狗尾巴；呼青蒿为菣草，盖系古人来沿传之称，即《尔雅》孙注所谓荆楚之间谓蒿为菣者是也。李氏《纲目》于茵陈条下曰“似青蒿而背白”，于青蒿条下则又曰“叶似茵陈而背不白”。所以互辨之者，盖恐后人混之也。观此，则知茵陈绝非青蒿知嫩者，彰然明矣。①

张精一有感于当时张锡纯所论“茵陈为青蒿之嫩者”，从植物形态、产地、气味来对两个物种进行区分，指出二者鉴别的关键在于“叶背白与不白”。张精一矫正了张锡纯的错误，将青蒿与茵陈蒿分为两种植物，无疑是正确的。但由于缺乏系统植物分类学的知识，只是延续“叶背白与不白”的古代鉴别方法，而未能精准指出茵陈蒿“茎、枝、叶及总苞片背面无明显的腺毛或粘毛，外、中层总苞片背面草质，有毛或无毛，常有绿色中肋，边缘膜质”，而青蒿的“茎、枝、叶及总苞片背面有明显的腺毛或粘质柔毛，或仅茎、枝与叶背面具明显的腺毛；外、中层总苞片草质，边缘膜质，有绿色中肋。或植株无明显腺毛或粘毛，而头状花序的外、中、内层总苞片全为半透明、膜质的苞片所组成，背面无毛，亦无绿色中肋”这种关键性鉴别要点。

又如张益谦对贝母品种的考证：

考贝母之名，濒湖《纲目》尚无川、象之分，景岳之《本草正》则于贝母之外别出土贝母一条，至石顽《逢原》则曰“川产味甘最佳，西者味薄次之，象山者味苦又次之。一种大而苦者，仅能解毒”，象山贝母之名始见于此。然据其所言，以一种大者特提，即景岳所谓土贝母也，颇似顽之所称川者、西者、象山者皆不如土贝母之大。然今则市肆通行，象贝、土贝、大贝，其形皆大，绝不与川贝相类。赵氏《拾遗》又引《百草镜》云：“出川

① 张精一. 茵陈青蒿非一物［J］. 神州国医学报，1932，1（1）：25.

中者曰川贝，出象山者曰象贝，绝大者名土，出陕西者名西贝，又号大贝。且川贝中有一种出巴东者独大，番人名紫草贝母。更有大者一种，导粉作浆，不作药用，则皆土贝之类也。然则川贝之小者为一种，而各处及象山所产之大者为一种，不必于象贝之外，更别贝一土贝母之名矣。”兹故不复以象贝、土贝分断云。……贝母今有两种：川产者，形小而气味甚淡，谓之川贝。浙产者行大而味苦，谓之象贝，又曰大贝母、土贝母，以其颗粒较大，而产地颇多，不独生于浙江之象山也[①]。

从这段论述中可以看出张益谦认为贝母的混乱源自明代，市场上主要有川贝、象贝、大贝、土贝母等几种。他通过调研认为贝母分川贝和浙贝两种，象贝母、大贝母、土贝母都为浙贝。他的考证方法主要依据的是药材的个头大小以及药材口味，并未将药材的来源品种纳入研究视野。因此也导致了研究结果的偏差。《中国药典》2020版记载川贝为：

百合科植物川贝母 *Fritillaria cirrhosa* D. Don、暗紫贝母 *Fritillaria unibracteata* Hsiao et K. C. Hsia、甘肃贝母 *Fritillaria przewalskii* Maxim.、梭砂贝母 *Fritillaria delavayi* Franch.、太白贝母 *Fritillaria taipaiensis* P. Y. Li 或瓦布贝母 *Fritillaria unibracteata* Hsiao et K. C. Hsia var. wabuensis（S. Y. Tang et S. C. Yue）Z. D. Liu，S. Wang et S. C. Chen 的干燥鳞茎。

浙贝与土贝母也分列2种药材，浙贝为百合科植物浙贝母 *Fritillaria thunbergii* Miq. 的干燥鳞茎，土贝母则为葫芦科植物土贝母 *Bolbostemma paniculatum*（Maxim.）Franquet 的干燥块茎。显然与张益谦的考证结果不同。

再如张蓝田对玉竹的考证：

玉竹古书多作葳蕤，亦作萎蕤。《尔雅》作委萎。《说文》作萎移。惟《本草经》则作女萎。陶弘景曰：《本经》有女萎而无萎蕤，《别录》无女萎而有萎蕤，功用正同，惟名异尔。《太平御览》九百九十一引《吴普本草》女萎一名蔓蕤，一名玉竹。李濒湖谓《本经》女萎即《尔雅》委萎，乃《别录》萎蕤也，上古传写之讹，其说近是。又引《张氏瑞应图》云：《别录》

① 张益谦．贝母之研究［J］．国医杂志，1933（11）：61–67.

作萎蕤，有文也。《说文》作萎𦼮，音相近也。《尔雅》作委萎，字相近也。其为一物，似无疑义。又考濒湖《纲目》引《别录》委蛇一条，附入萎蕤之下，云味甘平，主消渴少气。濒湖谓其亦似萎蕤。按此条今本《别录》无之。然委蛇、萎蕤，古音本近。而主消渴少气，则润以益津，正是葳蕤之功用，姑附于此，且俟考核。又《别录》更有女委、女菀二种，其文大同小异，则与葳蕤不合，兹亦不赘[①]。

可见，张蓝田的考证主要是借助训诂学的方法来完成名实对应，证明玉竹、葳蕤、萎蕤、委萎、萎𦼮为一物异名，委蛇代考，而女委、女菀则非玉竹。

延续传统本草学研究模式的学者还有很多，在此不一一列举。这些学者大多为医药兼通的中医师，他们考证药物往往是运用训诂学并结合药材市场、药物产地实地考察，从药名、药物形态、颜色、气味、质地、生长环境、功效以及药材形性特征等方面进行多维度考察，以植物自然属性分类以及名物对应的习惯，在不同地域不同年代间进行的“物种”考证，以寻求名实间的对应[②]。但由于缺乏植物学的知识，考证结果往往难以做到物种的精确，对药物也很少标注拉丁学名。

（2）中医药学家对传统本草考证方式的革新

与植物学家相似，一部分传统中医药学家也接受了西方科学的思想，试图革新传统中医中药。最早开始接受西方科学思想，并将植物学、化学、药理学与传统本草学相融合的中医药学家为丁福保。1909 年上海文明书局出版了由丁福保编著的《化学实验新本草》（图 5–8），该书首次在传统的本草书籍中对药物标注出拉丁学名，如决明子（豆科）*Cassia occidentalia* 又名金豆儿、槐豆等名[③]，水菖蒲 *Acorus Calamus*.–See Calamus[④]，巴豆（大戟科）

---

① 张蓝田. 玉竹之研究［J］. 上海国医杂志，1933（12）：55–59.

② 张卫. 中国植物药“物种标准化”范式的历史考察［J］. 中国中药杂志，2023，48（1）：273–278.

③ 丁福保译. 化学实验新本草［M］. 上海：文明书局，1911：20.

④ 同①：115.

Croton 又名老阳子[①]。书中药物的中文名选取正名，附列其别名，以“又名”的形式标出；药物的拉丁学名则引用自欧美或日本学说。此外，书中并引中国、英美和日本三方面的学术理论来共同阐发药物的功效、主治，其中不但囊括传统本草学学术经验，也包含药物的最新化学和药理研究成果。自此，传统本草书籍为之一变，开启了中西结合探讨药物的新模式。此外，丁福保所编著的《药物学大成》《中药浅说》《汉药真验谈》等中西汇通类本草书籍也都为其后学者提供了宝贵的参考。但值得我们注意的是丁福保的药用植物知识来源基本都是翻译自欧美或者日本的考证结果，并无个人创见。

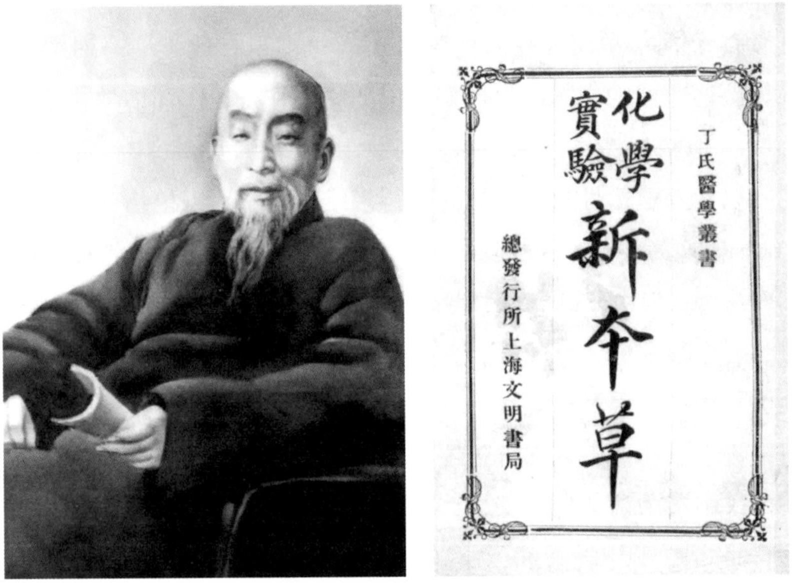

图 5-8　丁福保和《化学实验新本草》

受丁福保的影响，此后很多学者都采用西方的科学知识来探讨传统中药，对药物都标注了拉丁学名。民国初期按照这一学术范式探讨中药往往被时人称作“新中药”或“新本草”，工作较为突出的要数朱寿朋、叶橘泉、时逸人、翟冷仙、沈仲圭、章次公、谭次仲、赵燏臣、黄劳逸、杨华亭、张益谦、郭定若、沈祥瑞、程登瀛等学者。

① 化学实验新本草［M］. 丁福保，译. 上海：文明书局，1911：161.

叶橘泉（1896—1989 年）是浙江吴兴人，民国时期曾任中央国医馆名誉理事。早年授业于三代祖传名医张克明[①]。叶橘泉虽是中医出身，但却表现出强烈的科学思想，主张“中西医合作，互相学习”。他在《医林一谔》《神州国医学报》《国医公报》《光华医药杂志》《医药卫生月刊》《医学杂志》《医界春秋》《自强医学月刊》等杂志上发表多篇药物研究文章，且都采用了中国传统功效结合西方科学研究成果来综合阐述药物的方式。叶橘泉认为我国传统药物学自神农至赵学敏，因为“科学未启，说理欠详。论形性功效每以色味配五行，语涉玄虚，不合实际”，而“欧亚交通以后，科学日昌，东西各国学者利用自然科学分类法研究动植矿物之形态，进而分析其质性味化分、化合之实验，其药学专家如日本之猪子吉人、长井长义等，研究我国药物以来，已获不少发明新药之成绩”，但“学者苦其散漫，兼收并蓄综核为难”[②]，因此，他于 1923 年编著出版《增纂国药新辞典》（又称《国药新典》），实为综合我国本草与欧洲、日本最新科研成果的综合性本草书籍。该书收载《本草纲目》及《本草纲目拾遗》药物 2720 余种，于各药原文下复摘录东西洋药学新著及植物、矿物、动物、博物学等学科新说，如基本、科别、形态、性状及化验成分、实验功效、药理作用、制剂处方、用量用法、品类禁忌等，增纂于各该药原文之后者，共计 1220 余条。从其自序中可以看出叶橘泉十分重视欧洲自然科学分类体系下的药物基原。但由于我国幅员辽阔，且中药使用历史悠久，不同地域、不同时期使用的药物往往存在同名异物和同物异名的情况，中药名并不等于植物名，一个中药往往对应多种植物来源，也存在一个植物来源对应多个中药名，这就给在自然科学分类体系下确定药物基原带来了很大的麻烦。因此，叶橘泉早在 1911 年就提倡国医国药要“研究、整理、革新、建设”，并提到药物要审定名词，对于一药数名等均要审定标准[③]，这本书在一定程度上实现了他最初的设想。

由于叶橘泉并未受到过系统植物学的学习和训练，因此他对于药物基原

① 管仕伟. 叶橘泉学术思想研究［J］. 辽宁中医药大学学报，2011，13（6）：149.

② 叶橘泉. 新纂国药新辞典自序［J］. 医学杂志，1934（78）：75.

③ 叶橘泉. 发展中国医药方案（未完）［J］. 吴兴国医周刊，1911（92）：186.

考证的贡献不在于考订药用植物的科属与拉丁学名，而是将中国历史上混乱的中药名称进行规范与统一，并将国外的研究成果进行翻译和整合，完成了古今中药名称的“标准化”与“科学化”。在叶橘泉发表的文章中基本列有学名一项，并标注药物的拉丁学名，如淫羊藿学名为 Banen want[①]、百部学名为 Sessilfolia[②] 等。但这些所谓的学名标注并不规范，只写了种名，而未写属名及命名人。此外，叶橘泉的一些文章展示了中药传统本草考证的雏形，如在《防己之研究》一文中，他列“品考”一项将历代本草古籍文献与实地调研相结合来考证药物的名称与品种。“品考”载：“防己有两种，一为木防己，一为汉防己。”并引陈藏器“其蔓茎则名木防己，其根则名汉防己”来说明汉防己和木防己是统一植物不同的入药部位。进而他进行实地调研，发现“药铺所售者，多以防己科植物木防己之根名汉防己，一说汉防己则是防己科条防己之根云”，即药铺所售的都是汉防己，并指出木防己与汉防己来源和入药部位都相同，只是产地不同而已，“木防己出汉中者为之汉防己，譬如汉术、辽五味子也。后世歧而二之。其茎谓之木防己误亦”。叶橘泉也从功效上通过亲自实践来验证陈藏器所谓的汉防己和木防己，“余试用其茎所谓木防己者，终无寸效。而所谓汉防己者，能治水也”[③]，从而证明了陈藏器用茎蔓作为木防己使用的错误，为防己的名称和入药部位进行了正本清源，拨乱反正。

章次公（1903—1959 年）也是一位融合古今、中西的医学大家。因受其师章太炎影响，非常推崇日本汉方医学的科学化理念，主张中西汇通，以西解中。章次公早年就学于丁甘仁创办的上海中医专门学校，毕业后在上海开业行医，师从孟河名医丁甘仁及经方大家曹颖甫，又问学于著名经学家、中医文献学家章太炎，章太炎医学思想推崇仲景之学，又因长期留学日本，还十分推崇明治维新以来日本汉方医学的科学化道路，所以章次公的思想也

---

① 叶橘泉，沈仲圭. 国产药物之研究（淫羊藿）[J]. 医学杂志，1932(66)：25.

② 叶橘泉. 国产药物百部之研究 [J]. 国医公报，1932，1(3)：51-53.

③ 叶橘泉. 防己之研究 [J]. 医林一谔，1931，1(6)：27-28.

深受其影响[①]，1929年与陆渊雷、徐衡之合力创办上海国医学院，是国内第一所正式采纳西医知识作为基础课程之一的中医学校。章次公提出“发皇古义，融会新知”的办院方针[②]。正是秉承这一治学理念开展中药的研究工作，章次公于20世纪20—30年代初，在《上海医报》《上海国医学院院刊》《自强医学杂志》《国医杂志》《光华医药杂志》《新中医刊》《中国医药月报》连续发表多篇药物研究文章，如白头翁、黄芪、人参、石斛、柴胡、附子、山药、白芍、吴茱萸、黄连、甘草、桔梗、防风、芎䓖、麻黄、黄檗、杏仁、防己、玉竹、乌头、远志、黄芩等的研究。文章对药物的研究涉及药物科属及名称、释名、产地、形态、性味、近世应用、主治、炮制、前代记载、用量、禁忌、古方、仲景方、今人研究、成分、作用（分生理作用、药理作用，主要为日本人的研究成果）、编者按、备注等几项，其中就含有药物的科属考证、植物形态的描述以及拉丁学名等属于生药基原的研究。如在“白头翁之研究”[③]中将白头翁归属为毛茛科；“远志之研究”[④]中明确地标出首先研究的是远志的“基本”，包括科属及植物形态描述；“山药之研究”[⑤]中对山药原植物形态的描述；“黄连之研究”[⑥]中有对黄连植物形态的描述以及黄连品种的鉴别；“白芍药研究”[⑦]中对白芍药属毛茛科芍药属原植物科属形态的描述；此外，涉及植物科属的还包括柴胡原植物为伞形科柴胡属宿根草[⑧]；附子原植物为毛茛科附子属[⑨]；郁金原植物为姜科郁金属[⑩]；杏仁科属为蔷薇

① 张如青，黄瑛. 近代国医名家珍藏传薪讲稿 中药类［M］. 上海：上海科技教育出版社，2013：作者·简介.

② 周晴，杨悦娅，余恒先，等. 论章次公先生“发皇古义，融会新知”的治学思想［J］. 世界中西医结合杂志，2013，8（11）：1094.

③ 章次公. 白头翁之研究［J］. 自强医刊，1929（1）：38–41.

④ 章次公. 药物：远志之研究［J］. 上海医报，1930（70）：317.

⑤ 章次公. 药物：山药之研究［J］. 上海医报，1930（67）：271.

⑥ 章次公. 黄连之研究［J］. 神州国医学报，1933，11（1）：12–16.

⑦ 章次公. 白芍药研究［J］. 光华医药杂志，1934，5（1）：20–25.

⑧ 章次公. 柴胡［J］. 自强医刊，1930（8）：41–43.

⑨ 章次公. 附子（未完）［J］. 自强医刊，1930（11）：40–45.

⑩ 章次公. 郁金［J］. 国医杂志，1931（1）：37–39.

科樱桃属[①]；麻黄学名为 Epecdra hularis，别名龙沙、卑相、卑盐，科属为麻黄科麻黄属[②]等，这些文章内容都体现了他“发皇古义，融会新知”的学术特点。相较于叶橘泉，章次公的药物拉丁学名标注就显得更为规范些。后来这些药物文章大多被用作上海国医学院学生的药物学讲义，编著为《药物学》。章次公的《药物学》共 4 卷，约 17 万字，收有常用中药 95 味，每味药分名称、科属、品考、产地、形态、修治、性味、成分、用量、方剂处方、作用、效能、禁忌、编者按等。此书是章次公数十年从事中药教学研究的成果，集中反映了其对日本汉方医学科学化的推崇，尤其从药物的名称、科属、形态、性味、成分、作用中可以明显感受到科学化对其药物研究的影响。由此来看，其工作性质与叶橘泉极其相似。

与叶橘泉、章次公二人相比，山西名医赵荩臣对党参的植物基原研究又前进了一步。1929 年赵荩臣编著出版《党参新研究》一书，全书对于党参的命名、植物学科属、药材名称、产地、种植法、形态、采集、生药、化学成分、医疗应用、禁忌、制剂等做了较详细的介绍。书中还对党参与人参的区别做了专门论述，并附党参原植物的彩图供研究参考[③]（图 5-9）。书中对于党参基原的研究包括对党参植物形态的实地考察、党参的写生绘图、党参的异名解释以及对党参基原的考证四部分。尤其是对党参基原的考证，书中专列“科名解释”一项，载：“科名者为植物学上分类之一种。为某种植物部，某种植物类，某种植物科之某种植物。而党参为双子叶植物部，离瓣花植物类，豆科之党参。何以知党参为豆科植物？因党参是双子叶植物部，离瓣花植物类之一种，而又有党参豆之名，故列于豆科。”[④]较为详细地说明了将党参考证为豆科植物的原因，其运用植物学知识进行考证是基于其对党参植物离瓣花、种子的双子叶以及果实为豆的特点，较叶橘泉、章次公等学者的翻译和整合工作在生药学研究方面前进了一步。但对于其将党参定为豆科

① 章次公. 杏仁之研究［J］. 神州国医学报，1933，12（1）：21–26.

② 章次公. 麻黄［J］. 光华医药杂志，1935，2（4）：47–49.

③ 赵荩臣. 党参新研究［M］. 山西：靴巷书业，1929.

④ 同③：5–6.

党参本种尚缺乏关键证据，这也在一定程度上反映了当时中国植物分类学知识的匮乏。该书是第一部对党参研究较为深入且资料翔实的专著，在当时有一定的影响力。时逸人在作“潞党参考证”一文时就有多处参考赵苠臣的研究成果[①]。

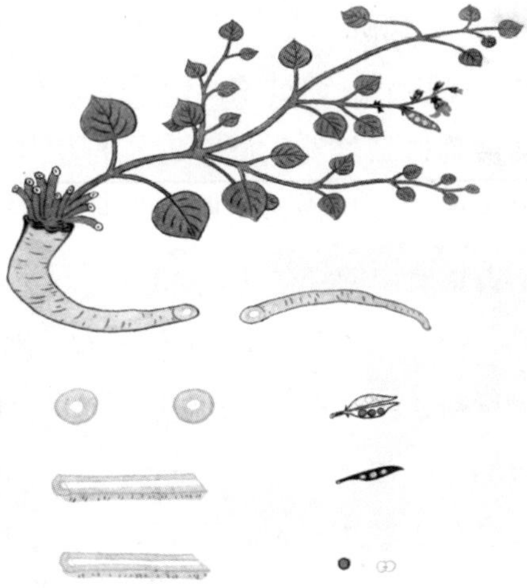

图 5-9 《党参新研究》党参彩图

与之前医家的研究内容相比，杨华亭对药用植物的研究则显现出现代本草考证的特征。首先杨华亭十分重视药物的名实相符，杨华亭通过人参与党参、文蛤与五倍子等实例，指出古代药物出现的张冠李戴问题，进而提出了中药名实对应的重要性：“查国医药物学自神农尝百草著有《本草经》，继以《名医别录》，仲景用药本此二书。岂知地变时迁，张冠李戴之弊诸所难免。如《本经》人参，古产上党，为轮生五叶本立植物，后世不考，竟以蔓生植物误为人参。《本经》文蛤产于海中，《伤寒论》之文蛤散、《金匮》之文蛤汤皆此药也。至宋《开宝本草》以五倍子一名文蛤，《本草从新》于五倍子名下注云：一名文蛤。以致今日药市多以《本经》文蛤误为五倍子也。究文蛤内含钙质，五倍子内含鞣酸，安可混杂。……查药名始于《本经》，知其名而后验其实，岂可妄改《本经》名词而随意妄名。”[②] 基于这一思想，杨华亭开启药物本草考证。我们从杨华亭对药用植物的本草考证可以对其考证方法进行进一步总结，以他对《医学大词典》番红花草与藏红花的考证为例进行说明。《医学大辞典》同时收录了“番红花草”和“藏红花”两个药物。杨华亭据《本草纲目》认为“其名为番红花，无草字”，并指出“《植物名实图考》云出西域者为藏红花，即《本草纲目》番

① 时逸人. 潞党参考证［J］. 医药卫生月刊，1933（7）：11-18.

② 杨华亭. 整理药物方案［J］国医公报，1934，2（2）：61-63.

红花”。杨华亭进一步指出“《医学大词典》又重立藏红花条，云如菊者，尤误”，该物种“产于小亚细亚及欧洲等处，西名撒法印 Trocussativus，……系鸢尾科”[①]。通过考证杨华亭认为“番红花草”应作“番红花”，因出自西域又被称作藏红花，属于鸢尾科植物。《医学大词典》中的“藏红花”名实有误。他进一步指出《医学大辞典》中所列的“藏红花形态如菊者”，实质上是古代所说的红蓝花，“红花《汉书》做红蓝花……考红蓝花又名红花，系菊科。……《医典》云花形如菊者，即此种也”[②]，是一种菊科植物。综上可见，杨华亭认为《医学大词典》犯了 2 个错误，一是将番红花和藏红花本属鸢尾科的一种植物分列为两种植物；二是将菊科的红蓝花误作为藏红花，从而对其进行了名实纠正。杨华亭的这一认识是十分正确的。杨华亭对红花的考证充分运用了中国传统文献如《本草纲目》《植物名实图考》《汉书》《医典》等的文字描述以及药图（图 5–10、图 5–11，两图中鸢尾科和菊科植物的特征非常明显），从而总结药用植物的名称变化和植物形态特点，进而利用西方植物分类学，依据植物形态特点对药物与科学分类下的植物科属进行一一对应，对药物名实错误进行纠正，这种研究思路和方法与现代本草考证几乎一致。

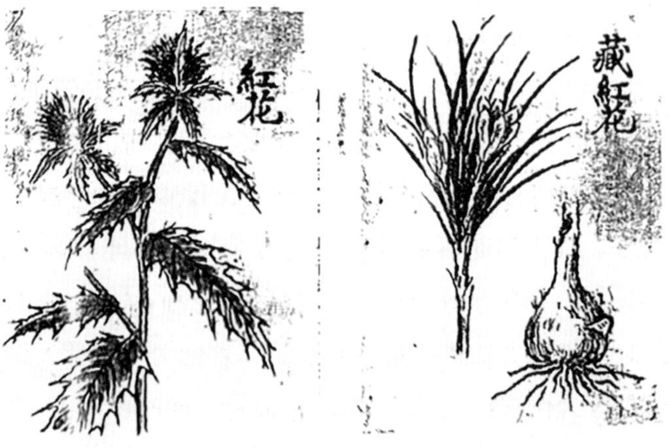

图 5–10 《医学大辞典》中番红花草和藏红花

① 杨华亭. 医学大词典考证 番红花草、藏红花［J］. 医林一谔，1931，2（1）：28–29.
② 同①.

又如他对玉竹的考证：

此药《本经》名女萎，即委萎，与《尔雅》同名，盖女字即委字之误写也。李当之本草有女萎为蔓生植物（见后图），非。玉竹为轮生或互生之本立茎也。《纲目》依《别录》名萎蕤为纲。近世医方多书玉竹，亦《别录》之又名，故本书从之。陶氏云：今市人别用一种物根形状如续断茎，味不苦，乃言是女青根，出荆州。今疗下痢方多用女委，而北都有止泄之说疑必非也。此系李当之所言之女委，“主止下痢消食”。《唐本草》主泻痢肠鸣。非《本草经》误书女委之主治也。《图经》云叶狭而长表白里青，按此药叶类竹叶，故一名玉竹，非狭而长云表白里青者，当是表青里白。雷斅云凡使勿用黄精并钩吻二物相似，黄精叶类玉竹，推略狭长而尖根粗如姜为异，钩吻系蔓生叶如葛叶，故一名野葛。雷氏未睹钩吻，竟以黄精叶尖下卷者为钩吻（说见下黄精与钩吻二条），不知玉竹叶尖亦下卷也。《新本草纲目》萎蕤条云春月抽茎粗大有三棱叶互生作淡绿色，长椭圆形。玉竹有轮生、互生二种，入药以轮生者为上品，互生者其茎三棱叶椭圆，与轮生叶者迥异，惟花与根相同，余以此药熬膏每日服二次，至月余，有时尿道奇痒，与樟脑之微激尿道作痒相似，《别录》主‘茎中寒’即此意，而服者不可因受一时之奇痒即生性交之心也。（图 5-11）

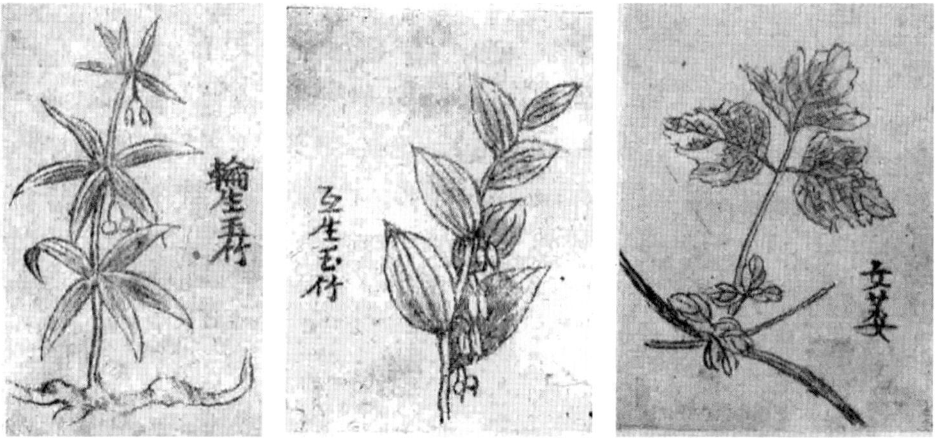

图 5-11　《药物图考》玉竹图

从杨华亭对于玉竹的考证我们能更加明确地看出他在从事本草考证这一工作的路径，结合传统中医药文献名称与形态的描述、古代药物图片、现代植物分类学知识，以及已经在玉竹考证中所展现出来的药用功效的验证等方法的综合应用与研究，杨华亭能够很好地将中国传统文献与西方植物分类学从多维度相结合，较之前的学者显然又更前进了一步。通过本草考证，杨华亭解决了古代药物的名实对应的混乱以及古代药用植物的“实”与现代植物学的“实”相互对应转化的问题，这一本草考证的研究方式被后来学者所广泛采用，本草考证大家谢宗万先生所总结的“中药品种考证方法与思路”[①②]，也基本都是在杨华亭基础上的进一步补充与完善。

杨华亭在当时刊行的杂志上还发表了较多类似的文章，后来将其文章整理成《药物图考》一书，于 1935 年由中央国医馆出版。《药物图考》所载药物均经实地试验，始定其性质功用，绝不抄袭前人陈说。每三卷有目录一篇，各卷不分门类。全书收中药 280 余种，载图 200 余幅。每药分产地、形态、主治、考证、修治、分剂（剂量）诸项记述。另录西药十七种。书称所载中药之性味、形态均经著者个人体验和考察。该书是对传统药物的名实和品种问题进行了一次较为深入的研究和总结，体现了传统医学学术与西方科学的融合，具有较高的学术水平。焦易堂、周柳亭等大家为其作序。中央国医馆馆长焦易堂对该书十分推崇，并以中央国医馆令形式推广该书，责令各省医校学社采购《药物图考》[③]。

不同于传统中药的研究，朱寿朋则专注民间药的研究。朱寿朋，字沛然，浙江省仙居人，1912 年考入浙江第一师范学校，受教于经亨颐、李叔同、夏丏尊诸名师。曾任上海中国医学院传染病科、伤科、妇科教授[④]。朱

① 谢宗万. 中药材品种本草考证的思路与方法（一）[J]. 中药材科技，1984(3): 37–39.

② 谢宗万. 中药材品种本草考证的思路与方法（二）[J]. 中药材科技，1984(5): 36–38.

③ 中央国医馆令各省医校学社采购《药物图考》[J]. 光华医药杂志，1935, 2(11): 52.

④ 台州地区教育志编纂委员会编；徐达会，丁式贤主编. 台州教育人物志 [M]. 北京：团结出版社，1992.

寿朋治病救人，颇有名望，人们也多将他们对于地方性有效药物的消息告诉他。而朱寿朋“每有所得，必一一加以实验，拟著成一部民间药剂”[①]。他对民间草药的研究则面临一种新的困境，就是这些药物很多不记载于传统本草古籍，需要对药物的名称重新定名，对性状、成分、产地进行新的研究。如其为民间药“独灵草”定名就很有启发。独灵草原名猢狲草，其名称的得来传说为“土人相传昔有猢狲为猎人所伤，常以此草贴伤口，并嚼之，疑为有药效。试之于跌打损伤，俱甚灵验。再以治胸腹各种痛，亦有效。恃为不传之秘，故名猢狲草”[②]。朱寿朋通过临床试验与化学研究认为：“此草有治痛特效，且不含麻醉性。土人所名与所传既不见于《本草纲目》，又不录于《植物大辞典》，似带有神话性，因为另立新名，曰独灵草，盖取治痛独灵之意也。”[③]朱寿朋也记载了发现此草的历史：“民国十三年暑假，由定海归里，邑人之慕余医名者，每以疾病相仿，后闻一北山人言，祝家寮（山村地名）有一山人，家传一种治痛草药，不肯轻易告人，如有购索者必以药捣碎而授之，每服授洋六角，四邻来购者甚众。余为征求编书之材料计，又欲发此草之秘，即思亲往探访，因该地离程五十里，多为山路，交通不便，知蹰未行。不久即出外，待次年春返里，新年多暇，为访药亲到该地，叩山人之家而购药，彼以寻常方法，隐药之真相而授，余嘱将全草指示，再三不肯，余只得携已捣之药根以归，姑试之治痛，果见异效……后赴该地，与山人接洽，谕以种种道理，并约传授此草，酬以二十元之药费，彼为利动，乃采全草以授余。”并通过实地考察并认真记录了植物的形态：“草长约四五寸至一尺余，叶为羽状复叶，边有锯齿，两两对生，有纵走之叶脉，茎为紫褐色，叶深绿色。多年生宿根草。春生枝叶，多则枯萎。四五月间开淡黄色喇叭形之花。花谢后结球形小果，内有黑色种子，约十余枚。”[④]从这些描述可以看出朱寿朋缺乏系统植物分类学的知识体系，说明他并不具有对民间草药进行

① 朱寿朋. 药物：一种奇异之民间药：独灵草［J］. 医界春秋，1931，62：18–20.

② 同①.

③ 同①.

④ 同①.

品种鉴定的能力。但从“羽状复叶”“叶脉”等现代植物学的专业词汇来看，朱寿朋显然是接触过植物学的知识。朱寿朋对药名的认定以及对原植物的形态描述为后续生药基原的鉴定奠定了基础。此外，朱寿朋还以相似的研究方式对民间药黄药[①]、三叶承露草[②]、小儿疳积草[③]等的名词、产地、形状、医治效用、成分实验、用量及用法、处方之配合、临床试验报告等进行研究。对于民间药的研究自古以来就少有重视，而用生药学研究民间药更是稀少，朱寿朋的研究可谓是另辟蹊径。其编著的《济急简效方》亦多采用民间秘方、土草药方剂，至今沿用。

此外，尚有一些医家也关注民间草药研究，如张长民对半边莲进行研究，从释名、别名、学名、日名、科属、产地、形态、栽培、采用、性质、成分、整理、效能、主治、用量、禁忌、方解等多个方面阐释。其中学名、科属和形态属于生药学内容，都予以一定关注[④]，他们也利用了生药学的知识，对药用植物的基原进行了一定的探索，在此不一一详述。

（3）中医药学家对药用植物的研究之于生药学的贡献

中医药学家虽然也进行药用植物品种的考订工作，但他们与植物学家有显著的区别。其一，中医药学家所进行的中药基原研究工作大多还是比较粗浅的翻译和整合工作，缺乏深入地对植物本身进行研究及运用植物分类学知识进行考证的成果。这些学者本身是医生，又研究药物。他们乐于接受西方的科学思想，于是就产生了以传统中医药知识与西方科学相融合阐释药物的思想，企图获取新知的思想。但这些学者普遍缺乏系统的植物分类学知识，其对于生药学的重要贡献主要在于对传统文献中药名称的考订和“标准化”，从而将标准中药名称与翻译自西方和日本的植物拉丁学名进行对应。其二，中药名称与药用植物名称还有所不同。第一，中药名称不仅包含药用植物的来源，也包含药用部位。第二，往往一个中药名不仅对应一种药用植物，很

① 朱寿朋. 民间药之新研究［J］. 昌明医刊，1935，1（2）：7–10.

② 朱寿朋. 实用验方：痛经白带民间药：三叶承露草［J］. 医界春秋，1933（80）：24.

③ 朱寿朋. 民间药之新研究［J］. 昌明医刊，1935，1（创刊号）：1–5.

④ 张长民. 半边莲（上）［J］. 华西医药杂志，1946，1（4）：23–25.

多中药都是多种药用植物来源。比如《中国药典》2020 版规定中药党参为“桔梗科植物党参 *Codonopsis pilosula*（Franch.）Nannf.、素花党参 *Codonopsis pilosula* Nannf. var. *modesta*（Nannf.）L. T. Shen 或川党参 *Codonopsis tangshen* Oliv. 的干燥根”，包含三个药用植物的来源；石斛为“兰科植物金钗石斛 *Dendrobium nobile* Lindl.、霍山石斛 *Dendrobium huoshanense* C. Z. Tang et S. J. Cheng、鼓槌石斛 *Dendrobium chrysotoxum* Lindl. 或流苏石斛 *Dendrobium fimbriatum* Hook. 的栽培品及其同属植物近似种的新鲜或干燥茎”，包含 4 个药用植物来源。第三，中医古籍里对中药的称谓还有多种，往往存在同名异物和异物同名的情况，如麻黄又有龙沙、狗骨、卑相、卑盐等多种别名。因此，中医药学者对于中药基原的考证则主要从药用部位、不同来源的药用植物以及别名异名等方面进行研究。从还原药物的真伪这个层次来说，这部分研究也属于生药学的基原研究。

3. 生药学意义上的研究工作

植物学家研究药用植物的品种，他们的重点在于植物本身，不会考虑其是否可以作为药用，哪个品种更适合作为药物，以及作为药物的相关品质等方面，这是与生药学家在研究药用植物品种的根本分歧。中医药学家研究药物基原是为了保证药材的有效性和安全性，他们更关注的是药材的性味、功效以及临床的使用，不同于生药学家更关注药物的前端，即药物的基原和品质。因为研究的侧重点不同，而且研究的方法也有所不同，所以生药学家的研究并不会因为有了植物学家和中医药学家的研究而失去意义。从光绪二十九年十一月二十六日（1904 年 1 月 13 日）癸卯学制生药学正式进入中国，到 1934 年赵燏黄、徐伯鋆编著《现代本草生药学（上编）》第一部由中国人自己编写的生药学教材出版，中国生药学的发展非常缓慢。早期作为学制相关的《生药学》教材都是翻译自国外著作，其后与生药学相关的基于中国自身情况的创新性研究工作大部分是由植物学家和中医药学家完成的。根据“全国报刊索引”数据库、《中国近现代中医药期刊汇编》和《中国近现代中医药期刊续编》统计，1934 年之前发表的关于生药学研究方面的文章数量要明显少于1934年之后，所出版的书籍数量亦是如此（图5–12、图5–13）。以上情况与中央国医馆制定中医药发展规划中并未将生药学学科纳入考量体系是高度一致的，说明生药学在1934年之前并未得到广泛的认可与重视。但不可否认的是，一些研究已经运用生药学知识，只是在研究体例上还未形成统一的形式。赵燏黄是这一时期的代表性人物，其所著《中国新本草图志》也是这一时期生药学的示范性著作。

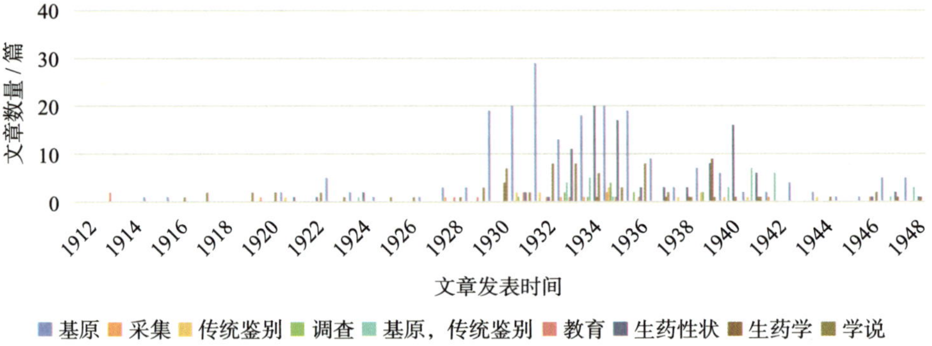

图5–12 民国时期生药学文章分类统计

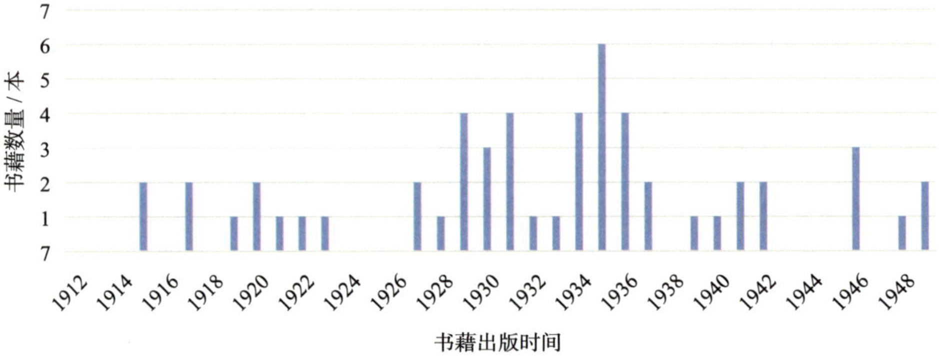

图5–13 民国时期生药学书籍统计

赵燏黄，又名一黄，字午乔，号药农，1883年出生于江苏省武进县，我国生药学奠基人，1905年赵燏黄自费赴日本留学，1908年考入东京帝国大学药科，先在下山顺一郎的生药学教室学习生药学，后又在长井长义的药物化学教室专研生药化学，1912 年回国[①②]。从 1912 年回国，到 1931 年《中国新本草图志》正式出版，近 20 年，赵燏黄将外国生药学知识与本国本草学知识相结合，形成了具有中国特色的生药学研究方式，为中国生药学研究打开新局面，这标志着中国生药学开始进入本土化的研究阶段。

1923 年赵燏黄应《同德医药学》杂志药物专刊的征求，首次将自己生药学研究成果以《本草纲目今释》为名连续发表了三篇[③④⑤]，“拟就李时珍《本草纲目》一书，释以今名”，作者感慨“从事编纂者，已十数寒暑于兹矣”，而此时距赵燏黄回国正好是 11 年，可见赵燏黄回国后一直致力于生药学研究，未有间断。从这三篇文章中已经可以明确地看出赵燏黄的生药学思想。第一，他考证了《本草纲目》中 31 种山草类药物的科名、学名，而且还包括产地、供药部分、采制时期、形态、成分、应用，他的编写体例所囊括的各个部分都是效仿日本“生药学”所设立的。这与其后来所编撰的《现代本草生药学（上编）》教材是一致的，这些项目都是根据药材的“是非、真伪、精粗、优劣”四方面的问题而设立的，其目的是确保药材的安全性和有效性。第二，他对药物的拉丁学名的考证并不同于植物学家，植物学家所考订的拉丁学名均为一物一名，这与一个学名对应一个植物物种的思想是一致的。中药则不同，其所使用的药物虽然同名，但在不同地域、不同历史年代中有可能并非同一物种、同一入药部位，需要进行本草考证来确定。赵燏黄的文章中一个药名下往往对应多个拉丁学名就是体现了他的本草考证研究工作，这也是生药学家与植物学家的明显不同之处。如甘草学名有“*Glycyrrhiza glabra*, L. var. *glandulifera*, Wald et Kitaib; *Glycyrrhiza echinata*, L.”两种；黄芪学名有“*Astragalus*, *hiroshimanus*, Mak.; *Astragalus henryi*,

① 王致谱. 民国名医著作精华 中国新本草图志［M］. 福州：福建科学技术出版社，2015：赵燏黄生平业绩及学术思想 1-3.

② 张瑞贤，李国坤. 北京中医药科学研究的先驱［J］. 江西中医学院学报，2004（3）: 23-28.

③ 赵燏黄. 本草纲目今释（未完）［J］. 同德医药学，1923，5（5）: 32-42.

④ 赵燏黄. 本草纲目今释（续）［J］. 同德医药学，1923，5（6）: 1-9.

⑤ 赵燏黄. 本草纲目今释（续）［J］. 同德医药学，1923，6（1）: 42-48.

Oliv; *Astragalus reflexistipulus*, Miq（绵黄芪）;*Astragalus adsurgens*, Pall.（木黄芪）”四种。第三，“形态”项所描述的并非植物的形态，而是植物作为药材的“药材形态”，这与植物学家的关注点也明显不同。第四，其所列成分与应用项，均为现代医学研究的药物化学成分和西医基于成分的应用，不涉及传统药物功效，这也明显不同于中医药学家。以上都是明显带有生药学性质的研究内容。

截至 1930 年，中国中药的科学研究仍属于非常初级的阶段，其中也包括生药学的研究。中央研究院是民国时期学术研究最高机关。1927 年 7 月 4 日《中华民国大学院组织条例》公布，改列筹设中的中央研究院为中华民国大学院的附属机关之一。同年 10 月，大学院成立。1928 年 4 月，国民政府任命蔡元培为中央研究院首任院长。1929 年赵燏黄离开浙江省立医药专科学校，受到蔡元培的邀请，到上海国立中央研究院的国药研究室任专任研究员，开展国药研究项目。当时中央研究院拟设立中药研究所，赵燏黄著《中央研究院拟设立中药研究所计划书》进行建言献策，计划书揭示了当时用科学方法研究中药最为深入的国家是日本，以及日本人研究中药的机构与研究内容：“世界各国，研究中药之盛，以日本国为最，中药已知之成分，十之七八为日本人所发明；欧战以后，政府奖励斯学，因为研究者益众，中央特设和汉药草试植场，大学中特别注重生药学科，内务府卫生试验所设有和汉药检明部，药用植物栽培试验场圃，民间设有和汉药讲习所、和汉药研究所，比比皆是。噫！国产药材，国人不知研究，徒供外人之研究资料，此岂仅可惜而以，实可耻熟甚。”[①] 可见当时日本设立了多所研究机构，从生药、栽培、化学和药理几个方面有计划地开展中药的科学研究工作，“中药已知之成分，十之七八为日本人所发明”，而“国产药材，国人不知研究”，这确实是个耻辱。为“媲美东西洋不落于外人之后”[②]，为振兴国药，一雪国耻，

① 赵燏黄. 中央研究院拟设中药研究所计划书［J］. 广东医药月报，1929，1（2）：43–51.

② 赵燏黄. 浙江公立医药专门学校药科汉药目录［J］. 同德医药学，1924，7（1）：39–61.

赵燏黄建议设立中药研究学科，“荟萃学者，分功研究”，指出“他日成效卓著，直接收其功效者，为生药学；间接者为化学、生物化学、植物学、农艺化学、应用化学等”。并拟定国药研究计划书，计划书将研究步骤一一列出，有甲（考订部）、乙（调查部）、丙（栽培部）、丁（鉴定部）、戊（检明部）、己（试验部）六部，分部进行，并制定了研究规程，这是一个非常全面且深入的科学研究中药的计划，兹列于下：

（甲）考订部　中药产生之有籍可稽者，往往名实不相符，研究中药，入手非先将中国旧有本草重加考订不为功，考订之法，分三项研究之。

（一）就中国古籍所传，如《尔雅》《诗经》以及历代本草家，著书中所载之生药，参互考订，援以实物证明之。

（二）中药之名，名同而物异，物同而名异者甚多，旁搜博引，研究其错误之点而纠正之，并采取一古名中之最适当者，以为永久不易之定名。

（三）名称既定，即研究其原生物，在动植物学分类上之科属种地位。

（乙）调查部　中国秘方所传之草药，以及各省穷乡僻壤中所产之土药，通行于民间者往往奏有非常之神效，此非实地调查采集研究不为功，研究之法如下。

（一）派员至各省调查各地俚医所行之秘传草药及各地流行之民间药，据其实物，详细记载其治疗状况。

（二）调查甲项之药，在原产地之生殖状况，绘图摄影，并采集其原生物，制为标本，而研究之。

（三）搜求前项草药，移植于丙项栽培部，以供实地研究参考之资料。

（四）研究前项原生物，在植物学分类上科属种地位，或为其定名（与植物分类学专家相互研究之）。

（五）其含有之化学成分，及确实之效用，则归后列检明部，及试验部分别执行之。

（丙）栽培部　研究中药，必须设立中药栽培试验场圃。其研究之要项如下。

（一）中产药材之品种改良试验。

（二）中产药材收获之增减及其栽培上之研究。

（三）野生药用植物之栽培试验。

（四）各地产药质移植及栽培试验。

（五）药材之调制（如阴干、晒干、风干、酒制、炮制、蒸制、油制等法）及选择，并关于贮藏之研究。

（六）药用植物之营养与有效成分之增减，关于其基础之研究。

（七）关于药用植物之病理研究。

附注：本场圃之设备，及细则另定之。本场圃或与植物园合办，与植物学专家、农家专家共同组织相互研究之。

（丁）鉴定部 鉴定中药之法，别六项研究之。

（一）按动植物学之理法，考察一定之形态，及其生活之状况并其分类中之地位。

（二）关于药材种类之纯杂，选择之良否，真伪之判别，互相比较而研究之。

（三）取药材之最纯良者，据其供药之部分，记载其一定之大小色泽，以及物理学上之性质，以为鉴定其外部形状之模范遇有不纯良之药材，即以此为取镜。

（四）取药材之最纯良者据其供药之部分，用扩大镜及显微镜、检查其横断面及直断面之构造，绘图摄影，以为鉴定其内部组织之模范，遇有不纯良之药材，即以此为取镜。

（五）药材中化学成分之已知者，则鉴定其定性反应及定量试验，其未知之成分，则归检明部研究之。

（六）其效用上之鉴定，则归已项试验部研究之。

（戊）检明部 此部专检查中药之化学成分，分五项研究之。

（一）就成分已知之生药，鉴定其各地所产主要成分含量之不同。

（二）取中外产近似生药，一一分析比较，各就其成分异同之点，而研究之。

（三）分析中药如发现之成分，与外国生药完全相同者，则研究为外国生药之代用品（如莨菪根作 Bellandqnna 根之代用品，龙胆根作 Gentiana 根之代用品，黄蜀葵根作 Althnee 根之代用品）。

（四）研究中药中未知之新成分，而发明之，并继续研究其化学构造式，与人工合成法，发表其成绩，报告万国化学会。

（五）将前人研究未竟之成分，或发生疑问之成分，继续考究，以至完全明了而后已。

（己）试验部　中药之效用专行动物试验研究之。

（一）中药效用，参照中国医籍所载行动物试验比较而证明之。

（二）关于调查部所得之秘传药及民间药，行动物试验，确定其生理作用。

（三）从中药中新发现之有效成分行动物试验，确定其效力。

（四）关于鉴定部第六项之鉴定行动物试验，证明药效之确否（如果种生药非经一年以上之贮藏则不堪药用或经一定之时期则又失其效力此者须试验而后知之）①。

这个计划书所涉及的研究内容和思路与当时日本对于汉药的研究基本一致，但与 1930 年中央国医馆出台的“中央国医馆整理国医药学术标准大纲”中的“中药”研究内容相比，则区别较大，虽然同样认同中药科学化研究思路，但中央国医馆的研究计划中却忽略了对药物古代文献的考察和药物基原的考证，这也在一定程度上反映了当时生药学并未得到充分普及，中央国医馆所代表的中医药学家和生药学家的关注点与从事研究的路径仍有不同。此外，从后来赵燏黄与徐伯鋆合著的《现代本草生药学（上编）》来看，赵燏黄所写的计划书内容就是其对生药学研究的整体设想。

在这个计划书的基础上，1930 年后赵燏黄发表了《研究国产药材计划方针》，提出了国产药材的“十年研究计划方针”，拟完成一部对中国药物进行全面生药学科学研究的著作——《实验新本草》。国产药材的“十年研究计划方针”是对“国药研究计划书”进一步凝练与修订，内容则集中在生药学

① 赵燏黄. 中央研究院拟设中药研究所计划书［J］. 广东医药月报，1929，1（2）：43–51.

中（甲）理学部、（乙）化学部和（丙）药理部三部分，具体内容如下：

（甲）理学部

（一）关于动植物学的研究

a 本草古名及学名之考订。

b 动植物学的鉴定及识别。

c 采集记调查。

d 图画及写真。

（二）关于供药部分外部形态之研究

a 国药种类之识别。

b 国药真伪之判别。

c 国药之标准鉴定。

d 图画及写真。

（三）关于供药部分内部形态之研究

a 显微镜组织学。

b 粉末生药学。

c 显微化学。

d 显微图画及写真。

（四）关于（一）（二）（三）项之研究，特设药圃，供药用植物之栽培移植，及生药材料与标本等之制作，其详细计划另定之。

（乙）化学部

（一）关于国药中已知成分之收集及制造

a 收集东西洋学者研究国药之成绩，关于其沿革及变更之考察。

b 在国药中含有之有效成分研究其在化学上制造利用等方法。

c 新药制剂之研究。

（二）关于已知成分之国药继续研究

a 前人发现国药成分未能确定者，继续反复研究。

b 在一种国药之中于既知成分之外，继续研究其新成分。

c 在甲种国药中含有已知之成分，按照植物科属及系统之关联与治疗上之效验，搜索于乙种国药之中。

d 关于国药中已知成分之含量检定。

e 关于国药中已知成分之人工合成。

（三）关于未知成分之国药研究

a 系统的试验。

b 有机成分分类检查。

c 有机成分提出精制。

d 原子分析分子量测定。

e 分光化学。

f 有机体构造之研究。

（丙）药理部

（一）关于治疗上已知效用之研究

a 关于历代本草医籍治疗上奏有奇效良方之考察。

b 国药中提出之单纯成分行动物试验，参照本草医籍证明其各种效用之确否。

c 国药已知之效用，与其中提出单纯成分之效用相互比较，试验其效力之强弱及异同。

d 国药中已知之有效成分研究其化学构造与生理作用之极量检定。

e 国药中已知之有效成分研究其化学构造与生理作用之关系。

f 研究国药之效用，代替外国产生药，应用于治疗之上。

（二）关于治疗上未知效用之研究

a 国药及药用成分于已知效用之外，发明其新效用。

b 在（乙）之（三）新发现之成分行动物试验，确定其效用。

c 已知效用之国药，与未知效用之各种新成分，一一比较试验，证明其效力之强弱及异同，并鉴定其新成分之有效者。

d 国药中新成分之效用，对于生理作用之极量检定。

e 国药中新成分之效用研究其化学构造与生理作用之关系。①

---

① 赵燏黄. 研究国产药材计划方针［J］. 国立中央研究院院务月报，1930，1（7）：20–23.

赵燏黄国产药材的“十年研究计划方针”是对药物研究内容、研究方案的高度总结与概括，但并未涉及具体的研究方法与药物案例。因此，1930 年赵燏黄继之又发表了《实验新本草第一集名词目录商榷之草案（本草古名及学名之考订办法）》，明确了首批研究药物的目录：“第一集限于《本草纲目》山草类，即依山草类目录大概之顺序而编制之。”其后罗列了 90 种山草类药物作为《实验新本草第一集名词目录》。名不正则言不顺，古代药物经常有同名异物和同物异名的情况，如何确定药物的正名，如何将药物汉名与拉丁学名进行对应这一点赵燏黄也给出了具体方法：

本草案以考订本草古名，证以最近植物分类学的科名及学名为目的。依据明·李时珍《本草纲目》之全部，及清·赵学敏《纲目拾遗》之大要，分为若干集而整理之。……先征集山草类之实物标本，并采办山草类之道地药材，互相鉴别证明，以求本案之名实相符。以上征集实物标本办法，除赴各地采集调查外，并联络生物研究机构，或大学及博物馆植物园，就地借其标本或生物对物绘图或对物摄影。采办道地药材（即药用植物供药之部分如草根木皮之类）与实物标本（即药用植物）互相质证，并联络各地大药材行家，征集各地生本药材，（预备栽植）或带有花叶之暴干药材，以为考订证明之资料。①

显然赵燏黄的研究拟先从《本草纲目》山草类按顺序进行，并提出中药标准名宜采用《本草纲目》和《本草纲目拾遗》中的药物正名，拉丁学名则通过实地调研、征集药材实物标本和采办药材，进行原植物与药材的相互质证来确定植物的拉丁学名，同时也呼应了“十年研究计划方针”中要注意植物绘图、摄影及标本采集的要求。

但遗憾的是，该计划最终没有完全完成，《实验新本草第一集名词目录》上所列的 90 种中药，只完成了甘草、黄芪、人参（参须、参叶）、高丽参（日本参）、西洋参 5 种药物的研究，编辑成两集的《实验新本草》，于 1931 年、1932 年先后发表，后更名为《中国新本草图志》（图 5–14）。

---

① 赵燏黄. 实验新本草第一集名词目录商榷之草案（本草古名及学名之考订办法）[J]. 国立中央研究院院务月报，1930，1（7）：26–32.

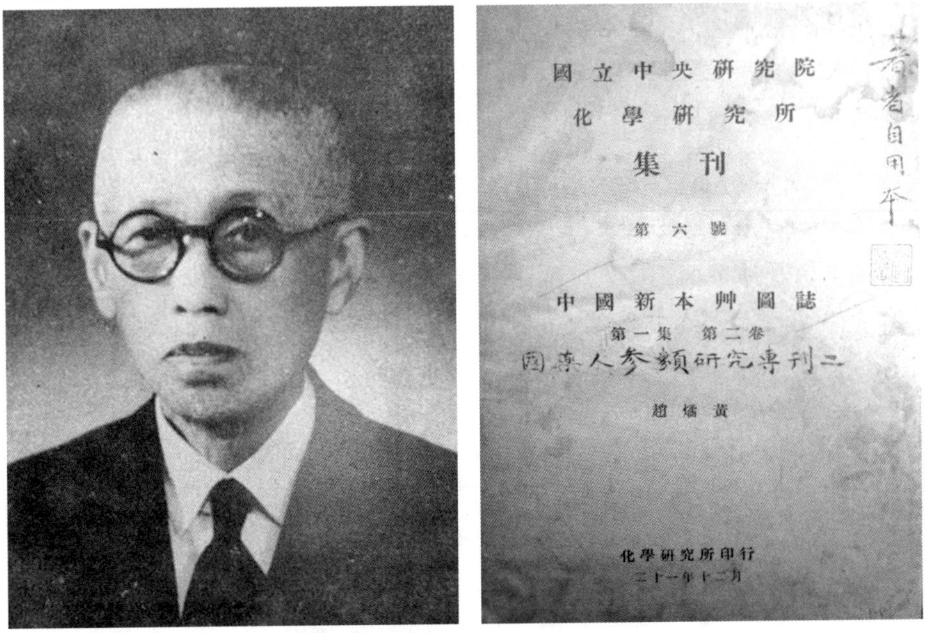

图 5-14 赵燏黄与《中国新本草图志》

《实验新本草》全书分为两卷，第一卷为甘草、黄芪，并附西黄芪胶及其制剂；第二卷为人参、参须、参叶、高丽参、日本参、西洋参，并附人参三七及竹节人参，每药项下列名称、考据、产地、栽培法、植物、生药、构造、成分、药理、药用等项目，偶有详略，每项所列之研究必科学详尽[①]。这些内容都以“纯正的科学方法，证以今日最新之学理及事实”。

名称项下，用恩格勒（A. Engler）自然分类系统，并参考《中国植物学》、《中国植物名录》（*Chinese names of Plants*）及《植物名汇》《头注国译本草纲目》等书籍，考定本草之科名及学名，其一时难以考定，并无实物或标本等参考者，则不敢武断，宁付阙如。

考据项下，参酌古代本草诸家之说与今日科学上可以触类旁通、互相证明之处，而加以按语。其有欠合学理而涉于荒诞无稽，以及阴阳五行相生相克诸谬说，则一律置之不论。

① 王致谱. 民国名医著作精华 中国新本草图志［M］. 福州：福建科学技术出版社，2015.

产地及栽培项下，如其名而记载之，其有详细调查考察之必要者，则兼详该植物在原产地分布之区域及野生繁殖之状况、采制法、年产额、运输地及市价等。其为栽培之药，则详当地栽培之状况及其方法，与其收获法、制作法（制成药材之法）等。

植物项下，按照植物自然分类学上分科植物而记载之，并插原植物之摄影或图画。凡一种药用植物，尽量采访原产地之材料，对物摄影，或对物写生，或制为标本，与生药部分（供于药用之部分，如草、根、木、皮之类）互相参证，以供永久研究鉴别之用。其原植物不易实地采集，其标本复不易觅得者，则仅列其考案。

生药（国产药材）项下，专记载供于药用部分形质上之研究，其内容为国药形质上之标准鉴定、国药形质上之种类识别、国药形质上之真伪判决、国药摄影。

构造项下，专记载用于药用部分内部组织之研究，其内容为显微镜的组织解剖学、粉末生药学、显微的结晶化学、显微镜摄影。

成分项下，专收集已知之成分而记载之，并详注该成分提取及精制之方法，或其试验所得之成绩报告等，一扫从来编纂上之陋习，仅注其来历于某书某杂志之某卷某页，使阅者一时不得其书，则无从稽考。

药理项下，专收集医家动物生理试验所得之成绩而揭载之，无试验者则付阙。

药用项下，专详国药应用于治疗上之方法，有详细记载之必要者，其内容为旧本草之考察、新本草之应用及处方例、中华药典及外国药典已经收载之国药则详该药典中所载之制剂及其用法、新药制剂用国药为原料者则详其制造法之大要及其用法。

《实验新本草》囊括了生药研究的诸多方面，属于创新性研究的内容主要集中在药物基原研究和药材的鉴定两个方面，药理、化学等主要是引用国外学者的研究成果为主，更像是综述一类的文体。这里重点阐述一下该书药物基原研究的思路。该书对药物基原的研究主要包括几个方面（以人参为例）。

一是名称项下列有植物的科名和学名。科名和学名的确定是参考本药物植物项下的附注学名备考。

二是考据项下，列有异名，异名来自古代文献中同物异名的药物，并标注其文献来源；并引用历代本草中有关药物产地、形态和药图，附加作者自己的按语进行本草考证。如对人参的本草考证“时珍复根据图经所绘，以潞州产者为贵，为之真人参（即上党人参）。辽东产者次之，为之辽参，乃当时最普通之品。高丽百济新罗产者又次之，滁州（即今安徽滁县）及沁州（见前）兖州（即山东滋阳县）产者，完全赝品，恐为沙参、荠苨之类，又今日之所谓党参者，复恐为羊乳属（Codonopsis）或金钱豹属（Campanumaea）植物，均不能以之充真人参尔。……第三十三图为宋《绍兴本草》原图，乃古本草中较为确实而有价值之图画也。中国早已失传，不见庐山真面目者久矣，此为从日本誊写本缩影。按潞州人参，当为昔日之真人参，兖州及滁州人参，均为桔梗科植物，沙参荠苨之类，威胜军人参，既非人参，亦非桔梗科植物，仅见其根部呈纺锤状，略似人参耳。本图与三十二图与三十四图（图5-15），虽大同小异，然有详略粗细不同，比较自知”①。

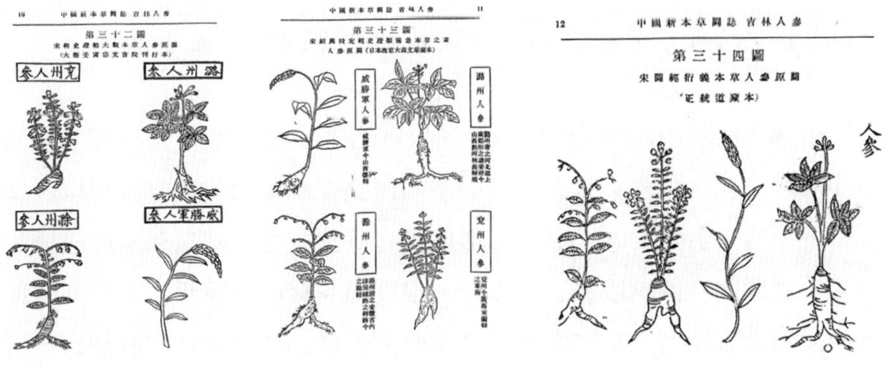

图5-15　中国古代本草典籍中的人参图

① 赵燏黄. 中国新本草图志（第一集 第二卷）[M]. 北京：化学研究所刊行，1932：9-12.

三是植物项下，详细描述到了植物形态，均为科学描述方法，并有附注，附注中列有植物学名备考（此即名称项下植物的科名和学名的来源）。

四是附有植物科学绘图及植物摄影图片。

蔡元培高度评价此书："将一扫旧式本草之瑕点而显其精粹，且使读者对于新学说之成绩一览了然而得以更求进步，其影响于药物学之前途，必非浅显也。"[①]《实验新本草》是既定理论方针与药物具体研究实践的完美结合。他的"新"体现在其改变了中国传统本草的记述方式，且摒弃了作为中药传统药性理论，"只在与今日科学上可以触类旁通、互相证明之处加入按语，其有欠合学理而涉于荒诞无稽，以及阴阳五行相生相克诸谬说，则一律置之不论"，将传统文献中真实可靠的药用植物形态、药物临床功效及应用等内容以西方科学知识加以研究与验证，是中国药物学研究的革新与进步。《实验新本草》的最大价值或许并不在于研究药材数量的多少，而在于为国人呈现出一种中药研究的全新方式，具体地展现了生药学研究理论与方法在中药研究中的应用，体现了传统与科学的融合，为此后生药学研究起到了引领和示范作用。但我们也要清醒地认识到，阐述系统性生药学理论和方法的书籍在这一时期并未出现。

（二）生药标本采集肇始与初期植物学家的生药采集活动

在欧洲16世纪中期，腊叶标本成为自然志家收藏植物的一种手段，腊叶标本可以扩展他们的记忆，让他们不用回到发现植物的地方就可以经验植物[②]。随着植物学的发展，植物标本也成为植物分类的基础和不可或缺的工具，它不受时间空间的限制，可以最大限度地观察研究植物，而野外实地调查一直是自然志家乃至植物学家的必要研究手段，这种实地调查加标本研究

---

① 王致谱. 民国名医著作精华 中国新本草图志［M］. 福州：福建科学技术出版社，2015：蔡元培序 2.

② 布莱恩·W. 欧格尔维. 描述的科学：欧洲文艺复兴时期的自然志［M］. 蒋澈，译. 北京：北京大学出版社，2021.

的动静结合的研究方法同样适用于生药学的基础研究。

标本采集是进行生药学研究的重要活动形式之一，而外国人很早就在我国进行带有渗透和侵略性质的植物标本采集。对于这种侵略式的调查行为，通过一则外国人发表的感想，恰好更能反衬出当时中国人的感受："以上是北京自然史实验所的一点点消息，这种消息大概对于自然科学有趣味的人都所乐闻的，但随后不免会发生一种感想：这等于国民生计直接有关的事情，本地人自己不去研究，却要远路来中国的西洋人来做，虽然给懂英文的几个中国人能够安然读他们的书，但也不得不惭愧自己的迟钝，这并不是由于地域观念，完全由于事实显示出来，进步的民族，凡事是能自己赶先去整理和研究的。"①

国人究竟何时开展生药标本采集与制作活动，目前本文仍未能考证得出。但目力所及，最早的一篇关于国人自制植物标本的文章报道见于 1908 年《北洋官报》的一篇新闻报道②，1911 年国内杂志中已经可以看到国人的植物标本采集报道③以及介绍植物标本制作的科普短文④。

而我国学者真正独立开展与药用植物相关的标本采集工作还要更晚些。相比于生药学家的药用植物标本采集，植物学家走在了前面。我国最早大规模药用植物标本采集者是钟观光。1918 年之前钟观光只是做零星的采集植物标本的活动，之后才开始大规模采集。1918 年北京大学派遣钟观光等人进行全国生物标本采集⑤，1918 年 2 月，钟观光带领李力仁、张东旭、黄晓春、钟补勤四人南下采集⑥。从东部沿海到西部山区再到华北平原，历时四年，足迹遍布全国 11 个省区，采得植物标本 15000 余号。钟观光还将旅行采集记陆续发表在《北京大学日刊》上。在缺乏人力物力并且社会环境动荡的时期

① K. J. 北京自然史实验所消息［J］. 自然界，1926，1（7）：662-663.

② 新政纪闻：实业：通饬采送矿植物标本［J］. 北洋官报，1908（1737）：10.

③ 李宗武. 采植物标本记［J］. 浙江省立第一师范学校校友会志，1911（7）：28.

④ 胡荣萱. 工艺：植物标本的制法（附图）［J］. 学生文艺丛刊汇编，1911，2（4）：364.

⑤ 钟观光. 各会纪事：大学校派遣全国生物调查员略说（续）［J］. 北京大学日刊，1918（64）：3.

⑥ 陈德懋. 中国植物分类学史［M］. 武汉：华中师范大学出版社，1993：201.

在全国做植物标本采集工作实为不易，甚至会有人因此而丧命，在采集途中的云南祥云县红崖五里坡，钟观光等遭遇了盗匪，持枪匪徒十五人，将银钱行李及重要仪器尽数劫去①。

1930 年浙江大学农学院聘请钟观光为植物学副教授兼任浙江（西湖）博物馆自然部主任，钟观光又在浙江多地采集植物标本 7000 余号。1933 年受聘北平研究院植物研究所后，经常至北平附近采集标本②。

根据朱宗元、梁存柱的论述，钟观光从 1905 年到 1936 年（最早采集年限不迟于 1905 年）采集来的植物标本共约 215 万号，是我国近代用植物分类学方法研究和采集植物的第一人，也是我国第一个植物标本室（北京大学植物标本室）和第一个近代植物园（笕桥植物园）的创建者③。

在钟观光开展植物标本采集工作之后，中国植物学界的植物标本采集工作陆续展开。张宗绪、胡先骕、刘慎谔、钱崇澍、秦仁昌等老一辈植物学家进行大规模植物采集，为生药学研究奠定了重要的植物学基础。

张宗绪也进行了大量的采集活动，他将一批采自浙江的标本寄给本多厚二，本多厚二未及鉴定于 1914 年又转送松田定久，松田定久于 1916 年发表了“*A List of Plants Collected in Cheh-kiang by Chang-Shwang-Shu*”，记载植物 93 种，有 1 个新种和 1 个变种。张宗绪万年家中搜集标本有 1000 余号。德国学者 H. Wolff 于 1924 年根据张宗绪在湖州采集的伞形科植物标本，发表新属明党参属 Changium。该属的拉丁学名即为致敬采集人张宗绪而命名。张宗绪采得明党参 *Changium smyrnioides*、中华香简草 *Keiskea sinensis* 等 6 种植物的模式标本④。

1920 年，胡先骕在浙江采集植物，后将《浙江植物名录》发表在《科

① 本校纪事：钟观光教授在云南遇盗［J］. 北京大学日刊，1919（486）：2.

② 朱宗元，梁存柱. 钟观光先生的植物采集工作. 兼记我国第一个植物标本室的建立［J］. 北京大学学报（自然科学版），2005，41（6）：825-832.

③ 同②.

④《浙江植物志（新编）》编辑委员会. 浙江植物志（新编）第 4 卷［M］. 杭州：浙江科学技术出版社，2021：6.

学》上，“予今夏奉国内各大学之委任，赴浙江采集植物，采集得蕨类植物，种子植物共五六百种，兹择其已鉴定有学名者，先编一名录，其详尽尚当俟之异日也”[①]，又“客岁秋间赴浙江各属采集植物标本，曾采得一百余种菌类，就中以木质多孔菌（Polyporaceae）占多种……当即送往美国菌学专家罗依德（C. G. Lioyd）鉴定”[②]，又《江西浙江植物鉴定名表》云：“去岁予在浙江所采标本，全数送往德国柏林植物院院长笛而士鉴定，上月来函，已代为鉴定 50 余种，今并与予所鉴定浙江江西所采植物标本，按采集号数列为一表，先行公布，余俟陆续鉴定公布。”[③④] 从胡先骕的论述中可以看出，采集标本之后的鉴定工作仍然是要依靠外国学者。

西方植物学标本采集研究方法的引入是中国传统本草转变的开始，也是中国生药学开始发展的标志。从药材原植物标本采集到基原考证，中国此时已经具备生药学前期研究的基础。

（三）生药资源调查自主意识的觉醒

与植物标本采集相似，在民国前期或者更早我国大部分的资源调查都是由外国人进行的。除前文已述欧美植物学家在中国进行的植物资源调查外，民国时期美国传教士祁天锡（N. Gist Gee）对我国江苏地区植物进行了调查，编著了《江苏植物名录》。该书由我国植物学家钱崇澍翻译，上海大同学院科学社发行，在 1919—1921 年分期发表在《科学》杂志上。此书先已刊印单行小册，后由钱崇澍修正其中中文名又出版，书中各科植物加中文注释，英文注解则根据美国的权威课本编写。后附英文及中文植物检索表，此检索表按照植物分类系统编排。

石户谷勉对我国北部药材市场进行调查的成绩也较为突出，将调查内

① 胡先骕. 浙江植物名录［J］. 科学，1921，6（1）：70-101.

② 胡先骕. 浙江菌类采集杂记［J］. 科学，1921，6（11）：1137-1143.

③ 胡先骕. 江西浙江植物标本鉴定名表［J］. 科学，1921，6（12）：1248-1254.

④ 陈德懋. 中国植物分类学史［M］. 武汉：华中师范大学出版社，1993.

容整理并出版了《北支那の薬草》一书。本书首刊于日本昭和六年（1931年），属于《同仁会支那卫生丛书》中的一册。1946年由我国现代著名作家沐绍良译成中文，书名为《中国北部之药草》，由商务印书馆出版发行，1950年6月出版修订本，1951年8月出版第3版。译者对当时受科学洗礼的国人对于“非科学”的中国医药不屑一顾的态度，以及对“其治病疗伤之价值，实有不可轻视者”的外国人接踵来华对中医药进行科学研究的境况颇感担忧，所以译此书时即希望能对研究国药的国人有所帮助。

石户谷勉调查了中国东北和河北、蒙古及朝鲜药肆中的当地以及由南方输入的药材，《中国北部之药草》共收录305味药，每药列出名称、论述沿革、考证药材原植物科属、学名及市场交易情况。本书植物学名考证主要参考Diels《中国植物志》、伊氏和刘氏《本草新注》《朝鲜博物学会杂志》、勃烈特秀那特（Britshneider）《中国植物》、岩崎常正《本草图谱》《汉药摄影集成》、小野兰山《本草纲目启蒙》、松村任三《植物名汇前编》《植物名汇后编》、多纪氏《新注本草纲目》《方药合编》、虎刻（Hooker）氏《印度植物志》《东京植物学杂志》、台依而斯《中国植物志》、格依雷斯《汉英辞典》、斯查尔德（Schultes）《中国药物》、石户谷勉《朝药》、岛田充房《花汇》、苛马洛夫（Komaloff）《满洲植物志》《朝鲜药学会报》、梅村氏《民间药用植物志》、旅顺关东厅博物馆《药用植物标本》《中外医事新报》、斯密司氏《中国植物》《朝鲜药学志》《上海自然科学研究所汇报》等书籍与期刊。对于考证条件欠缺者，出于对学术严谨性的考虑，不随意下结论，如甘菊、野菊及九折草条下有“惟因标本不全，殊不能决定其种属”，马兜铃条下有“然则著者所得者未知属于何种，因无足够研究材料，殊无法判明之”，百部条下有“因材料不明，尚不能究明”等。本书“对于中国北部之药草多有阐明，虽研究犹未深入”，但其价值在于确定各种药草在其植物学上的位置，即确定科属，厘订学名。

这时一些具有觉醒意识的中国医药学家为挽救国家，拯救中药，也开始自发到野外去实地考察，他们认识到中药的发展要以实际为基础，要做到对野外中药资源的了解及对中药的实地观察。例如，1924年民国著名医家李春芝感叹国学日渐颓废，而西方学说日渐隆盛，西方各国科学昌明，而我中国却遵古不进，如此下去，中医未灭中药先亡，为图振兴，冒暑前往东山考察其地药物，并仔细记载药物的功效、形色性味、产地、别称、佳劣、栽培法、制作法等，后整理成药物学东山游记录[①②③]。

（四）中药材传统鉴别的科学化发展

1. 从中药材传统性状鉴别到生药形质鉴定

中药对患者来说是治病的药草，对商人来说则是盈利的商品。商人逐利的特性必然会导致市场上药材的以假代真、以劣充优的现象，导致中药材质量的下降。中药材质量问题一直是中医学非常关注的，鉴别中药材的质量涉及生药学研究的“是非、真伪、优劣、精粗”四方面问题。民国时期市场上流通的药材伪品与劣品十分常见，尤其是一些名贵药材，如人参、西洋参等。许远候就尖锐地提出鉴别药材真伪以整顿国药是挽救国药的重要举措之一：“用东洋之参（潮俗谓之夷种）混充西洋参，树蓧之茎（湖州土产）冒充天花粉等。吾故谓欲抵海陆空并进之西药，非整顿国药内政不为功，欲整顿国药之内政，非检查国药优劣不见效。于是复加以科学方法，重新改良，务令国药愈病之功，驾乎西药之上，此亦挽救国医药界之一策也。”[④]

对于中药材质量的研究和思考自古有之。传统中医药典籍中所记载的中药鉴别方法主要是基于药材形状、颜色、质地、气味等药材性状外观方面的鉴别，也包括一些简单的理化鉴别方法，如《吴普本草》记载石钟乳“聚溜汁所成，如乳汁，黄白色，中空相通”，即属于形状鉴别；又如硫黄“烧令有烟”则属于理化鉴别。明代李中立撰《本草原始》，书中绘制了 420 幅药

---

① 李春芝. 纂述门（药物类）：药物学游记（未完）[J]. 医学杂志，1924(19)：63-67.

② 周小农. 通讯：李春芝药物学东山游记录预广告：致全国各同志道友书[J]. 三三医报，1925，2(23)：8.

③ 李春芝. 通讯：药物学游记录展缓出版[J]. 三三医报，1926，3(30)：2.

④ 许远候. 检查伪药之吾见[J]. 光华医药杂志，1935，2(4)：24.

材图，作真伪对照，并以图注形式对药材真伪优劣作简要说明，以利药材鉴别，正文中也揭露当时药商以伪充真的卑劣手法，是一本较为系统突出药材形态鉴别的综合性本草[①]。中药传统的鉴别方法与经验一代代积累，到清代末年已经达到了较高的程度。1905 年郑肖岩编著《伪药条辨》，书中记载了其根据经验对 111 种药材从形、色、气、味进行真伪鉴别。后又将原稿寄予曹炳章，请其校正刊行。曹炳章在此书基础上进行校正补充[②]，1927 年编著《增订伪药条辨》。《增订伪药条辨》将《伪药条辨》原文内容全部保留，并在原文之下以“炳章按”的形式进行补充、增订，曹炳章按语的亮点在于对不同产地的药材往往能点明其关键异同点并指明其优劣。如麦冬条《伪药条辨》载：“伪名洋麦冬，色极白，味苦不甜。按麦冬古时野生，凌冬青翠，宛如麦粒，故名麦冬。今江浙多莳植之。根色黄白，气味甘平，质性滋润。”之后为“**炳章按：**麦门冬出杭州笕桥者色白有神，体软性糯，细长皮光洁，心细味甜，为最佳。安徽宁国七宝、浙江余姚出者名花团子，肥短体重，心粗，色白带黄，略次。近时市用，以此种最多。四川出者，色呆白短实，质重性硬，亦次。湖南衡州莱阳县等处亦出，名采阳子，中匀，形似川子，亦不道地。”[③]

《增订伪药条辨》是一本具有中国传统本草特色的重要药材鉴别著作[④]，也是一部极具代表性和影响力的通过传统性状对中药材进行真伪鉴别的专著。这种通过外部性状特点对中药材进行传统鉴别的方式在民国时期非常普遍，除专著外，生药鉴别内容也多散见于各种期刊中。比如，在翟冷仙“当归之研究”列有鉴别一项：“状似大叶川芎，头圆尾多，色紫气香，肥润者为上品。形似细叶川芎，头大尾粗，色白坚枯者，性劣，不堪用，止宜入发散药耳。”[⑤] 又如，程登瀛通过对世家药行石莲子的实地调查，指出正品石莲

① 李中立. 本草原始［M］. 张卫，张瑞贤，校注. 北京：学苑出版社，2011.

② 王着础. 郑肖岩的生平及其著作［J］. 福建中医药，1988(5)：10.

③ 郑肖岩撰，曹炳章集注. 增订伪药条辨［M］. 绍兴：和济药局，1928：13-14.

④ 曹炳章. 增订伪药条辨［M］. 刘德荣，点校. 福州：福建科学技术出版社，2004.

⑤ 翟冷仙. 当归之研究［J］. 医林一谔，1933，3(6)：32.

子的形态特点为“蛋圆形，壳黑色，内完全莲子样，有心”，而伪品石莲子为“长圆形，壳火褐紫色，打破无心，肉味极苦”[①]。再如，程登瀛“兕与水角片问题”一文指出“正羚羊、犀角近世年渐昂贵，于是代用品应时出现”。他通过市场调研发现当时市场上的代替品，并一一作以考证，加以鉴别特征的描述，如对于兕角的认定，“余尝敬询亲友，所谓白兕者产于何地，状类何若？殊未有能确实解答者。夷考载籍谓犀子曰兕，或云母犀无角曰兕。是兕为犀之属，故余以之区别暹产正副两种犀，以两角纵列者曰兕”[②]，指出了犀角的鉴别要点等。

1930年赵燏黄提出的《研究国产药材计划方针》，其中涉及中药材的外部鉴别研究内容与方法：国药种类之识别、国药真伪之判别、国药之标准鉴定、图画及写真。

之后在其所著《实验新本草》(《中国新本草图志》）中对这一研究方法进行了详尽展示，仍以人参为例：在《中国新本草图志》中的每味药物列有“生药”一项，对药材的外部形态特征加以描述。首先列“形质鉴定”一项，对人参药材外部性状及其特点作总体描述：

人参供药之部分为根Radix Ginseng。因调制法不同，分白参、红参两种。国产以生在山野（山参）形体肥大，状似人形之白参为贵。普通参口20~30cm，直径至0.5~1.0cm，歧根（分根、支根）之长10~20cm，直径0.4~0.6cm，枹皮，大部分除去，色白而微黄。主根作圆柱状，或纺锤状，往往分歧而为两股或三股。母体所带之纤维状须根，丝毫不除。本品之特征，顶端著干茎残基于Rhizoma之部，呈盘根错节之状，年老者节数愈多而愈瘦长，参市名之曰芦头（Sprosse）。制参时特别保存，作根深蒂固之证。主根全部，有细横纹，近于顶端者，更为著明。歧根往往带纵皱，并留枝根或须根断去之遗迹。根之尖端，往往作红黄色而成半透明体，此即根冠之生长点也。横断面，圆形或椭圆形，边缘弯曲，成波涛状。用肉眼可以识别

① 程登瀛. 长圆形石莲子不可用［J］. 医林一谔，1931，1（6）：26.

② 程登瀛. 兕与水角片问题［J］. 医林一谔，1931，1（7）：28-29.

者，乃黄褐色之新生组织轮，划分皮部与中心柱，即旧本草所谓金井（中心柱）玉兰（皮部）是也。中心柱，见有脉管束，成放射状纹理，即参商所谓菊花纹是也。质硬而脆，破折而平坦，味甘而微带苦烈，并有特异之清香。[①]

这段文字是对人参药材的整体描述，虽为外部形状鉴别，但与传统药材鉴别有了显著的差别：其一，对药材描述更加精确，如“普通参曰20~30cm，直径至0.5~1.0cm，歧根（分根、支根）之长10~20cm，直径0.4~0.6cm”，采用长度公制来计算；其二，采用西方药材科学术语进行描述，如新生组织轮、中心柱、皮部、脉管束、放射状纹理等；其三，鉴别的层次更加丰富，如对横断面、破折面等的特征鉴别等；其四，将传统的鉴别语言与科学化语言相融合，如将芦头用科学语言来描述为“顶端著干茎残基于 Rhizoma 之部，呈盘根错节之状，年老者节数愈多而愈瘦长”；等等。

其后列“种别”阐述人参药材的种类，包括山参、移参、吉林大山菱形人参、太子移山紧邻人参、秧参（养参、子参、秧子参）、生晒人参、辽东大力参两种、白抄参二种、吉林红参三种（石柱参、黄城门参、松江河参），并分别阐述每一种类的外部性状特征，附有每种药材摄影图和图解，以及附有“辨伪”（为《增订伪药条辨》内容）。如白抄参二种：

一种称微糖白抄参，系头条沟之粗皮品。全长11~12cm。主根之肥大部，直径1~11.3cm，分根直径4~5mm。略带须根。芦头之长，2.0~2.5cm。生回环之曲节，而有深陷之凹窝。主根大半部均有凸出之粗横皱纹，下半部直皱较多。全体色黄白，横断面色白，惟新生组织圈轮呈褐色。筛部沿新生组织轮而作放线状，因树脂之分泌物而染色。中心柱射出之脉管，隐约可辨，往往有颓坏之空隙。质坚而脆，甘味较强，苦味较弱，香气亦微，属于白参之一[②]（图5–16、图5–17）。

---

① 赵燏黄. 中国新本草图志（第一集 第二卷）[M]. 北京：化学研究所刊行，1932：27.

② 同①：32.

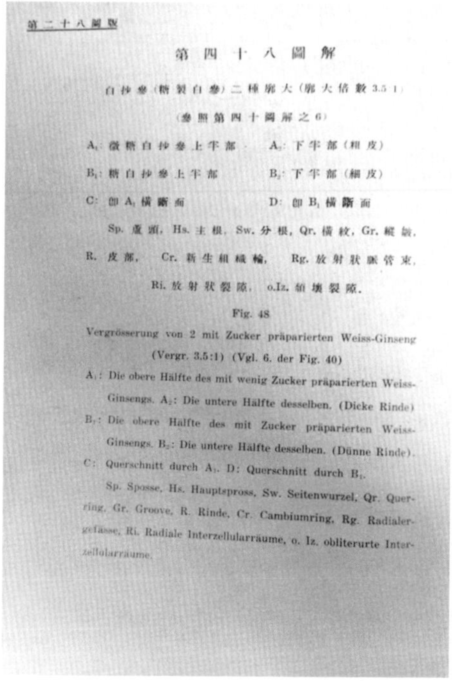
第二十八圖版

第四十八圖解

白抄參（糖製白參）二種廓大（廓大倍數 3.5∶1）

（參照第四十圖解之 6）

A_1: 微糖白抄參上半部　A_2: 下半部（粗皮）

B_1: 糖白抄參上半部　B_2: 下半部（細皮）

C: 卽 A_1 橫斷面　D: 卽 B_1 橫斷面

Sp. 蘆頭，Hs. 主根，Sw. 分根，Qr. 橫紋，Gr. 縱皺，R. 皮部，Cr. 新生組織輪，Rg. 放射狀脈管束，Ri. 放射狀裂隙，o.Iz. 消壊裂隙.

Fig. 48

Vergrösserung von 2 mit Zucker präparierten Weiss-Ginseng (Vergr. 3.5:1) (Vgl. 6. der Fig. 40)

A_1: Die obere Hälfte des mit wenig Zucker präparierten Weiss-Ginsengs. A_2: Die untere Hälfte desselben. (Dicke Rinde)

B_1: Die obere Hälfte des mit Zucker präparierten Weiss-Ginsengs. B_2: Die untere Hälfte desselben. (Dünne Rinde).

C: Querschnitt durch A_1. D: Querschnitt durch B_1.

Sp. Sposse, Hs. Hauptspross, Sw. Seitenwurzel, Qr. Quer-ring, Gr. Groove, R. Rinde, Cr. Cambiumring, Rg. Radialergefässe, Ri. Radiale Interzellularräume, o. Iz. obliterurte Interzellularräume.

图 5-16 《实验新本草》白抄参图解

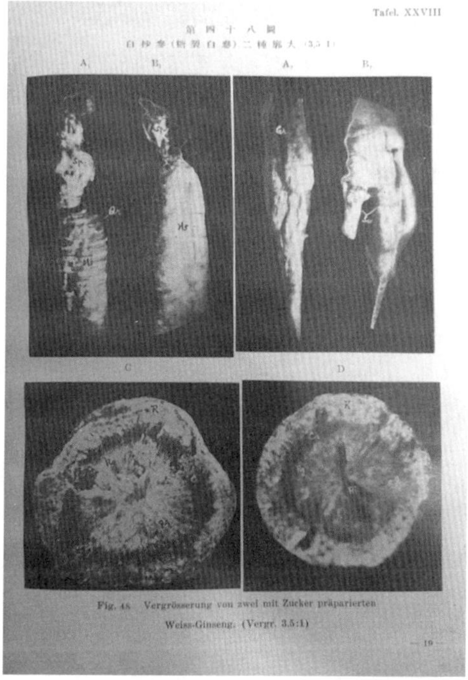

图 5-17　白抄参两种药材图及横断面图

可以看出赵燏黄是通过对药材的实地调研获得的信息，以科学语言加以描述，并配图加以佐证。生药学的鉴别方法对当时产生了一定的影响，当时一些综合性本草著作也列有中药鉴别一项，如 1931 年力嘉禾所著《力氏灵验本草》比较全面地介绍了 205 种生药的形态、质地、气味，对于常见生药的性状鉴别具有参考意义。《力氏灵验本草》更多借鉴了生药学外部性状鉴别的方式，使用科学名词进行描述，采用对横断面、破折面的特征鉴别等。如生姜，“此剂，以根为用，根呈分歧形，如掌状，外被黑色枹层，由叶痕，生轮节，破折之面，呈类白色，或淡灰白色，富颗粒状之粉质，及纤维状之脉管束，皮部菲薄，含树脂，味辛”[①]。这就能明显看出生药学的鉴别特征。

传统的中药材外部性状鉴别秉承同一学术范式，即通过对药材的市场调查，确定市场上药材的种类、产地以及真伪品种。进一步通过药材的外部特性，如颜色、形状、质地、气味等以及药材的理化特性来鉴别药材的优劣等

① 力嘉禾．力氏灵验本草［M］．北平：文化学社，1931：92.

级，以及伪药，并以简要的文字将各种药材的鉴别特点进行描述出来。民国时期在秉承了这一传统的基础上有所发展，引入西方药材学的概念，丰富了传统中药材鉴别的层次。通过中药材系统的种类搜集与研究、科学精准的特征描述及其相应的图片展示加强了传统中药材性状鉴别的准确度，使药材的真伪、优劣鉴别更加准确可行。

2. 生药显微鉴定的推广与应用

因中西方两种鉴别药材的知识所依托的学术背景不同，19 世纪的欧洲科学技术竞相发展，其先进的仪器为鉴别药材提供了技术支撑，显微鉴定法逐渐出现在西方药材的鉴定运用中。所谓显微鉴定就是通过使用放大镜、显微镜观察药材的内部结构来实现中药材鉴别的一种方法。“至于显微镜何时传入中国，又被何人第一次翻译并无明确记载，但在《镜史》和《广东新语》中已经出现显微镜一词，据此，可将显微镜传入中国的时间溯源至 17 世纪后叶。”[①] 随着西方科学技术的传入，19 世纪显微镜的应用在中国也逐渐引起人们的重视。1883 年，《画图新报》杂志发表了一篇关于显微镜的介绍，简短地介绍了显微镜的用途并附显微镜整体及细节图[②]，至民国时期显微镜相关文章则显著增多[③④⑤⑥]。显微鉴别法是对外部形色气味等性状鉴别法的重要补充，是鉴别生药手段中与外部鉴别相并列的内部鉴定法。

1930 年赵燏黄在《研究国产药材计划方针》中将药材鉴别分为外部形态之研究与内部形态之研究两大类，并明确提出了内部形态研究的具体内容与方法。

关于供药部分内部形态之研究：显微镜组织学、粉末生药学、显微化

① 程林作. 细胞简史［M］. 上海：上海交通大学出版社，2022：252.

② 显微镜图［J］. 画图新报，1883，4（6）：47.

③ 汪自新. 学说：显微镜学：显微镜用法说明（续前）［J］. 医学世界，1912（14）：23–30.

④ 汪自新. 学艺：显微镜标本之制作法［J］. 医学世界，1912（15）：24–29.

⑤ 彭望轼. 简易显微镜制造法［J］. 学生，1915，2（7）：82–88.

⑥ 校闻：高等显微镜显微照相器［J］. 南开大学周刊，1927（46）：34.

学、显微图画及写真。

赵燏黄将这一理论与方法运用到具体的药物鉴别中，在其著作《实验新本草》中有直接的体现。《实验新本草》中列有构造一项，分（甲）组织鉴定和（乙）显微镜观察两项来论述药材的显微鉴定。组织鉴定是使用放大镜对药材进行观察研究的结果，显微镜观察则是使用显微镜对药材进行观察研究的结果，仍以人参为例加以说明。

构造：

组织鉴定——（甲）扩大镜观察——将国产山参平滑之横断面，以扩大镜检视之，见有白色之外皮部与淡黄色之内皮部，介以白色之新生组织轮线，与黄棕色之后生中心柱区分之。筛部之尖端，着色较为浓厚，成曲折弯曲之现象，而伴以髓线，且往往有小缺裂，并发见黄褐色之小点，此为其树脂道。后生中心柱以内，渐次色淡，近于黄白色，达于中心而钝白，此即初生中心柱，往往有初生脉管之小点散在之。中心柱作放线状之线纹而射出，达于后生中心柱，则见有散布之白点，此即后生脉管也。

（乙）显微镜观察——用显微镜检查之，其栒层部，不免有多少之剥落，往往仅留残余物。其残余物之完整者，有 3~4 层乃至 5~6 层之薄壁性栒细胞，与之连续者，为第一期皮部，组织疏松，细胞膜甚为菲薄，而以触线（切线）列延长之。细胞中含淀粉者甚少，常有含蓄树脂之细胞或含蓄黏液之细胞，凝聚黄色之分泌物而嵌在其间。再进一层，为第二期，皮部（内皮部），境界虽不分明，组织较为致密，细胞中含有细小之淀粉粒，顺髓线之方向而带裂隙。筛部之间，环列著明之小树脂实。有筛部之构成，为细小之细胞，其内亦发现树脂实而甚狭细。木部缺髓。初生脉管（第一期脉管）聚于中心，后生脉管（第二期脉管）连结于半径线，而作放射状。脉管束往往与管鞘脱离而成巨大之裂隙。髓线介于脉管之间，以 列至二四列，与脉管并行射出。草酸盐成簇晶或单晶，但单晶极少，皮木二部均有存在之。本品之根端及中心柱，常发现螺旋文短脉管，初生时纵横错杂之状况，及中心之分列组织层①。

① 赵燏黄. 中国新本草图志（第一集 第二卷）[M]. 北京：化学研究所刊行，1932：37-38.

其后列有人参不同种类包括辽东大力参、太子移山吉林参、石柱参的显微鉴定特征，并附有照片。

中药材显微鉴定借助于仪器来观察人类肉眼所不可见的内部结构，在一定程度上丰富了鉴别手段。内部鉴别采用科学仪器并使用标准化术语进行描述，减少了人为主观判断带来的模糊性，使鉴定结果更加客观准确。

生药学的内部形态研究鉴别方法在当时也产生了一定的影响，一些学者也会利用生药内部显微鉴别知识，对本国原有生药性状鉴别知识做补充。如1929年冯瑞生在《卫生报》上发表的《肉桂新研究》[①]，描述了肉桂的产地、形状、成分、效用、最新效用，认为肉桂是樟科之一种，并在形状中有显微镜检查的描述。郭绍庭的《大黄之研究》[②]中描述大黄的形状各有不同，而且认为大黄的实质为“大黄之实质，乃细胞组织及脉管而成”。章存之的《药物新研究——党参》[③]通过党参生药性状鉴别优劣，但总体说来还处于起步阶段，这一时期相关研究文章很少。

西方生药学的显微鉴别具有标准化的特点，这与我国传统本草学中的生药性状鉴别完全不同，将中国传统本草学中以人为主，以经验为标准的检验方式，通过仪器具象化、标准化，使生药性状鉴别的标准更容易掌握，且丰富了中药材的鉴别手段与层次。后世往往综合运用外部鉴定与内部鉴定法相结合来对中药材进行鉴别。《实验新本草》运用现代鉴定方法独立对中药材进行鉴别研究显示了中国自主研究意识的崛起，对中药材的科学鉴定研究起到了很好的示范作用，是理论与实践、传统与科学相结合突出代表。但该书仅研究了5味药物，其他学者的相关研究则水平略差，研究药物数量也极为有限。因此，现代中药鉴定仍处于萌芽阶段。

3. 栽培学对传统药物质量判定标准的影响

值得注意的是，随着栽培业的兴起，药用植物种植的品种也受到了关

① 冯瑞生. 肉桂新研究［J］. 卫生报，1929，1(96)：6.

② 郭绍庭. 大黄之研究［J］. 卫生报，1929(60)：6.

③ 章存之. 药物新研究——党参［J］. 卫生报，1930，1(100)：10–13.

注。《浙江塘栖枇杷叶考察记》载：

塘栖附近之枇杷品种记有十四种，此外尚有野种，即以种子繁殖而未经接木者。野种亦称台头，品质恶劣，原无栽培价值，但该处农民因节省人工，贪图微利，而栽培台头以图鱼目混珠者，为数颇多，影响品质，损失信用，莫此为甚。其种类名称，为头早、二早、大叶杨墩、软条白沙、硬条白沙、五儿、青碧、白种、大种、野种、大红袍、牛奶种、夹脚种第十四种。果实平均以五儿种为最大，大叶杨墩次之，大红袍又次之，而以野种之台头为最。鲜果肉百分率以白种为最大，软条白沙次之，野种又次之，而以硬条白沙最小。果皮百分率以大红袍为最厚，软条白沙为最薄。种子百分率，以硬条白沙为最重，大种次之，而以白种为最轻，野种次之。至于种之数目，则以大红袍为最多，而以野种为最少。塘栖附近栽培最多者为五儿种，次之为青碧，又次之为大红袍，而以软条白沙为最少。考其原因，盖以五儿、青碧产量既多，而又耐贮藏。大红袍之收量虽不及上列二种，但外观之美，为琵琶之冠，不知者喜购食之。故三者之品质，虽不甚佳，而植之仍多也。[①]

这篇考察记将枇杷叶的种植品种进行了较为详细的分类，也讨论了品种间的优劣。但文章对于品种优劣的判定主要是基于它的农业产量以及外观品质的优劣，药材的优劣由产量与外观来决定，与药效无关。因此，栽培药材业的质量也开始脱离了传统对药材考察的标准。这种兴起于农学栽培体系的思想也一直延续，直至今日仍有广泛影响，这也是值得我们深思的。

（五）生药学的化学、药理研究属性

生药学研究的核心问题是药材的“是非、真伪、优劣、精粗”，而药物的化学成分和药理作用研究与此亦有关系。但药物的化学、药理研究内容过于庞杂，后独立成为两个专门学科，而且也并非这一时期生药学研究的核心与主体。因此本文不过多涉及民国时期这两个方面的研究历史，拟另设专篇

① 浙江塘棲枇杷业考察记［J］. 医林一谔，1934，4（5）：21-22.

进行探讨，此处仅略作说明。

民国初期药理与化学研究就已经在国内有所传播，中国当时并有自行开展独立研究的能力，大部分中药的化学、药理研究成果均为国外学者完成，这在梁心的文章中有所体现：（当时我国）“科学幼稚，人才缺乏”，“若想于短期时间做出一件精微的分析，把它的者赝碱或配糖棤或苷或氩等，正确表示出来，是绝对不容许的”[①]。事实也确实如此，赵燏黄的《实验新本草》、郭若定的《汉药新觉》乃至当时发表的诸多论文中都是引用国外的研究成果，就连最有名的中药人参的成分当时都鲜有系统性研究成果，“关于人参之有效成分，至今尚未有具体的报告，额里克斯氏 Sgarriques 就北美之西洋参研究之发现有名巴那规伦 Panaquilon $C_{24}H_{32}O_{18}$ 之成分。日本京都大学之藤谷功彦氏就朝鲜产及日本产人参从化学研究其成分，一名之为巴那规伦”[②]。章次公《杏仁之研究》[③]中分析杏仁的主成分是杏仁油，《黄连之研究》[④]中描述黄连含有植物之类盐基、贝尔贝林，《白芍药研究》[⑤]中认为白芍药含有淀粉、鞣酸、砂糖、挥发油、安息香酸及胶质等化学成分（参考《和汉药物学》）；郭绍庭的《大黄之研究》[⑥]认为大黄的实质中含有淀粉、蓚酸钙等之结晶，如果将大黄放入口中嚼之，其声如嚼沙泥就是淀粉与蓚酸钙结晶相摩擦的证据；章存之的《药物新研究——党参》[⑦]认为党参中含有淀粉、糖质及少量脂肪等，但这些结论基本都是引用外国的研究成果。

代表性的研究成果当是陈克恢对麻黄和麻黄素的研究，是当时由中国人独立开展的极少研究之一。陈克恢为了真正用现代科学研究方法弄清麻黄的药理机制，便通过大量的实验观察、化学分析，先后发表了二十余篇论文，

① 梁心. 国药改造说明书［J］. 医林一谔，1933，3（7）：25.
② 郭若定. 汉药新觉［J］. 医林一谔，1933，3（2）：24–29.
③ 章次公. 杏仁之研究［J］. 神州国医学报，1933，1（12）：21–26.
④ 章次公. 黄连之研究［J］. 神州国医学报，1933，1（11）：12–16.
⑤ 章次公. 白芍药研究［J］. 光华医药杂志，1934，1（5）：20–25.
⑥ 郭绍庭. 大黄之研究［J］. 卫生报，1929（60）：6.
⑦ 章存之. 药物新研究——党参［J］. 卫生报，1930，1（100）：10–13.

“民国十二年（1923 年），中国陈克恢博士始确实发明爱泛特林之治疗功能及构造式，乃为各国医界所重视，其构造式类似阿特列那林”[①]。民国十三年（1924 年）撰成《麻黄有效成分麻黄碱的作用》一书，指出麻黄之所以具有发汗平喘利尿等作用，主要是因为含有多种生物碱，这些生物碱总称麻黄碱，也叫作麻黄素。陈克恢对麻黄的研究全面而系统，从生药、药化、药理、临床等方面都进行了研究，掀起了国际拟交感神经药物研究的高潮，在国内外都产生了广泛的影响。但陈克恢的这些研究工作主要也是他在美国学习工作期间所完成。此外，黄鸣龙于 1925 年发表的《榉木・成分之研究》一文[②]，1926 年赵承嘏与伊博恩共同发表了《麻黄碱与伪麻黄碱的分离与比较研究》，这也是当时国人参与真正意义上的中药化学方面的研究工作。

中医或生药学者对于药物药理或化学的研究主要是将国外的研究成果与中药的传统功效相结合，用于部分阐释中药发挥功效的原因或简单机制。如叶橘泉《防已之研究》一文中列有“化学研究”一项，指出“日本石割仁三郎氏以本品，用化学方法抽出一种有效成分阿儿加路伊堵 Alkaloid、喜挪美仁 $C_{19}H_{23}NO_4$ 之盐酸盐也。其溶融点为摄氏二百三十一度。水百分中，可溶解四、八分。少带苦味。其药物作用以一定浓度能扑杀滴虫。呈强度之解热作用。用其一定量，虽防止或抑制酸化作用，然其微量却能催进增强之。得除去患部之老废物，以旺盛期新陈代谢之所用。具有末梢性血管扩张作用。以促进淋巴形成。故适用于关节偻麻质斯，筋肉神经痛及肩痹腰痛等”，并以“作者按”的形式指出“仲景用治支饮及水肿证者，一起能搜逐水毒，使从小便出也。古说‘血分为湿热风湿痹痛、留痰聚饮、风肿水肿等皆有血液中渗出之水毒（老废成分）留滞浸淫所致。盖本品能通腠理（逐油膜中之水毒）、利九窍（通尿道），行十二经（排除全身老废物，以旺盛新陈代谢，促进淋巴形成）合诸古今各说，并治效’”[③]。又如“石菖蒲之研究”一文中指出“石菖蒲之根中除含有多量之淀粉外，尚有芳香性挥发油、安息香酸、树脂

① 郭若定. 汉药新觉［J］. 医林一谔，1934，4（6）：37.

② 黄鸣龙. 榉木・成分之研究［J］. 医药学，1925：3.

③ 叶橘泉. 防已之研究［J］. 医林一谔，1931，1（6）：27-28.

及一种苦质之亚哥宁 Acqin 对于迟缓性之消化不良及胃加答儿最有效验，故用为清凉健胃药殊有效”①。借用国外的药物化学和药理研究结果与传统功效相比较来阐发药物的科学性则成为当时中医药学者的主要工作重点。

五、小结

清代末期生药学由壬子癸丑学制进入中国院校教育，标志着生药学这门科学在中国的萌芽，但当时的生药学教育仅限于翻译外国生药学教材，是完完全全的国外生药学。清末至民国初年，“新文化”不断从西方传入，而中国人以一种“师夷长技以制夷”的态度接受了生药学。且外国药物流入侵占中国药物市场，不仅使大量中国白银外流，也使中国因药物受到国外牵制，所以发展生药学在本质上不但是要发展出属于中国的生药学科，更是一种反对外来侵略的爱国行动。1912—1934 年，随着学科名词术语的标准化，生药学的学术主要从药物的基原研究、药材的鉴定取得了一定的进展。药物基原研究的进展体现了植物学家、中医学家和生药学家三方的合力作用，中药材的鉴定则体现了传统药材鉴定方法与现代科学鉴定方法的结合。生药学的研究方法包括本草考证、药用植物采集、资源调查、形状鉴定、显微鉴定等都已经产生，但研究均较肤浅，如药用植物基原主要参考国外学者鉴定的结果，中药材的鉴定也仅限于个别的几个常用药材，化学和药理研究基本无法自主开展等，系统性的生药知识理论体系也未得到建立，因此这一时期只能算作生药学的萌芽时期。经过我国学者的不断努力，虽然没有形成完整的生药学研究理论和研究方法，但是为我国后期生药学的发展打下了坚实的基础。

① 叶橘泉. 菖蒲之研究［J］. 医林一谔，1931，1（12）：28.

第六章

生药学的初步发展时期（1934—1949年）

一、生药学教材、教育与《中华药典》

（一）《现代本草生药学（上编）》开创生药学发展新纪元

清朝末年，生药学已经传入我国，而且在学校的学制中已经设立了生药学学科。由于资料所限，我们无法得见当时的生药学教材。但从其后中国自身生药学的发展来看，当时的生药学教材应是翻译自国外书籍，而无本国自主创新的内容。1890 年，日本生药学鼻祖下山顺一郎（1853—1912 年）编著日本第一部《生药学》，标志着日本生药学学科的建立。1908 年赵燏黄赴日本东京留学，在下山顺一郎门下学习生药学。1915 年赵燏黄留学回国，应浙江省立医药专科学校校长韩士泓之聘，任该校药科教授教授生药学，当时所用的教材就是其师下山顺一郎所著《生药学》的自译版。

随着中国学者对生药学的学习与实践，中国生药学研究思路逐渐形成，以外国生药学基础知识为支撑，融合中国传统本草学，开创了独具特色的中国生药学发展之路。1934 年中国出版了第一本生药学教科书《现代本草生药学（上编）》，到 1937 年叶三多出版《生药学》下册，组成一套完整的生药学教科书，系统地阐述了生药学的研究理论、研究方法以及具体生药的研究个案①，标志着我国生药学学科正式建立与形成。

《现代本草生药学（上编）》的编撰始于 1932 年。1932 年暑假后，徐伯鋆在浙江省立医药专科学校担任生药学教授时，苦无专书，于是他根据下山顺一郎的《生药学》（第十八版）草草编译成生药学讲义。药师周师洛见到此讲义后十分欣赏，便筹划经费欲将此讲义排印成书，使其广为流传。药师谭守仁被邀请来协助编写（其主要工作是校对）。但完成后，徐伯鋆仍觉下山顺一郎《生药学》原书中的成分、应用等项，还不够详细与明确。且该

① 此前的生药学教学都是学习外国的生药，如果查看下山顺一郎版生药学也会发现，全书只列生药并无介绍生药学的研究方法及研究理论，所以当时大多数的生药学教学可能只是单纯以教授外国的生药知识为主。——笔者注

书是立足于日本本土生药情况所编写的，现在想为中国学者提供参考，就有必要搜集参考文献，对书籍进行增删、重新编写。于是便邀请时任国立中央研究院国药研究员赵燏黄共同编写适用于中国的生药学教材。经过两年的编写，民国二十三年（1934 年）《现代本草生药学（上编）》最终得以出版发行[①]。该书是我国第一本由中国人自己编著的生药学教科书。《现代本草生药学（上编）》最初并非定名“现代本草生药学”，赵燏黄认为名称最好为“近世新本草学”。可见赵燏黄并不想直接将日本的“生药学”拿来用，而是想在充分解释原词的情况下尽量保持本国特色，并与传统本草作以区分。然而最终不知是何缘由定名为“现代本草生药学”[②]。

《现代本草生药学（上编）》分为总论与各论两大部分，总论是关于生药学理论的阐述，包括生药的起源、生药学与旧本草之间的关系（西洋的本草学、日本的本草学与中国历代本草学）、生药学概说（生药学语源及诸家学说、生药学定义、生药学与农工生产物的关系、生药学分类法）、生药学通则（大纲、来历、性状、组织、成分、含量测定法及生理测验法、原植物栽培法、收获法、应用法、贮藏法与干燥法、生药的劣化、生药的评价）、生药研究法（理学研究法、化学研究法）。各论分正文及附录两部分，正文中专载现今世界各国著名的生药、公认为确有疗效的国产药材，以及可以代替外国产生药，曾经鉴定之品。附录以国产药材为主，旁及少数国外产之稀用生药，以及一国药典中习惯上专用之生药，未能普及之品，总计五百五十余种。

本书虽是以下山顺一郎的《生药学》为翻译底本编著而成，在总论中关于生药学通则、生药研究法等章节是外国生药学理论的总结与提炼，并没有创新发展。但本书的创新之处在于开创性地论述了生药学与我国传统本草学的关系以及考定生药原植物之部分科名及学名。在参考《自然分类法》（A. Engler）、《药用植物学》（下山顺一郎、柴田桂太）、《生药学》（下

① 谭守仁. 现代本草生药学编辑之经过［J］. 新医药刊，1933（10）：56-59.

② 同①.

山顺一郎、朝比奈泰彦、藤田直市)、《邦产药用植物》(刘米达夫、木村康一)、《汉药写真集成》(中尾万三、木村康一)、《北支那之药草》(石户谷勉)、《中国植物学》(贝勒)、《中国植物名录》(韩尔礼)、《植物名汇·汉名之部》(松村任三)、《头注国译本草纲目》(牧野富太郎等)、《本草新注》(伊博恩、刘汝强)、《江苏植物名录》(祁天锡)等书籍的基础上,以求"力矫用和药(日本药)之原植物之学名充用于国药之谬误"。不机械参考外国书籍,而是结合本国实际,多加考证,充分体现了生药学本土化的主观意愿。

《现代本草生药学(上编)》对中国生药学的发展有着重要意义:不仅为国人提供了第一本生药学教科书,改变了过去只能用国外的教科书教授生药学的现状,而且该书还是第一本完整将生药学研究理论与方法介绍进国内的著作。《现代本草生药学(上编)》出版之前,赵燏黄虽然已经对生药学的研究内容进行了简单的阐述,并且开展了少数药物的研究,让人们切实地接触到了生药学,但始终没有系统地阐述生药学的理论与研究方法。《现代本草生药学(上编)》则对生药学的定义、研究内容和研究方法均作了系统性论述。

1. 生药学定义

赵燏黄明确指出:"利用自然界生产物,截取生产物之有效部分,备用于治疗方面者曰药材。研究药材上各方面应有之学理,实验而成一种之独立学科,曰生药学。换言之,所谓生药学者,系应用生物学(植物学、动物学)及其他自然学科之知识,以解决药材之是否问题为原则,复记载药化学及药理学的研究,参证而应用之也。"① 为生药学正名。

2. 生药学的研究内容

(1)来历:叙述一种生药之起源在医药上供用之历史,并检明该生药得

① 赵燏黄,徐伯鋆. 现代本草生药学(上编)[M]. 上海:中华民国药学会,1934:XIX.

自何种原生物，属于何科，产于何地，明其各方面之来历。

（2）性状：此即专论干燥生药之形质即外象之特征，并色泽香味等之特点，类似品质鉴别等，藉知品质之高下，真伪之异同。惟学者必就实物标本，细心观察，练习识别，方能有得。

（3）组织：组织须藉扩大镜及显微镜之功用，解剖生药内部，细察肉眼所不能得见之构造也。凡一种生药，具有一种生药固有的构造，发现其构造上之特征，据以辨析毫厘，鉴定种类。

（4）成分：转载生药含有之化学成分，大致为二，即普通成分与有效成分是也。成分包括有效成分，说明成分研究包括化学和药理研究两个方面，但书中赵燏黄又指出“惟此种研究，另有专攻之一门，生药学不过记载其所的之结果是耳”，说明药物化学和药理研究并不属于生药学的研究范畴。

（5）含量测定法及生理测验法：生药有效成分，即代表药物之作用，则其含有之分量，当与作用之强弱有密切关系。然同一生药，往往因产地、收获期、干燥法及贮藏法等之不同，其所含成分之量，往往有显著之差异。……该著均按照《中华药典》之理法而记载之。

（6）原植物栽培法：生药之原植物，多从野生品而来。只以荒山原野，日辟为耕地，又以需用日繁，供不应求，不免因滥采而渐绝迹。于是设法保护，奖励栽培。

（7）收获法：生药每因收获采集之不同而大异其品质，即其有效成分之含量，随时期而异。生药须选择一最适当之时期收获自属必要。

（8）应用法：供药用之生药，可作为煎剂、浸剂或制成酊剂、浸膏或为其他药品之原料。

（9）贮藏法与干燥法：自新鲜植物采集之生药，殆皆含有多量之水分，难以久贮及运输，故必行干燥。然干燥之法，随各生药而异，苟不择一适当方法，生药之有效成分必起变化。生药干燥后，至使用之时，必须贮藏。然其间每起变化，对于生药之品质，直接发生影响。

（10）生药之劣化：生药品质之粗劣或不完全之物或掺杂假物冒充之谓也。原因有种种，如陈腐、采收、贮藏之不适、伪造品、代替品或中药成分之抽出。

（11）生药之评价：生药之有精粗真伪评价法总括有化学法、物理法、显微镜法和生理法。化学法：包括有效成分之分离定量等，此法最为确实。然只限于成分已确定而已分离定量者之品，如赝碱类、有机酸类、挥发油类等。物理法：如药喇叭测定比重，棉花纤维测定弹性及长度，其他尚有种种方法，应用于一定之生药，而简介推察其品质。显微镜法：当他种方法失败时常用之。生理法：生药对于生物之影响或作用，包括利用实验者之五官感觉，而鉴识药材之色、味、嗅等；生理作用即以生药输入于动物体内，而视其作用如何，以定优劣。

此外，赵燏黄还指出宜采集标本，置备一生药标本箱，实为最重要之事件，所以用其比较，用其鉴别，用其记忆者也。

然仔细分析以上研究内容会发现这些内容并不在同一层次，以第 1、2、3 项为具体药物研究而设，第 4、5、6、7、8、9、10、11 项则偏重通则。

3. 生药学研究法

赵燏黄详细地介绍了生药学的研究方法，这也是国内对生药学研究方法的首次系统总结与详细论述，具体研究方法包括理学研究法和化学研究法。

（1）理学研究法

①显微镜器械类图说：详细论述了显微镜的种类包括解剖用显微镜（图 6-1）、双眼显微镜、扩大镜、复式显微镜、描画器、显微镜摄影、偏光显微镜等，并附图，对各种显微镜的构造及使用进行详细说明。

②显微镜监察法及试药：详细介绍了使用各种显微镜进行生药检查时所使用的种类化学药品包括保藏剂、固定剂、固化或脱水剂、软和剂、清洁剂、反应剂、染色剂的作用、种类及其使用方法，以及切片标本制作法、切片载贴法、干燥生药处理法。

③粉末生药检查法：详细论述粉末状生药的直感鉴别法、显微镜鉴别法以及化学实验法的具体应用，并附有《生药检查法反应表》《粉末生药检索表》以供对照检查结果。

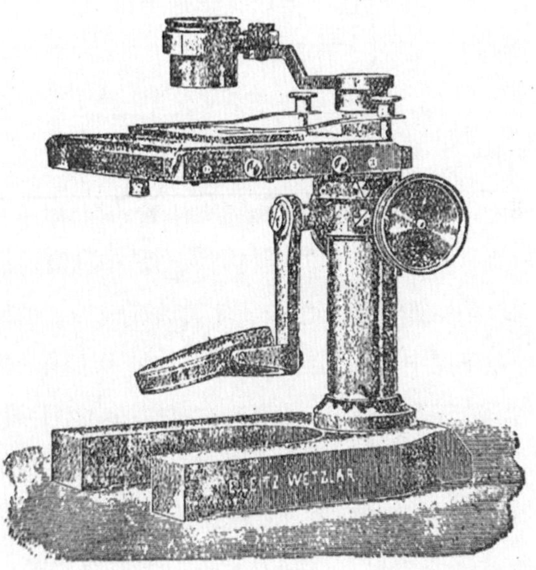

图 6–1 《现代本草生药学（上编）》载解剖用显微镜

④灰像鉴定法：详细论述了植物的灰分包括草酸钙结晶、矽氧化毛绒、表皮细胞在显微镜下成像规律及其实验和检查方法，并附 12 种叶类生药灰像检查进行示范（图 6–2）。

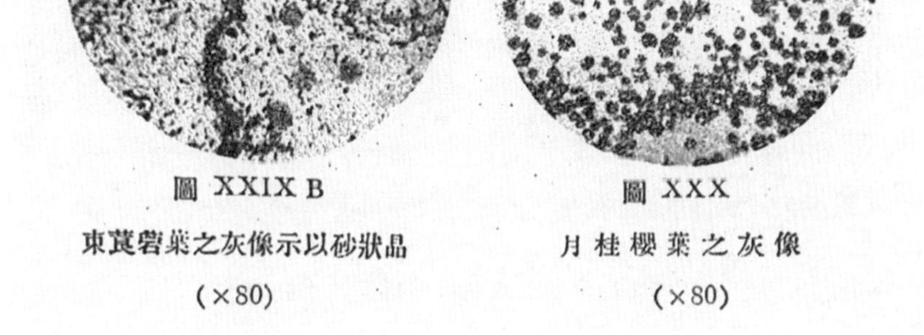

图 6–2 《现代本草生药学（上编）》药用植物显微镜下所呈灰像图

（2）化学研究法：详细论述了生药化学研究的具体方法。由于化学研究并非生药学研究的重点，此处不作具体展开。

在阐述理论的基础上，《现代本草生药学（上编）》列有各论。在该书各论中赵燏黄分隐花植物、皮类、木类、根茎类、根类 5 类生药，从来历、性状、组织、成分、应用等方面对研究较为深入的 81 种药材加以阐述（图 6–3），每一类生药仍附有一些研究不够深入的药材列入附录中。值得注意的是，赵燏黄所列生药既包括国外药材如普达非伦根、北美黄连根等，也包括国产药材如黄连、国产乌头等。在正论中，所列的国外药材数量多于国产药材，这种现象恰恰说明了当时生药学处于起步阶段，《现代本草生药学（上编）》编纂的基础内容翻译自国外的生药学，正如赵燏黄在该书凡例中所述“各论之正文以下山氏之生药学[①]为主体”。但赵燏黄并非照搬国外的《生药学》，而是补充了大量的个人对本国药物的研究成果，这些内容较为集中地体现在各类附录中的药材中，即赵燏黄所说“各论附录以《本草纲目》所载之国药为主体……其中关于著者之研究心得加入之处甚多，尚希阅者不吝指疵为幸”[②]。

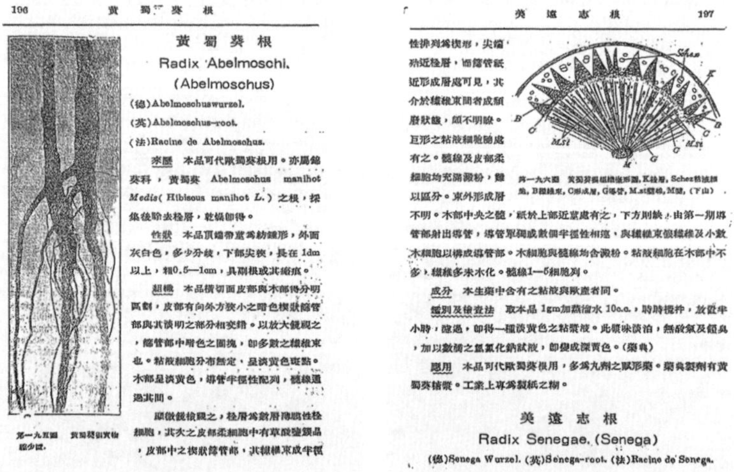
196 黃蜀葵根

黃蜀葵根
Radix Abelmoschi.
(Abelmoschus)

(德)Abelmoschuswurzel.
(英)Abelmoschus-root.
(法)Racine de Abelmoschus.

來歷 本品可代歐蜀葵根用。亦屬錦葵科，黃蜀葵 Abelmoschus manihot *Medis*(Hibiscus manihot *L.*)之根，採集後除去栓層，乾燥即得。

性狀 本品頂端帶莖為紡錘形，外面灰白色，多少分歧，下部尖狹，長在 1dm 以上，粗0.5—1cm，具側根或其痕跡。

組織 本品橫切面皮部與木部得分明區劃，皮部有向外方狹小之暗色楔狀篩管部與其淡明之部分相交錯。以放大鏡觀之，篩管部中暗色之團塊，即多數之纖維束也。粘液細胞分布無定，呈淡黃色斑點。木部呈淡黃色，導管半徑性配列，髓線通過其間。

顯微鏡檢視之，栓層為數層薄膜性栓細胞，其次之皮部柔細胞中有草酸鈣簇晶，皮部中之楔狀篩管部，其纖維束成半徑

第一九五圖 黃蜀葵根實物縮少圖.

美遠志根 197

性排列為楔形，尖端殆近栓層，而篩管祇近形成層處可見，其介於纖維束間者成頹廢狀態，頗不明瞭。巨形之粘液細胞隨處有之。髓線及皮部柔細胞均充滿澱粉，難以區分。束外形成層不明。木部中央之髓，祇於上部近莖處有之，下方則缺。由第一期導管部射出導管，導管單獨或數個半徑性相連，與纖維束假纖維及小數木細胞以構成導管部。木細胞與髓線均含澱粉。粘液細胞在木部中不多，纖維多未木化。髓線1—5細胞列。

第一九六圖 黃蜀葵根組織略形圖, K栓層, Schez粘液細胞, B纖維束, C形成層, G導管, M.st髓線, M髓, (下山)

成分 本生藥中含有之粘液與歐產者同。

鑑別及檢查法 取本品 1gm加蒸餾水 10c.c.，時時攪拌，放置半小時，濾過，即得一種淡黃色之粘漿液。此液味淡泊，無酸氣及餿臭，加以數滴之氫氧化鈉試液，即變成深黃色。(藥典)

應用 本品可代歐蜀葵根用，多為丸劑之賦形藥。藥典製劑有黃蜀葵糖漿。工業上專為製紙之糊。

美遠志根
Radix Senegae. (Senega)
(德)Senega Wurzel. (英)Senega-root. (法)Racine de Senega.

图 6–3 《现代本草生药学（上编）》黄蜀葵根性状与组织鉴定内容

① 下山氏生药学：日本生药学家下山顺一郎所著《生药学》。

② 赵燏黄，徐伯鋆. 现代本草生药学（上编）[M]. 上海：中华民国药学会，1934：凡例 3.

赵燏黄对于生药学的研究内容，理论源于实践，又指导实践，在中国传统本草学发展的基础上，结合现代生药学知识，总结出规律性内容，既有助于为中国生药学发展提供理论性指导，且首次收录了国产生药，打破了过去生药学教材只收外国生药的传统，为我国生药学的发展创立了良好的基础，“实一航海之罗盘，午夜之明灯也”[①]。

从中药研究的十年规划到《实验新本草》的具体生药研究实践，再到《现代本草生药学（上编）》的理论与实践的综合运用，赵燏黄完成了从规划到实践再到整合的生药学研究“三步跳”，奠定了中国生药学学科基础，开启了国人自主运用生药学方法研究国产药材之门。日本著名生药学家木村康一当时就给予赵燏黄高度评价：“调查生药之本原而辨其真伪、论其品质者，属于所谓生药学 Pharmacognosy 的药学中之一分科，从来有行之者，真意义之生药学者，在日本有二三人，在中国可谓仅有赵燏黄一人而已，实寥如星辰，至其他外国人，除英人伊博恩博士 Dr. B. E. Read 外，则不过植物学者或医师等，而且仅为一时的之观察，不能谓为实际研究也。”[②]

赵燏黄的学生叶三多在 1937 年编著出版了《生药学》下册，此书以英、法等大量外国文献作参考，以外国生药为主要内容，包括动植物生药 300 余种，虽然在学术成就上与《现代本草生药学（上编）》相比稍有逊色，但两本书组成了我国第一套完整的生药学教材，标志着属于中国自己的生药学时代的来临。

（二）生药学的院校教育

虽然国人自己编写生药学教材得到出版，但生药学的科班教育仍仅局限于西医学校（院）、军医学校（院）或综合性大学医学院，而中医院校并未设立生药学课程。据不完全统计，当时设立生药学课程的学校除浙江省立

① 赵燏黄，徐伯鋆. 现代本草生药学（上编）[M]. 上海：中华民国药学会，1934：汪序 9.

② 木村康一. 汉药之研究 [J]. 王一木，译. 近代杂志，1938，1(1)：74-77.

医药专科学校、陆军军医学校外，尚有国立中央大学医学院、北洋海军医学校、国立北平大学医学院、国立同济大学医科、山东省立医学专科学校、江苏医科大学、北平协和医学院、山东齐鲁大学医学院、广东光华医学院、湖南湘雅医学专门学校、杭州广济医学专门学校、同德医学院、南洋医学院、东南医学院、上海女子医学专门学校、南满医科大学等①。

有些医学院校的生药学教育即使在抗日战争时期也依然继续开展，学校校址几经辗转，克服艰苦环境，仍然开展教育与研究工作。1938 年日本南侵，陆军军医学校南迁到桂林后，聘用李承祜担任教学教官。因为学校狭窄、校址未定，导致实验与讲授多有不便。1938 年春，又因湘北战事紧张，学校再度西迁至贵州。这时学校距前线较远，弘亮宽敞，于是增加工作人员，扩充设备，并将药科教育分为六个系，生药学系因此得以成立。生药系成立后便设实验室及研究室于武当山之麓。更鉴于抗战后交通不便，西药来源困难，佥认国药之研究与西药之栽培，同为今日之急务。于是于城之东北郊，由教授李承祜与学生一起利用荒山野地开辟药圃，建设温室，占地五十余亩，试植除虫菊、颠茄、曼陀罗、洋地黄等各种药用植物，以供实地教学之用，使实验与教授得能互相参证。此外，生药系同仁利用余暇自制干叶标本八百余份，浸液标本二百余瓶，薄片标本约四百片，生药及药用植物挂图三百数十张。并药铺内分三区：一为标本区，按恩格拉氏分类法，栽植药用植物四百余种，以作分类学实地教学之用；一为学生实习材料栽植区，内植各种常见之植物，以供学生药用植物学实习材料之用；一为生植区，大量试植重要药用植物②。李承祜也经常利用课余和假期带领学生到周围山林地带采集植物标本，调查药用植物分布情况和民间常用药材品种，撰写“安顺药用植物”③一文，详细描述了 33 种安顺民间草药，是对贵州安顺第一次药用植物的资源调查。

---

① 于达望.《中华药典》编印经过及其内容之概要［J］. 医药评论，1931(68)：4-7.

② 李承祜. 生药学系：本系在本校未迁至桂林以前……［J］. 军医杂志，1942，2(3/4)：263-265.

③ 李承祜. 安顺之药用植物（续）［J］. 药学季刊，1943(2)：54-55.

虽然得益于“药科教育在军队关系巨大”①，即使在抗日战争的困难时期，生药学的教学与研究仍在继续，为生药学学科的发展和人才的培养延续了根脉。但是通过民国时期生药学文章分类统计表（图 5-12）和民国时期生药学书籍分类统计表（图 5-13）可以看出，在抗日战争全面爆发后的中国生药学的发展依然受到影响，其发表文章和编著书籍数量明显下降，直到抗战胜利后才又逐渐恢复。

（三）透过《中华药典》修改意见看生药学的发展趋势

《中华药典》第一版由民国政府卫生部于 1930 年正式颁布，但由于该书的编写时间仓促，出版后有不少批评文章发表，从不同角度提出改进意见。其中就有从生药学角度所提出的意见。

当时的学者对于《中华药典》生药学方面的意见较为集中，主要是针对《中华药典》收录的生药主要为国外所产，且对于国内最新的研究成果涉猎不多。然而，《中华药典》在编纂之初已经对纳入国产生药的数量予以考虑，要“尽量纳入国产生药”，其选录标准是“对于国产药材宜于可能范围内酌予提倡”。《中华药典》所收录的 101 种生药中，“我国国产及其名曾载古籍，或自旧日即习用者，共 60 种”②。可以说，《中华药典》收录的国产生药占到其所收录生药总数的一半以上，属实不算少。此 60 种生药为“黄蜀葵根、冻琼脂、芦荟、苦巴旦杏仁、甜巴旦杏仁、淀粉、杏仁、阿魏、绵马、橙皮、柑皮、安息香、藤黄、大麻、斑蝥、番椒、木炭末、豆蔻、丁香、桂皮、儿茶、黄连、番红花、荜澄茄、南瓜子、堵喇根、番木鳖、阿片、远志、松香、大黄、檀香、番泻叶、曼陀罗叶、苏合香、姜、毛地黄叶、麻黄、麦角、牛胆汁、茴香、五倍子、高良姜、龙胆、甘草、绵、石榴皮、莨

① 李承祜. 生药学系：本系在本校未迁至桂林以前……［J］. 军医杂志，1942，2（3/4）：263–265.

② 孟目的，陈璞.《中华药典》编纂经过［J］. 中华医学杂志（上海），1930，16（2/3）：190–209.

苕、鱼胶、八角茴香、枸橼皮、亚麻子、石松子、麦芽、木蜜、蜂蜜、薄荷、麝香、肉豆蔻、没药”[①]。然而，仔细研究这些生药就会发现：绝大部分生药属于国外所产，输入中国，或中国亦有者，但这些生药并非中国传统主流药物。因此，林禅航指出“查《中华药典》收载之药品供给670余种，其中极少数为吾国天产或现今国内亦有自制者外，余均输自国外”[②]。

然而，《中华药典》编写的矛盾行为一方面强调尽量纳入国产生药，另一方面纳入的“国产生药”只是国内有使用历史，而非传统主流生药。这恰恰反映了当时国内生药高质量研究成果的匮乏，无法支撑《中华药典》中主流生药的标准编写。到了1943年，即《中华药典》第一版出版13年后，李承祜等学者又一次指出：“凡属效用确实之国产生药，应多量收载，而对于效用不彰副作用强烈之舶来生药，宜予删除，此不仅为我中华药典所应具之特征，且亦寓注意国药特长研究之至意。”[③]这一提议就不只是简单的口号，而是确实附列了“应予收载之国药”27种，包括当归、牵牛子与牵牛子脂、桔梗根、梓实、半夏、车前、常山、贝母、芎藭、柴胡、黄芩、地骨皮、射干、黄芪、党参、地黄、黄檗、阿胶、铃兰、芍药、牡丹皮、延胡索、苦楝皮、使君子、鸦胆子、香附子、牛膝。并对这27种国产传统主流生药赋予实际的生药内容，如：“当归（Radix Ligustici），当归为吾国妇科要药，用于各种月经病，奏效确著。每回用量为10克，煎服。品种繁多，单以马尾当归之气味品质最佳。其学名为 *Ligusticum acutilobum* Sieb. et Zucc，主产于四川北部、甘肃、山西南部及其他各地。此药于1899年，被介绍入西药，由德 E. Merck 药厂制成液体浸膏，命名为‘Eumenol’，行销吾国。用量一日三回，每回一茶匙。本药质有效成分，据 Bernand E. Read 及其他多数学者之报告，似为挥发油。效用确实，已无疑问，是可收载者。”这些内容均可被

① 孟目的，陈璞.《中华药典》编纂经过［J］. 中华医学杂志（上海），1930，16（2/3）：190–209.

② 林禅航.《中华药典》公布以后的问题［J］. 医药评论，1931（71）：16–17.

③ 李承祜，吴美枢，苏中武. 关于重编中华药典生药方面之几点意见［J］. 药学季刊，1943（5）：7–12.

《中华药典》“拿来”直接使用。并提出南美牛妳菜皮（Cotex Condurango）等 7 种“应予删去及列入附录者”，这 7 种生药皆为国外产或毒性极大的生药。

因此，当时《中华药典》编写委员之一的于达望也表达了在再版《中华药典》时，要“凡本草内所载之生药，属于国产者，其组织化学成分药理各项，已经明了发表于著名学术杂志者，应尽量采纳”[①]的想法。

根据《中华药典》第一版出版后的学界对于生药学内容的反馈一方面可以看到我国民族传统文化的“倔强”；另一方面可以看到其后我国生药学取得了较快的发展，研究成果较为丰硕，可以为《中华药典》再版纳入更多的传统中药提供必要的学术支撑。

二、生药基原研究的本土化与研究模式分析

随着生药学教材的出版，生药学的概念逐渐深入人心，学者逐渐认识到生药基原准确的重要性。这种认识不仅局限在生药学界，而且广泛且深刻地影响到中医药学界。我国著名中医肾病学泰斗邹云翔在 1936 年就曾提出生药学基原研究的重要性：“核准其生药学的种类：植物类的药材，因为种类繁多，药物搜集，操诸药农，药商收买贩运，整理发售等人，大都无生药学的知识，以误传误，在所难免。如前胡之误为白前，相思子之误作赤小豆，大茴香之混有钩吻，以及人参与党参之完全不同科属，蝦蟆与蟾蜍之不可混用等类，举不胜举，若一一考明其种类，则研究之际，可免错误。”[②]但当时生药基原的研究还比较贫乏，国内学者大多采用从日本传入的基原，可是日本的生药基原很多与中国并不相同。在这一时期，更多的学者开始提出深入研究本土物种，确定本国生药基原以取代国外传入的思想。当时从事生药基原本土化研究的学者主要有生药学家、植物学家和中医药学家三类。

① 于达望. 对于中华药典改正时之我见［J］. 药报，1936（46）：6-8.

② 邹云翔. 研究［J］. 光华医药杂志，1936，4（2）：16.

（一）生药学家的考证研究

1. 以产地调研定基原为主的研究模式

赵燏黄进行了大量的生药基原研究工作，其著作《现代本草生药学（上编）》药物各论附录的国内药物中就有基于本土生药考证所确定的基原。如中药三七（人参三七）条载“为五加科植物人参三七 *Aralia bipinnatifida*，C. B. Clark. 之根茎。即李时珍所谓生广西南丹诸州番峒深山中之物，与时珍所谓叶似艾叶之菊科三七同名异物。与《本草纲目拾遗》之昭参（即人参三七）乃同名异物也”。其下附有备考“人参三七，与产于山东之竹节参（济南药铺有售）为近缘植物。据石户谷勉氏之调查，山东竹节参之原植物与日本之竹节参（*Panax repens*，Maxim.）相同。松村氏《植物名汇》汉名之部，Aralia repens 下，有土参（花镜）三七（G.）竹根漆（H. N.）等名称。又 Aralia bipinnatifida 下，有三七（H.N.）之名，盖指本植物无疑也”[①]。又如“衡州乌药”条“名见宋《开宝本草》，以产于湖南衡州而得名。方今中国南部各省，如浙、闽、滇、粤均产之。属于防己科植物 *Cocculus laurifolius* DC.（衡州乌药）之根”。其下仍附有备考曰“据南满医科大学久保博士之考察，认国产衡州乌药之原植物为 *C. laurifolius*，DC. 与日本产者相符。但其供药部分之根，吾国旧医因《本草纲目》乌药集解，有‘以天台产者为胜’之语，因之衡州乌药之根，均不信用，渐处于淘汰之地位。故药肆中，仅备天台乌药之一种。即湖南衡州之出产地然也。即仅备天台乌药，不备衡州乌药也。然天台乌药乃樟科植物之根，与本品衡州乌药，完全各别（燏黄）”[②]。可见，赵燏黄重视生药产地和药市的实地调研，能结合中医药古籍文献（主要是《本草纲目》《本草纲目拾遗》）来探讨药物的基原，但未能引徵其中的关键性植物形态证据来展示其考证过程，也未对历代本草古籍进行系统性研究来考证生药的正品与替代品。

赵燏黄的生药基原考证模式在当时的生药学家中最为多见，如李承祜、

---

① 赵燏黄，徐伯鋆. 现代本草生药学（上编）[M]. 中华民国药学会，1934：164–165.

② 同①：294–295.

温敬修、王念兹等学者都是如此。李承祜（1905—1995 年）作《安顺之药用植物》是其对安顺常用药用植物及民间草药进行实地调查的报告。他对雪上一只蒿、大草等 33 种安顺民间草药进行实地考察，记录其生境、植物形态，在此基础上予以科别和拉丁学名的鉴定。其中亦偶有基于《本草纲目》的药物名称简单考证，如“大草又为《本草纲目》所载之鼠曲草，幼时可采摘作八，故名粑粑花，时亦有作火草者”。又如“仙桃草，花上往往生虫瘿，内含小甲虫，故《本草纲目》名曰蚊母草。土人以其果形，名曰仙桃草”①。而另一部与生药基原研究相关的书籍是《药用植物学》，是我国第一部以现代科学观点编写的药用植物大学用书②，其中对药用植物拉丁学名和植物形态进行知识性介绍，缺乏生药基原考证研究内容。温敬修（1876—1951 年）于 1935 年发表多篇药用植物、药用矿物学文章③④⑤⑥⑦，但都属于药用植物和药用矿物介绍性文章，后整理为《药用植物学》。1946 年温敬修又著《最新实验药物学》，其中与生药基原相关的内容亦均为知识性内容介绍。王念兹作“国产植物性生药一览”⑧⑨一文，参考《现代本草生药学（上编）》、《中国药用植物志》、《生药学》（下册）、《汉药写真》等书籍对中国植物性生药作拉丁学名的整理，而未见其考证性内容。

综上可见，以赵燏黄为代表的一类生药学学者对生药基原的研究模式为传统文献、实地考察与制作标本、摄绘药图相结合的研究方法。虽然他们还广泛参考了当时日本植物界的权威如松村氏、牧野氏等考证的结果，但对于

① 李承祜. 安顺之药用植物（续）[J]. 药学季刊，1943（2）: 54–55.

② 中国科学技术协会编. 中国科学技术专家传略：医学编：药学卷（一）[M]. 北京：中国科学技术出版社，1996：182.

③ 温敬修. 药用植物学 鬼针草、醉鱼草 [J]. 现代医药月刊，1935，2（4）: 3–4.

④ 温敬修. 药用矿物学 石钟乳、铁粉、磁石 [J]. 现代医药月刊，1935，2（5）: 3–4.

⑤ 温敬修. 药用矿物学 紫石英、方解石、朴消 [J]. 现代医药月刊，1935，2（6）: 5–6.

⑥ 温敬修. 药用矿物学 滑石 [J]. 现代医药月刊，1935，2（7）: 4–5.

⑦ 温敬修. 药用矿物学 明矾、禹余粮 [J]. 现代医药月刊，1935，2（8）: 3–4.

⑧ 王念兹. 国产植物性生药一览 [J]. 国医砥柱月刊，1939（13/14）: 67–68.

⑨ 王念兹. 国产植物性生药一览（二）[J]. 国医砥柱月刊，1939（17/18）: 65–66.

生药基原的标定却不尽相同，所改之处均是基于国内生药的实际情况而得出的结论。这类学者的研究模式的特色在于重视实地调查研究对于确定生药基原的作用，不足之处是未对中医药古籍文献给予足够的重视，缺乏对传统中药基原文献的历史性梳理与研究。

2. 基于历代本草文献多重证据的本草考证模式

管光地（1904—1952 年）是我国著名的生药学家，1931 年毕业于中央大学生物系，并于 1937 年在美国威斯康星大学药学院获得硕士学位。1938 年回国后，他曾任南京国立药学专科学校教授、教务长及校长①，植物学与药学的双重教育背景让他对生药学研究更加得心应手。在中药的本草植物来源考证方面，他花了很大精力，参阅了古今中外有关书籍 40 余部，做了很多卡片，报道了当归、甘草、人参、黄芪等 73 种本草植物来源，但其中所列药物只有结果而无考证过程②。

但我们可以从管光地较少的生药基原考证性文章如闹羊花与莨菪一文③来分析其生药基原考证方法。闹羊花名称混乱由来已久，为了弄清闹羊花与莨菪的基原，管光地首先全面地收集了国内外对两种生药的基原研究成果：其中闹羊花基原有 12 种，分别为：

（1）*Rhododendron sinense* Sw.（*Azalea sinensis* Lodd *A. mollis* Blume. *A. jonica* gray.）（闹羊花等——伊博恩与刘汝强）（闹羊花——植物学大辞典）（闹羊花——映山黄——黄杜鹃——giles）（羊踯躅——老虎花——Henry）（松村任三）（老虎花——Wilson）（黄杜鹃——老虎花——羊踯躅——Stuart）（Ericaceae）。

（2）*Rhododendren molle* S. et. Z.（*R. seninse* Sweet.）（羊踯躅——贾祖璋，贾祖珊）。

① 徐国钧，宋愓生. 我国早期生药学家管光地教授［J］. 中国药学杂志，1983，18（9）：44-45.

② 管光地. 本草植物源考（一）［J］. 药讯期刊，1948（6）：43-60.

③ 管光地. 论述报告：闹羊花与莨菪［J］. 药学季刊，1944（7/8）：13-16.

（3）*Rhododendren grabrius* Nakai var. *aureum* Nakai（羊踯躅——高濑丰吉）。

（4）*Rhododendren japonica* Suring（羊踯躅——映山黄——村越三千男）。

（5）*R. japonica* suring forma *flarum* Nakai（羊踯躅——映山黄——村越三千男）。

（6）*Rhodondendron Hunnewellianum* Rebd. et Wils.（闹羊花——Wilson）。

（7）*Hyoseyamus niger* L.（Solanaceae）（羊踯躅——giles）（闹羊花——羊踯躅——Tatarinor）（闹羊花——Parker）。

（8）*Datura alba* Nees（Solanaceae）（闹阳花——giles）（闹羊花——Henry）。

（9）*Datura metal* L.（闹羊花——Bridgeman）。

（10）Rhododendron（Flower）（闹羊花——Hanbury）。

（11）Hyoscgamus（Flower）（闹羊花——Horaninow）。

（12）*Physochlaina Physaloides* g. Don.（*Hyoscyamus physaloides* L）（羊踯躅——giles）。

其后，管光地遍寻中国古代本草文献中的相关记载，摘录罗列："考闹羊花即羊踯躅，已见于《本草纲目》，列入《本经》下品毒草类，其形态据陶弘景曰：花黄似鹿葱，苏恭曰花亦不似鹿葱，正似旋花儿色黄者也。保昇曰：小树高二尺，叶似桃叶，花黄似瓜花。苏颂曰：春生苗，似鹿葱，叶似红花，茎高三四尺，夏开花似凌霄花、山石榴等，正黄色，羊食之则死，今岭南蜀道山谷遍生，皆深红色，如锦鏽然，或云此种不入药。李时珍曰：韩保昇所说似桃叶者最确，其花五出，蕊瓣皆黄，气味皆恶，苏颂所谓深红色者，即山石榴名红踯躅者，无毒，于此有别。又按唐·李绅文集言，骆谷多山枇杷，毒能杀人，其花明艳与杜鹃花相似，樵者识之。其说似羊踯躅，未知是否，要亦其类而。"并进行考证分析从而得出"可知闹羊花为黄花，是为正品；其红色者为红踯躅，不供药用"的结论。

进而管光地以传统文献分析得出的结论为依据对已知闹羊花的基原进行逐一审查："若以花黄为正品，则除上文所举各种 Rhododendron 及

Hyoscyamus niger L. 外，*Datura metal* L. 与 *D. alba* Nees（即曼陀罗）二者之花非黄色，故不合本草所载，但各地却有以曼陀罗花为闹羊花者，似因其有昏昏如醉（见《本草纲目》）之功，而以代之也。*Hyoscyamus niger* L. 花虽亦为黄色，但有紫色非纯黄者也。第二项应注意之点，韩保昇谓叶似桃叶，则 Rhododendron 最近之，但苏颂曰叶似红花，似误也，因李时珍认桃叶者为最的，而未及红花者也。李时珍又谓花为五出，盖即五分瓣也。曼陀罗与 Hyoscyamus 花皆非分瓣，而为长管状；但 Rhododendron 之花则为五裂瓣，而非长管状者。就花叶二种重要形态而言，Rhododendron 数种之为闹羊花正品，似无疑意。至于 *Datura alba* Nees、*Datura metal* L. *Hyoscyamus niger* L.、*Physochiaina Physaloides* g. Don. 数者是被认为闹羊花，虽亦各地有之，但似为代替品，因其亦有迷昏人之功效，但非本草闹羊花之正品也。《本草纲目》图卷上草部、毒草类之闹羊花，与 Rhododendron 植物极似，更足证明。”管光地抓住了本草古籍中“花黄”“叶似桃叶、五瓣”，以及《本草纲目》中闹羊花药图的特点对各种基原进行排查，从而判断出 Rhododendron 属 5 种植物可能为闹羊花正品，而其他品种由于也有“昏迷人”的功效，可能为闹羊花的代替品。

在此基础上，管光地进一步对 5 种 Rhododendron 属植物从产地进行分析，Rhododendron 各种闹羊花属产于我国者为：

（1）*Rhododendron sinense* Sw. 江苏、山西、河北、湖北、安徽、四川、贵州、浙江、湖南、台湾。

（2）*Rhododendron Hunnewellianum* Rchd. et wils. 我国西部。

其产于日本者为：

（1）*Rhododendron grabrius* Nakai var *aurcum* Nakai.

（2）*Rhododendron japonica* Suring.

（3）*Rhododendron japonica* Suring forma *flarum* Nakai.

显然，产于日本的三种 Rhododendron 并非中国传统药物。如此层层递进，抽丝剥茧，最终判断中国传统生药闹羊花的正品为 *Rhododendron sinense* Sw. 与 *Rhododendron Hunnewellianum* Rchd. et wils. 两种植物。管光地的考证思路与逻辑十分清晰，结论可靠。

此外，管光地在偶然间发现手中当归切片组织与书中所载当归 *Ligusticum acutilobum* S. et Z. [①] 不同，而与 Angelica 属植物相似。于是他发表《当归生药源考》[②] 一文，通过梳理古籍中所载当归和查询学术界对当归的学名后仍运用上述方法进行考证，认为我国正品当归应为 *Angelica Polymor* Pha Max. var. sinensis Oliv.，而 *Ligusticum acutilobum* S. et Z. 是否为我国当归还应进一步调查。

管光地将传统文献中药用植物形态特点、植物产地考察以及药图等多重证据作为考证要点进行考证，较赵燏黄的考证更加具体与细腻。他的考证不是简单基于当时的市场用药情况，而是更加尊重中国传统的用药传统与习惯，是站在宏观的药用品种基础上的总结与考证。显然管光地生药基原考证的结论对于用药的有效性和安全性具有更好的指导作用。虽然管光地并未就本草考证方法与思路作系统分析总结，但其考证思路已与当代研究基本一致，代表了当时药物基原本草考证较高的研究水平。

管光地始终保持着对国外研究结论的谨慎态度，他一方面积极学习并借鉴国外的研究成果，另一方面不断地从传统文献中寻找证据开展自主考证研究。他在 44 岁时曾将所从事生药学研究作以小结并提出了 53 个具有进一步深入研究价值的生药学问题，其中在很多涉及药物基原的研究中提到了要作实地调研，如对国产乌头的生药研究中提到："欧乌头为 *Aconitum Napellua* L. 块根，国产乌头多为 *Aocnitum Fischeri* Reich. 块根，二者功效相同，我国《药典》已改用国产乌头矣。但我国市场上乌头决不只此一种，各种文献所载者甚多，国产乌头四川江油之中壩为集中地，可就其地作详细调查，以定种类，再在陕西调查西附种类，在浙江调查浙附种类，则全国之乌头大致可明矣。" [③] 从中我们也能看出管光地也十分重视药物产地的实地调研对生药基原鉴定的价值。

---

① *Ligusticum acutilobum* S. et Z.：现在修改为 *Angelica acutiloba*（Sieb. et Zucc.）Kitagawa，即东当归。

② 管光地. 当归生药源考［J］. 药讯期刊，1947（5）：52–57.

③ 管光地. 生药研究建议［J］. 药讯期刊，1946（4）：7.

（二）植物学家的药用植物物种考证

生药学的药物基原研究与植物学家的研究往往相互影响，互为补充，体现了生药基原研究成果“百花齐放”的合力作用。

钟观光在这一时期对中国传统药用植物进行了大量的研究考证工作。他对《本草纲目》中的药用植物进行了考证工作，并编著了23卷本《本草疏证》。后因战争书稿丢失殆尽，我们至今无法得见23卷本《本草疏证》原貌，甚为遗憾。但据《北平研究院植物学研究所史略》可以窥见该书大致情况：“钟观光考订本草，以唐慎微《证类本草》与李时珍《本草纲目》互勘，并参考其他相关典籍，正其谬误，言其旨归，注以拉丁文学名，再结合采集标本的情况，注明产地、果实成熟季节、采期等。使之分别隶属于分类学之科属之下，按分类系统依次排列。约至1934年10月，已成稿本30余册，为完成全书奠定基础。钟观光考证极为仔细，凡一物有数家之说，致使名称与实物产生差异，且盘根错节，疑昧纠纷，无不穷思竭虑，约有十之五六可以得到确定，十之二三尚有疑义，需再做深究，还有十之一二则不知所云，无法更知。”

辞去北平研究院职务返回家乡后，钟观光又继续对古籍植物考证，续写《本草疏证》。但资料有限，难以进行，钟观光只能凭借记忆、提纲和简稿奋笔疾书，最终因“避乱乡居，心伤国难，而无可致力……又俱沦陷旧都（北平），无法取览读有疑义，则以浅见所及，臆为论断，聊存端续备遗忘而已，致尽致详，非俟难平之后，不能为力也”①②，最终只完成四卷《本草疏证》。

四卷本《本草疏证》成书于1935年，在钟观光生前并未出版，后被收录于《中国本草全书第一五七卷》，因为全部文献采用影印方式，所以我们有幸能够见到钟观光的师藏楼遗著手稿（图6–4）。全书共四卷，前三卷均为菊科药用植物研究，第四卷为桔梗科及葫芦科药用植物研究，共研究考证了86种

① 谈家桢. 中国现代生物学家传 第1卷［M］. 长沙：湖南科学技术出版社，1985.

② 张宪春，陈莹婷，杨志荣. 走进中国科学院博物馆 台纸上的植物世界［M］. 北京：科学普及出版社，2018.

药用植物，涉及 3 科，42 属。并有 8 种未详种。每种植物均列出中文名及拉丁学名、历代本草相关摘录（间加注释或附有图表对比名称变化）、作者按语（以“观光曰”的形式，用近代植物学知识描述植物形态，鉴别植物科属）。

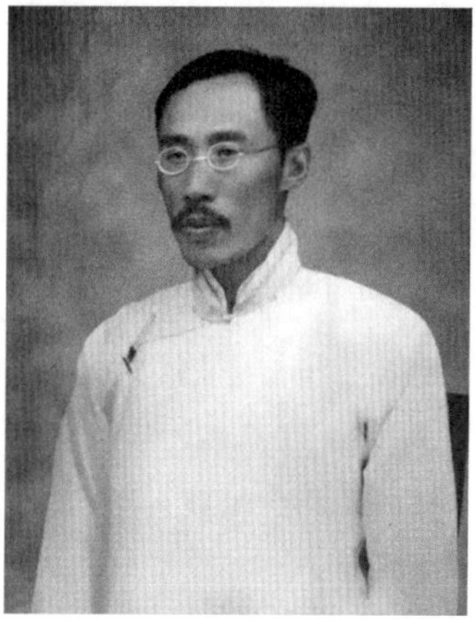

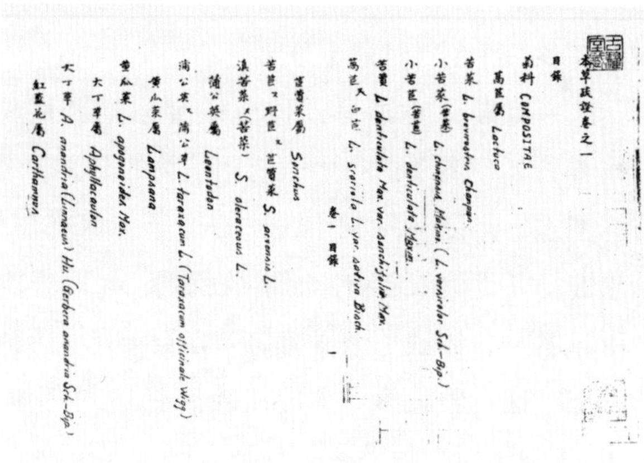

本草疏證卷之一

目錄

菊科 COMPOSITAE

萵苣屬 Lactuca

苦菜 L. brevirostris Champ.

小苦菜(苦菜) L. chinensis Makino (L. versicolor Sch.-Bip.)

小苦苣(苦苣) L. denticulata Maxim.

苦蕒 L. denticulata Max. var. sonchifolia Max.

萵苣 又白苣 L. scariola L. var. sativa Bisch.

卷一 目錄 一

苦苣菜屬 Sonchus

苦苣 又野苣 又苦蕒菜 S. arvensis L.

滇苦菜 又(苦菜) S. oleraceus L.

蒲公英屬 Leontodon

蒲公英 又蒲公草 L. taraxacum L. (Taraxacum officinale Wigg.)

黄瓜菜屬 Lampsana

黄瓜菜 L. apogonoides Max.

大丁草屬 Aphyllocaulon

大丁草 A. anandria (Linnaeus) Hu (Gerbera anandria Sch.-Bip.)

紅藍花屬 Carthamus

图 6–4　钟观光与《本草疏证》

钟观光编写《本草疏证》的工作艰深，1934 年国立北平研究院汇报了钟观光关于中国古籍本草的整理工作，对其工作内容和性质做出总结：“国内植物之记载，本草较详，而流传于世者，则以李氏纲目为最盛行。自汉唐以来之名著遂微，即宋大观间证类本草，亦少有省览者矣，然其书割裂增窜，迁就己意，迷误后学，久为识者所讥。故欲究知古人所言植物，非博采群籍而整理之，无以复旧观而得真迹。其要归尤在证明实物，知其所言药品，实当今是何种，俾研究医理及化学分析者，得所依据。此则需就标本图画切实辨识，方于科学有合，与空言论辩者难易相去不可计数也，本所钟观光先生，现正从事于此，条理粗具，工作艰深，非可猝就也。”[①]

本书参考的本草古籍有《神农本草经》《名医别录》《桐君采药录》《大观本草》《千金方》《本草拾遗》《本草图经》《嘉祐本草》《蜀本草》《本草衍义》《救荒本草》《本草纲目》《本草纲目拾遗》《植物名实图考》《日华子本草》等，经训类古籍有《毛诗草木鸟兽虫鱼疏》《毛诗后笺》《尔雅义疏》

① 本院各部会所组概况及要开：国立北平研究院生物部二十一年度工作概况：植物学研究所［J］. 国立北平研究院院务汇报，1934，5（4）：117–119.

《广雅疏证》《通艺堂集》《释草小记》等，其他古籍有《夏小正》《颜氏家训》《墨客挥犀》《农书》《事类合璧》《清异录》《玉篇》《庚辛玉册》等，以及近代植物学著作《中国经济植物志》《华英字典》等几十种著作。钟观光的研究亮点也在于对本草古籍中药用植物的基原考证，参考中医药古籍数量如此之多，这在当时是十分罕见的。

这一时期，我国另一位成绩突出的药用植物学家当属裴鉴。裴鉴自1936年开始便着手进行中国药用植物的分类和考证研究[①]。他在《中国药用植物图志　半夏》一文中说“吾医药专家亦思就本国所产，多方探讨，取精用宏，以代舶来之物，愿事欲就效，必取分功。兹文之作，于植物学方面多所详述”[②]，体现了他从植物学方面研究本国药用植物基原以取代国外研究的思想，这一思想集中体现在裴鉴于1939年编写的《中国药用植物志》一书中。《中国药用植物志》是我国第一本植物志类书籍，全书收录我国药用植物石中珠、海金沙、侧柏、三白草、蕺菜、接骨金粟兰、及己、化香树、桑、葎草、青葙、牛膝、马齿苋、石龙芮、野棉花、秋牡丹、大火草、小木通、威灵仙、丝瓜花、绣球藤、黄药子、山木通、木通、白木通、枫香等50种，附图60余幅。确定以上药用植物的学名，并详细说明其形态，辅以图画（依标本而画或其他书籍），中文名多取自《本草纲目》，未有者则求之于《植物名实图考》或民间用名，一物数名或同名异物者则均加考订，治疗功用方面亦约略述及[③]。

我们通过《中国药用植物志》一书，对裴鉴药用植物品种本土化研究的模式加以分析。如在对半夏的研究，裴鉴指出：“半夏类之植物，在我国产者有六种。全属不过七种。其一种产于日本，我国尚未有记载。我国药用植物书中所记载之半夏，全为三叶半夏。”裴鉴结论是通过考证中国古代本草文献与实地考察所得出。裴鉴认为我国药用半夏的植物形态特点为三小

① 畲孟兰. 怀念药用植物学家裴鉴先生［J］. 中国药学杂志，1983，18（6）：38–39.

② 裴鉴. 中国药用植物图志　半夏［J］. 科学，1936，20（6）：480–493.

③ 静. 图书介绍：中国药用植物志（第一册）（裴鉴著）［J］. 图书季刊，1940，2（1）：116–117.

叶，是半夏的主流品种，因此将植物学中具有三小叶特点的植物命名为半夏（图 6–5），其他 6 种半夏分别为全缘半夏（*pinellia integrifolia* N. E. Brown）（图 6–6）、白郎氏半夏（*Pinellia Browniana* Dunn）、心脏叶半夏（*Pinellia cordata* N. E. Brown）、盾叶半夏（*Pinellia peltata* P'ei）、齐州半夏（*Pinellia tripartita*（Blume）Schott）、掌叶半夏（*Pinellia pedatisecta* Schott），其中裴鉴认为齐州半夏（图 6–7）是日本特有种。

进而裴鉴引用恩格来氏将药用半夏细分为四个变种：

1.*Pinellia ternata*（Thunb.）Breitenbach *var. vulgaris* Engler——产于中国（包括中国台湾岛）、朝鲜、日本、琉球群岛，其叶分裂成三小叶，在中间之小叶长椭圆形，无柄，在两边者较小而不相称，亦无柄。

2.*Pinellia ternata*（Thunb.）Breitenbach *var. angustata* Engler——产于日本，其叶亦分裂成三小叶，在中间之小叶，狭为线状披针形，几有柄，在两边者有柄。

3.*Pinellia ternata*（Thunb.）Breitenbach *var. subpandurata* Engler——产于中国北方，其叶亦为三裂叶，小叶之形近于提琴式。

4.*Pinellia ternata*（Thunb.）Breitenbach *var. Giraldiana* Engler——产于中国云南，其叶亦为三裂叶，中间之小叶无柄，在两边者不相称而有柄。

并指出：

吾国通常作药用者，为 *Pinellia ternata*（Thunb.）Breitenbach var. *vulgaris* Engl.，此种分布于我国最广，由河北诸省至长江一带，西至川滇黔诸省，南至福建及广东北部。

裴鉴从古至今系统梳理文献，加以实地考察研究半夏品种，并结合当代一些最新的植物学研究成果，可谓非常全面地考证了半夏品种，在当时为最具代表性的一篇半夏品种研究论文。但遗憾的是我们也看到了其中的一些问题。比如，裴鉴明明指出了“我国药用半夏全为三叶半夏”即天南星科半夏 *Pinellia ternata*（Thunb.）Breitenbach *var. Vulgaris* Engl.，但文中对我国本草古籍《本草图经》中所记载的“以齐州者为佳”的药用“齐州半夏”仍标为日本人所考证的三列叶半夏 *Pniellia tripartita* Schott.。三裂叶半夏不仅缺乏本草齐州半夏的特征依据（叶为三全裂，并非三深裂，原文描述为“茎端出三叶，浅绿色”），而且此种也仅产于日本，中国并无分布[①]。裴鉴直接摘录日本人的研究成果而未加以订正，实属遗憾。这也能看出日本学者对我国学术影响之根深蒂固。

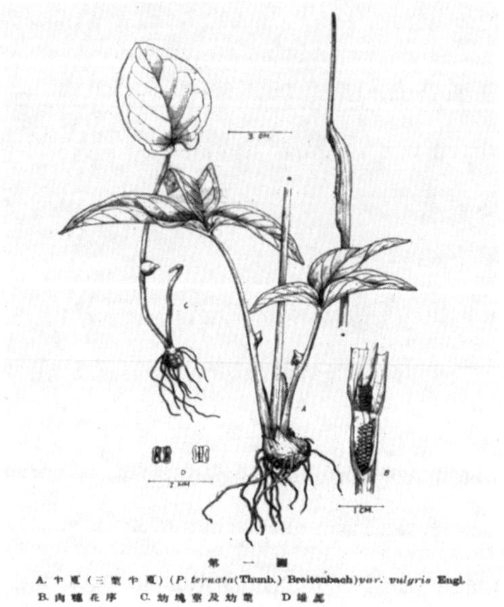

图 6–5 《中国药用植物志》半夏图

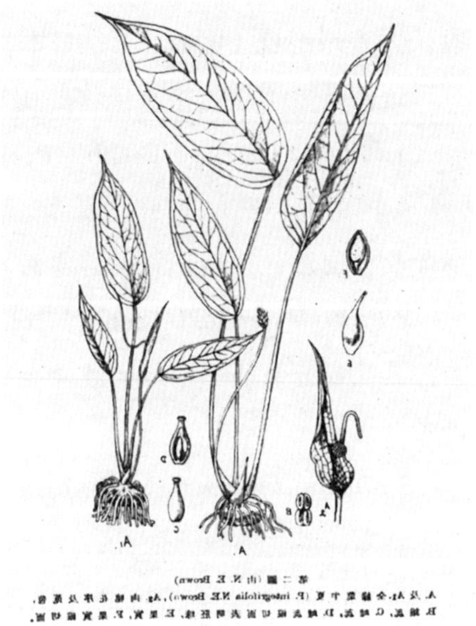

图 6–6 《中国药用植物志》全缘半夏图

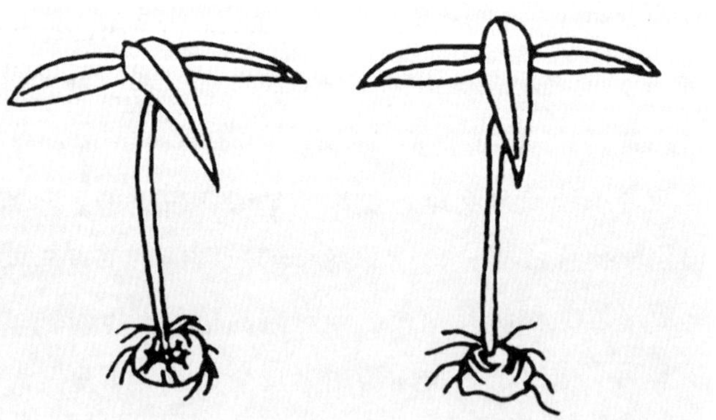

图 6–7 《本草图经》齐州半夏图

① 胡世林. 半夏的本草考证［J］. 中国中药杂志，1989，14（11）: 7.

中药常山是治疗疟疾的要药，历史悠久。《神农本草经》列为下品，“主治伤寒、寒热，热发温疟鬼毒，胸中痰结吐逆”。但常山之植物的来源，之前学者多习用日本人错误的鉴定，以 *Orixa japonica* Thumb. 为植物学名。1928 年，日本人木村康一经研究始知《本草纲目》中所载与我国市场中常山正品是 Loureiro 氏所定名的 *Dichroa febrifuga*，Lour. 与日本常山（*Orixa japonica* Thumb.）完全不同[①]。裴鉴经研究认同了这一观点，并主张将《本草纲目》中所载之常山（正品）或鹅骨常山称为黄常山（*Dichroa febrifuga*，Lour.），以与白常山（*Mussaenda divaricata* Hutchinson）、和常山（*Orixa japonica* Thumb.）相区别。此三种常山在植物分类上属于三种不同科，黄常山属虎耳草科（Saxifragaceae），白常山属茜草科（Rubiaceae），而和常山则属芸香科（Rutaceae）。至于海州常山（*Clerodendron trichotomum* Thumb.）则属马鞭草科（Verbenaceae）。土常山种类甚多，其中数种系 Hydrangea 属植物与黄常山同属虎耳草科[②]。

再如对石中珠（*Adiantum capillus-veneris* Linn.）的研究，石中珠之名来自四川当地土名，书中称“石中珠得自川中草药铺，谓为去热及利尿之上等药品。又出售之草药中与石中珠同属者尚有数种，而皆以石中珠称之”。并记载别称铁丝草。铁丝草一名来自松村任三《植物名汇》。裴鉴同时也在中国古典医籍中加以寻找，他说：“李时珍《本草纲目》所载之石长生，有以为与石中珠同属，Read（伊博恩）并附以石中珠之学名，然就其图二论当为蕨类之别一属，其释语亦部近似也[③]。《本草纲目》之铁线草其图画释语均为精详，有谓是蓼属萹蓄，有谓与石中珠同属，其种类尚待稽考。”说明他对比了与植物形态相近的植物石长生、铁线草，但均未与之匹配。因此，他将植物的正名确定为四川当地的土名石中珠，而并未采用日本《植物名汇》中所列之名（源自 L. Diels 所著 *Die flora von Central china* 中国中部植物一书），

① 张昌绍. 现代的中药研究 现代之部［M］. 上海：中国科学图书仪器公司，1954：134.

② 裴鉴. 谈常山［J］. 青年与科学，1945，2（2）：85-88.

③ 查阅伊博恩原书 Read，B. E.，Chinese Medicinal Plants，ed. 3，271（1936），书中并未将石长生视作石中珠，此处为裴鉴引用文献之误。

可以看出他在药用植物名称本土化中所做的努力。

钟观光与裴鉴对药用植物基原的研究模式与生药学家管光地基本是一致的：他们都是将古籍文献中药用植物形态特点、植物产地考察以及药图等多重证据作为考证要点进行考证而得出结论，其考证结果较为综合全面且符合历史用药规律。但每个学者又有不同的侧重，钟观光侧重对中国传统古籍中药用植物品种的考订，即“究知古人所言植物，博采群籍而整理之”，结合实地考察、标本图画进行辨识；裴鉴则更偏重药用植物的实地考察，进而结合本草古籍进行考证。

（三）中医药学家的生药基原研究

近代中医理论学家叶劲秋提出研究中国药物之步骤：“整理中药，其应取之步骤，只不过四法，考证名物、确定质味、考察产地、博识性能。”在“考证名物”中指出：“中医所用之药，天然植物居多。天然植物，虽各有科别之不同，然疑似相像之间，植物学家间有难识，似是而非，在所皆有。自来本草学家，率皆从事文字功夫，每不注意实地考察，因常有名实两爽，妄生议论，无啻痴人梦呓，满纸荒唐，如真欲治中医药者，应考证名实，为着手第一步工作。”[①] 从“科别”“天然植物”等字样已能看出叶劲秋已经掌握了植物学的概念，并提出应通过实地考察来考证名物，使药用植物名实相符的思想。这一时期中医药学家逐渐学习、了解生药学、植物学知识，甚至一些中医药学者开始从事简单的基原考证。较具有代表性的研究要数周振汉对附子品种的考证，其中有一段“附子品种之考订”，其文如下：

今之学者，一致公认乌头为Ranunculaceae科Aconitum属植物。《汉药写真集成》载：Henry氏采自湖北山野之草乌定名为*Aconitum Zischeri* Reicn[②]。《生药学》载：Vn Schroff氏订川乌头为*A. Chinensis* Sieb，而Smith

---

① 叶劲秋. 讨论［J］. 光华医药杂志，1936，4(2)：9.

②《汉药写真集成》第一辑中Henry氏所定学名为：*Aconitum Fischeri*，Reich.?——笔者注。

氏则称川乌头为 A. Sinense，复称日本之草乌头为 *A. japonicum* Thuq。英美德法药典采用 A. Ma ellus L. 者，为欧洲所产之草乌也。至于朝鲜之乌头，其色白，谓之为白附子者，据《中国北部之药草》载：Von Schroff 氏谓为大戟科属之 Jatropa janipha，而 Smith 氏谓为南星科属之 Tuphonium，而石谷勉氏则谓为毛茛科属之 Aconitum Coveanum。但《别录》谓白附子生蜀都，久绝无复真者;《唐本注》此物出高丽，今出凉州，蜀都不复有，其形似天雄，生沙碛中，茎似鼠尾草，叶生穗间；而李珣则于《海药本草》引徐表之《南州异物记》云：白附子生东海新罗国及辽东，苗与附相似；明李时珍则谓：白附子之根正如草乌之小者，长寸许，干者皱纹有节，足见白附子有所别也，其应作南星科属 Tuphonium 为是乎。

乌头之产地甚多，李时珍复有川乌头、草乌头之别也。然彰明江油附子之品种，既非川乌头，又非他出之草乌头，而是县竹平武江油之草乌头也。至于日本藤山白川之附子，其品种亦为县竹之草乌头种也。余至中坝调查时，曾闻药市中人言：光绪宣统年间，有日本人至中坝调查者凡数次，而每次逗留二月之久，且大量收买县竹草乌，并将附子产区之土壤带回日本作研究繁殖之用，今日本能产附子，乃近而是年之事，当可证明其不虚也。

彰明江油附子之品种，初以县竹高桥山野之草乌为佳品。近江油平武之草乌。而其所种之附子并无差异，是则县竹江油平武之草乌，皆同种也，惟究系何种 Aconifnm 未经实际调查，未敢断言。又与 Henry 氏采自湖北之草乌，是否同一种类，亦尚有待于研究①。

作者较为全面地梳理了当时国内外学者对附子品种研究结果，并结合中医古籍文献的乌头形态、产地记载与对四川江油的实地调研，综合来分析附子的品种。虽然对传统文献的考证内容还不够全面，比如代表性的文献《证类本草》的药图、《江油附子记》（为专篇论述附子的古代文献）等周振汉都没有进行考察，但其对传统文献进行关注又有一定的植物分类学知识，这在当时的中医药学家中已属难能可贵了。

① 周振汉. 四川之附子［J］. 华西医药杂志，1947，1（10）：25.

但是，大部分中医药学家对于植物拉丁学名的考证能力是极其有限的。事实是这一时期越来越多的中医学家著书立说或在杂志上发表药物研究文章，其中都有涉及药用植物的科属、学名、植物形态的科学性语言描述、植物科学绘图等内容，但文章中的科属以及拉丁学名并非由中医药学家所考订得出，他们只是将已有的研究结论进行汇总整合，并在中医学界进行普及而已。此类学者以及书籍或文章有叶橘泉的《中华药物学》，章次公的《药物学》，黄劳逸连续在《国药新声》《复兴中医》等杂志发表乌头、大黄、麻黄、槟榔、钩吻、万年青、蟾酥、甘草、鹧鸪菜、远志等国药研究文章，朱松在《中医科学》杂志连载丹砂、雷公藤、汞、枸杞、相思子、益母草、百草霜、薄荷等药物研究，朱沫在《新中医刊》连载蚯蚓、仙鹤草、雷丸、闹羊花、汉防己、水银剂等研究文章，张若霞在《中医科学》发表牛黄、钩吻等研究文章。此外，还有陈蓉先“药学研究——莲的新研究”①、陈亦毅“荆芥之研究”②、时逸人“潞党参考证”③、王治华“药物研究——脔”④、俞慎初“琥珀之研究”⑤、郁立仁研究的大黄⑥、刘行方“滑石之研究”⑦、刘国辅的“石膏之研究”⑧等。

其中最值得一提的是陈存仁主编的《中国药学大辞典》(图 6-8)。该书先后历时 7 年，在广泛搜集各类参考书籍以及有价值的研究论文基础之上邀中医研究社的同仁编撰而成，共 320 多万字，1935 年由世界书局分上下两册出版发行。陈存仁对《中国药学大辞典》的编撰工作极其重视，除研究大量的文献资料外，还实地考察了全国药材转运中心汉口，到蕲春考察了南北药材交流情况，拍摄了大量照片，收集了众多新鲜药材的标本，并得到了许

① 陈蓉先. 药学研究——莲的新研究［J］. 中医科学，1937，1(8)：554–555.
② 陈亦毅. 荆芥之研究［J］. 医林一谔，1931，(1)：23–25.
③ 时逸人. 潞党参考证［J］. 医药卫生月刊，1933，(7)：10–17.
④ 王治华. 药物研究——脔［J］. 浙江中医专门学校校友会会刊，1933(6)：7–12.
⑤ 俞慎初. 琥珀之研究［J］. 医药卫生月刊，1934(21/22)：10–11.
⑥ 郁立仁. 药物研究：泻下剂［J］. 中医药导报，1948(9/10)：4–6.
⑦ 刘行方. 滑石之研究［J］. 昌明医刊，1935，1(2)：12–15.
⑧ 刘国辅. 石膏之研究［J］. 昌明医刊，1935，1(2)：5–12.

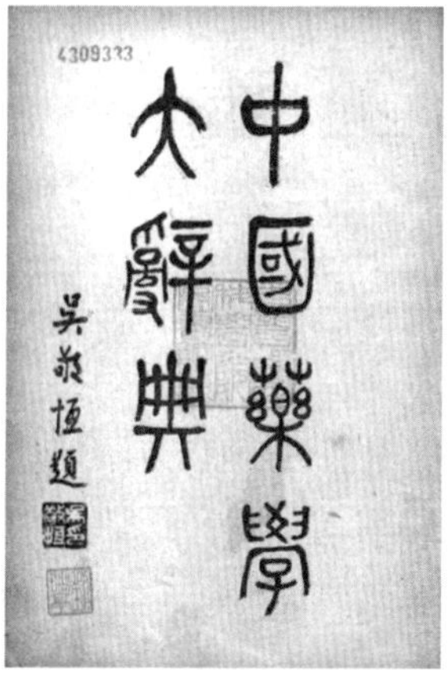

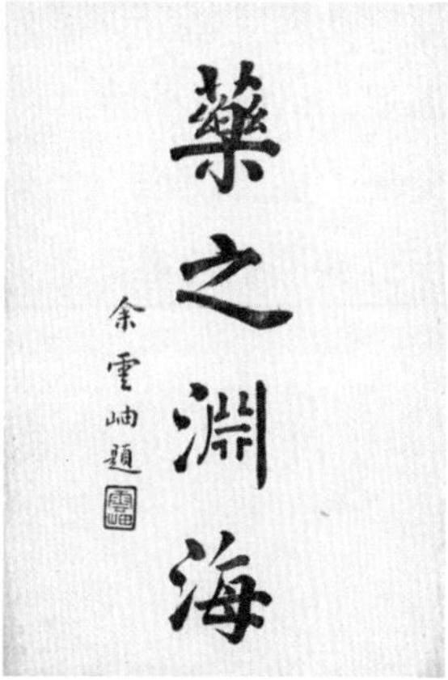

图 6–8 《中国药学大辞典》部分图影

多药材的价目单[①]。该辞典收录药物 4300 多条，书内引用精美插图 1400 余幅，但彩图部分在世界书局正式出版时被删修单独成册出版，题名为《中国药物编本图影》，有蔡元培题字。本书书前有目录和编者例言，其中编者例言共 29 条，详细说明了《中国药学大辞典》的编写体例和编写内容。除此之外，还有吴稚晖题签，章太炎、焦易堂、萧龙友等名家作序。正文与《药性辞典》类似，按照药物首字笔画为序进行编写，各药分项叙述，根据药物的实际情况，分项不一。大多数药物下列有原名、命名、处方用名、古籍别名、外国名词（包括拉丁文、英文、德文、日文等）、别名、学名、基本（基原）、产地、形态、种类、采取、种植、制法、性质、效能、作用、成分、主治、张仲景之发明、历代记述考证、辨伪、国外学说、近人学说、配伍应用、用量、施用宜忌、著名方剂、参考资料等多项内容。所收载内容可谓十分丰富，古今中外无不包含。其中历代资料依历史年代为序，依次列出清代以前各家本草、医书中有关的药性、功能、主治等内容。国外学说指近世化学、药理学研究，有 142 味中药收载了当时已经分析出的化学成分。近人学说则主要选取张山雷、杨华亭、郑肖岩、丁福保等民国时期学者著作中有关内容[②]。书末编辑后记载有本书内专门名词的解释，古方权量之考证，以及近世权度之折合。此外书中部分药物还附有黑白药图。《中国药学大辞典》可以说是自明朝李时珍《本草纲目》后的又一次中药大总结，是民国时期收录古今中外中药研究的集大成之作。尤其值得称道的是，本书在充分继承前人中药研究基础之上，也对当

① 沈伟东. 陈存仁与民国中医药书刊出版［J］. 中医药文化，2008（5）：23–25.

② 王鼎. 民国时期本草文献初步研究［D］. 北京：北京中医药大学，2010：35.

时中药科学研究的成果加以收录，词条内容总体以本土药物知识为主，呈现出多元认识论的特点[①]。但该书在研究创新上仍有所不足，尤其是对生药基原考证方面无所研究与创新，其性质与北宋时期著作《证类本草》相似，仍属于资料汇编性书籍。

（四）生药学家、植物学家与中医药学家的互动

如前所述，受生药学思想的影响，当时中药著作以及中医师在杂志发表的绝大部分文章中都标有药物的科属，甚至拉丁学名，以及植物形态描述，这几乎成为当时中医界的学术范式。与此同时，生药学家也会关注、学习中医学的研究动态。1939 年中医师黄劳逸在《国药新声》杂志发表了“国药钩吻之研究”[②]一文，文中指出：“钩吻学名为 *Rhus toxicodendron* L，为漆树科之漆树属。植物形态为茎蔓延细长，旁生气生根如须，攀缘于墙垣木石上，每茎由三小叶而成，全边而卵型，叶柄赤色，互生，至秋叶呈红色，初夏叶腋出花枝，花小，色黄绿，花瓣五片，雄蕊与花瓣同数，花落结核果，表面生毛茸，略似土当归之果实。有效成分之化学分析，赵石民氏取吾国南部出产之钩吻叶、茎、根三部……”并附钩吻植物图（图 6–9）。此后赵燏黄发表“纠正国药钩吻之研究”[③]指出了黄劳逸的

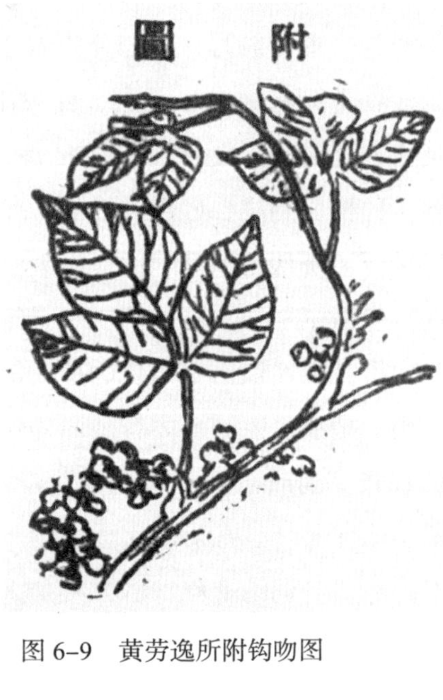

图 6–9　黄劳逸所附钩吻图

① 芦笛．以药救医与民国中医学术的药物转向——以陈存仁编纂的《中国药学大辞典》为中心的考察［J］．烟台大学学报（哲学社会科学版），2017，30（6）：91–101.

② 黄劳逸．国药钩吻之研究［J］．国药新声，1939（7）：17–25.

③ 赵燏黄．纠正国药钩吻之研究［J］．国药新声，1939（9）：37.

错误："（黄氏）钩吻学名用 *Rhus Toxicodendron* L，形态项下则袭用《植物学大辞典》漆树科野葛（*Rhus Toxicodendron* L. var. *radicans* miq）之记载及其原图。一则在成分项下则引用赵石民中国钩吻之有机碱质及朴柱秉氏与侯祥川氏生理实验报告。按赵石民研究之钩吻有机碱质，其所用之植物原料为马钱科之 *Gelsemium elegans* Bth.（钩吻）。在赵氏英文发表之原著中并载该植物摄影原图，与《植物大辞典》漆树科之 *Rhus Toxicodendron* L. var. *radicam* Miq（野葛）截然为两物。今黄劳逸氏将漆树科之野葛套以马钱科之钩吻成分，是张冠李戴。……至于本草上之野葛、钩吻、毒根、胡曼草、断肠草、黄藤等之种种名称，究为一种异名同物之植物呼？或为若干种异名异物之植物呼？此非质之生药学专家而有本草学之研究者，不能解决此问题矣。"

对于生药基原研究，除我们耳熟能详的生药学家赵燏黄拜植物学家钟观光为老师学习植物学知识外，当时生药学家也会积极请教植物学家一些植物学品种问题。1946 年管光地在研究生药威灵仙之植物来源时，他对当时学术界所知的品种作了系统梳理，认为主要有 *Crematis Chinesis* Rotz（C. japonica Hoafr Var Simsii Nakino；C. Minor DC.）铁脚威灵仙、*Clematis angustifolia* pacq 东三省——石户谷勉、*Clematis Armandi* Frarch、*Clematis Lidysuriflorla* DC. Var *Vrmandi* Franch、*Clematis toota* L.（《植物名实图考》——松村任三）、*Voromiea Virgisiea* L.（草本威灵仙）6 个种。但是上年军医等校生药助教苏仲武在贵州安顺城内苗人老妇卖草药者购得威灵仙一种，与上述各种不同。管光地无法确认其品种，于是亲自送到植物学家裴鉴处，裴鉴经鉴定为 *Inula Coppa* DC. 为一新发现似可加研究[①]。以上种种都体现了那个年代中医药学家、生药学家和植物学家在学术上互动、交融与碰撞，生药学家成为沟通中医药学家与植物学家的"纽带"，他们以不同的学术背景相互交织，共同推进生药基原研究的向前发展。

（五）生药基原研究的方法总结、不足及学术水平定位

这一时期我国生药学家不仅能够用更严谨的现代植物学知识研究生药基

① 管光地. 生药研究建议［J］. 药讯期刊，1946（4）：8.

原，而且能够在前人研究的基础上提出疑问，生药基原考证研究虽然进一步取得突破性进展，但还未在理论上形成系统总结。而生药基原考证的理论性总结是在民国之后，由我国著名生药学家谢宗万提出，并在此基础上发展成“本草考证”这一专业术语，并总结了系统的考证理论与方法[①②③④]。

从前文的论述中我们可以看出当时生药基原研究模式主要分为以下三类。

第一类是以叶橘泉等中医学者为代表，如章次公、黄劳逸、朱沫等，主要集中在中医药学界。由于植物学知识的相对匮乏，他们主要从事的是“剪刀浆糊”一类的工作。他们把不同学者的结论进行拼接、剪裁、整合，从而得出生药的基原。但由于缺乏考证能力，所以研究缺乏创新性，且往往由于知识不足导致一些错误。但他们由于对中医传统文献较为熟悉，在药物正名、别名考证方面用功较深。

第二类是以赵燏黄为代表，包括李承祜、温敬修等学者。主要是偏重实地调研的考证模式，通过药物的产地、药材的销售市场的考察来确定生药的基原。他们也关注中国传统本草文献，但关注的重点集中在《本草纲目》《本草纲目拾遗》《植物名实图考》等几部著作，缺乏对生药文献的历史性纵向考察，因此对基于传统用药经验所使用的生药品种缺乏认识。忽略了生药品种历史演变规律的研究而片面强调当时药用情况，就会导致生药的有效性和安全性大打折扣。比如，中华人民共和国成立后的“龙胆泻肝汤中关木通导致急性肾毒性损伤”[⑤]就是由生药市场使用情况主导基原使用而产生的一场闹剧。

第三类是以管光地为代表，包括钟观光、裴鉴等学者。他们十分重视

① 谢宗万. 中药材品种本草考证的思路与方法（一）[J]. 中药材科技，1984，3：37–39.

② 谢宗万. 中药材品种本草考证的思路与方法（一）[J]. 中药材科技，1984，4：29–30.

③ 谢宗万. 中药材品种本草考证的思路与方法（二）[J]. 中药材科技，1984，5：36–38.

④ 谢宗万. 中药材品种本草考证的思路与方法（二）[J]. 中药材科技，1984，6：37–39.

⑤ 张娜. 关木通在龙胆泻肝汤中配伍的肾毒性研究［D］. 北京：北京中医药大学，2006（12）.

对古代文献的考察，会将与生药相关的中国传统古籍文献作为研究对象，在较为系统地考证历史上所使用生药基原的基础上，结合实地考察，最终来确定生药的基原。这类生药基原的考证模式与谢宗万所系统总结的本草考证模式基本上是一致的。这种考证模式结合了历史用药经验，对生药基原的考证结论更有信服度，代表了当时生药基原考证研究的最高水平。但也应对这些学者的考证结果保持一定的警惕性，比如钟观光对历代本草中苦菜的品种考证（图 6–10），仅通过古代一本本草书中简单的文字内容很难直接将所用生药确定到种的水平。钟观光先生认为《别录》中的苦菜为宋苦司 Soncchus oleraceus，《本经》与《桐君》中苦菜为拉克土楷属 Lactuca brevirostris 等，这些结论都是值得怀疑的。

學說／藥類	本經	桐君	別錄	唐注	蜀注	嘉祐	衍義	救荒	綱目	名實圖考	蔬菜內還	茄爾氏	亨雷	名彙	今定名
宋苦司屬 Soncchus oleraceus	丨	丨	苦菜	丨	丨	丨	丨	丨	丨	滇苦菜	苦菜	苦蕒菜	苦菜	苦菜花（滿俗）	滇苦菜
S. arvensis	丨	丨	丨	丨	丨	苦苣	丨	丨	丨	苣蕒菜 甜苣	苣蕒菜 俗	苦蕒菜	丨	丨	苦苣 苣蕒菜
拉克土楷屬 Lactuca brevirostris	苦菜	苦菜	丨	丨	苦菜	丨	丨	山萵苣?	丨		春不老	苦菜	苦菜	丨	苦菜
L. denticulata	丨	丨	丨	丨	丨	丨	丨	苦苣?	丨		老鸛菜 光葉苦蕒	丨	丨	丨	小苦苣?
L. d. Var Sonchifolia	丨	丨	丨	丨	丨	苦蕒	丨	老鸛菜 苦蕒菜?	老鸛菜 蒲苣 苦菜 苦蕒	野苦蕒?（當爲不確）	野苦蕒	丨	丨	丨	苦蕒
L. matsumurae	丨	丨	丨	丨	丨	丨	丨	丨	丨	野苦蕒	丨	丨	丨	野苦蕒（引還）	
L. Versicolor = L. chinensis	丨	丨	丨	苦菜	丨	丨	苦菜	丨	丨	苦菜	苦菜 山苦蕒	丨	尖刀子草	長刀菜花（滿俗）	小苦菜

图 6–10 《本草疏证》中所考订各种本草古籍中的苦菜品种

那么，当时生药基原研究究竟到了怎样的学术水平？如何来评价这一时期的生药基原研究？为了弄清这个事实，我们进一步以当代权威性著作中的生药基原作为参考来考察当时代表性著作中对生药基原的标定情况。本文通过对民国及以前的 6 部代表性书籍，包括 2 本国人著作《本草疏证》（1935 年）、《祁州药志》（1936 年）和 3 本外国著作 *Botanicum Sinicum*（1892 年）、《植物名汇》（1915 年）、《头注国译本草纲目》（1929 年），以及中外合著《本草新注》（1936 年）中 50 种菊科生药基原的标注结果进行汇总，以当代代表性著作《中国药典》（2020 版）、《中华本草》、《本草纲目图考》作为参照系，制成表格（表 6–1、表 6–2），来分析探讨民国时期生药基原标注对后世中医药生药基原的影响。

表 6-1　50 种菊科生药原植物拉丁学名汇总表

中文名	著作								
	《中国植物学》（1892）	《植物名汇》（1915）	《头注国译本草纲目》（1929）	《本草疏证》（1935）	《本草新注》（1936）	《祁州药志》（1936）	《中国药典》（2020）	《中华本草》	《本草纲目图考》
蓍	*Achillea sibirica* Ledeb.	*Achillea sibirica* Ledeb.	*Artemisia* sp.	*A. sibirica* L.	*Achillea sibirica* Ledeb.（G. Br. M.）（*Ptarmica sibirica* Ledeb.）（M.）	《本经》列上品之蓍，从前日本本草家，充以 *Achillea sibirica* Ledeb. 之名者误也，牧野氏证明为 *Artemisia* sp. 之一种，种名未详《注本》，北平药肆同春堂之一枝蒿乃 *Achillea sibirica* Ledeb. =*A. mongolica* Fisch. = *Ptarmica sibirica* Ledeb.	*Achillea alpina* L.	—	*Achillea alpina* L.
牛蒡（恶实）	*Arctium lppc* L.	*Arctium lappa* L.（*A. majus* Schk.）	*Arctium lappa* L.	*A. lappa* L.	*Arctium lappa* L.（M. J. BN.）（*A. majus* Schk.）（M.）	*Arctium lappa* L.（*A. majus* Schk.）	*Arctium lappa* L.	—	*Arctium lappa* L.
黄花蒿	*A. annua* L.	*Artemisia annua* L.	*Artemisia annua* L.	*A. annua* L.	*Artemisia annua* L.（M. J. Ch. HC. G. BN.）	—	—	臭蒿 *Dolomiaea edulis*（Franch.）Shih [*Saussurea edulis* Franch.;*Vladimiria edulis*（Franch.）Ling]	未定

续表

中文名	著作								
	《中国植物学》（1892）	《植物名汇》（1915）	《头注国译本草纲目》（1929）	《本草疏证》（1935）	《本草新注》（1936）	《祁州药志》（1936）	《中国药典》（2020）	《中华本草》	《本草纲目图考》
白蒿	*Artemisia sieversiana* Ehr	*A. stelleriana* Bess.	*Artemisia sieversiana* Willd.	*A. sievrsiana* Ehr	*A. stelleriana* Bess.（M. J.）	—	—	大籽蒿 *Arteimiaisia sieuersiana* Ehrhart ex Willd. [*A. maxa* DC.; *A. korana* Nakai; *A. chrysolepis* Kitag.; Ab-sinthium sieuersianun Bess.]	蒌蒿 *Artemisia selengensis* Turcz. ex Bess.
艾	*Artemisia culgaris* major.	*A. vulgaris* L. var. *indica* Max.	*Artemisia vulgaris* L. var. *indica* Maxim.	*A. vulgarlis* L.	*A. vulgaris* L.（M. HC. G.）（*A. indica* Willd.）IMP.（*A. paniculata* Roxb.）IMP.（*A. vulgaris* L. var. *indica* Max.（H. M. Ch. J.）	*A. vulgaris* L. 药市之艾为此种变种	*Artemisia argyi* Levl. et Vant.	—	*Artemisia argyi* Levl. et Vant.

续表

中文名	著作								
	《中国植物学》（1892）	《植物名汇》（1915）	《头注国译本草纲目》（1929）	《本草疏证》（1935）	《本草新注》（1936）	《祁州药志》（1936）	《中国药典》（2020）	《中华本草》	《本草纲目图考》
女菀	*Aster fastigiatus* Fisch. et Mey.	*Aster fastigiatus* Fisch. et Mey.	未详（牧野云，日本本草学者以菊科之一种植物充之，但其认为应为唇形科植物）	—	*Aster fastigiatus* Fisch. et Max.（M. J.）（Max 疑是写错，因为本草新注此学名参考植物名汇，而植物名汇是 Mey，所以本质上认为是一种植物）	—	—	*Turczaninowia fastigiata*（Fisch.）DC. [*Aster fastigiatrs* Fisch.]	*Turczaninowia fastigiata*（Fisch.）DC. [*Aster fastigiatrs* Fisch.]
东风菜	*A. scaber* Th.	*A. scaber* Th.	*A. scaber* Th.	*A. scaber* Thumb.	*A. scaber* Th.（M. J.）	—	—	1. *Doellingeria scaber*（Thunb.）Nees [*Asetr scaber* Thubn.] 2. *Doellingeria marchandii*（Levl.）Ling	—
紫菀	*A. tataricus* L.	*A. tataricus* L.	未详（牧野云，日本学者尝以菊科植物充之）	*A. tataricus* L. f.	*A. tataricus* L.（M. J.）	*A. tataricus* L. f.（兼充本草之女）*A. fastigiatus* Fisch et Maey.（亦充女菀）	*Aster tataricus* L. f.	—	*Aster tataricus* L. f.

续表

中文名	著作								
	《中国植物学》（1892）	《植物名汇》（1915）	《头注国译本草纲目》（1929）	《本草疏证》（1935）	《本草新注》（1936）	《祁州药志》（1936）	《中国药典》（2020）	《中华本草》	《本草纲目图考》
马兰	*A. trinervius* Roxb var. *congesta* Fr. &S.	*A. trinervius* Roxb.	*Aster indicus* L.	*A.* sp.	*A. trinervius* Roxb.（M. J. Br.）*A. indicus* L.（M. G.）	—	—	*Kalimeris indica*（L.）Sch.-Bep. [*Aster indicus* L.]	*Kalimeris indica*（L.）Sch.-Bep. [*Aster indicus* L.]
术（苍术、白术、山蓟）	苍术 *Atractylis*	白术、苍术 *Atractylis ovata* Th.	*Atractylis ovata* Th.	*A.*	*Atractylis ovata* Th.（J. G. Br. HN. M.）（*A. chinensis* Siebold）	*Atractylis ovata* Th. 白术	白术 *Atractylodes macrocephala* Koidz.	—	白术 *Atractylodes macrocephala* Koidz.
苍术	*Atractylis lancea* Thbg. 汉种苍术；*A. ovata* Thbg. 苍术	—	—	—	—	*Atractylis lancea* Thunb.（*A. separata* Bailey.）苍术	茅苍术 *Atractylodes lancea*（Thunb.）DC. 或北苍术 *Atractylodes chinensis*（DC.）Koidz.	—	茅苍术 *Atractylodes lancea*（Thunb.）DC. 或北苍术 *Atractylodes chinensis*（DC.）Koidz.
鬼针草	*Bidens pilosa* L.	*Bidens pilosa* L.	*Bidens pilosa* L.	*B. pilosa* L.	*Bidens pilosa* L.（M. J. Ch.）（*B. parviflora* Willd.）（St）	*Bidens bipinnata* L.	—	婆婆针 *Bidens bipinnata* L.	—

续表

中文名	著作								
	《中国植物学》（1892）	《植物名汇》（1915）	《头注国译本草纲目》（1929）	《本草疏证》（1935）	《本草新注》（1936）	《祁州药志》（1936）	《中国药典》（2020）	《中华本草》	《本草纲目图考》
狼把草	*B. tripartita* L.	*B. tripartita* L.	*B. tripartita* L.（？）	*B. tripartita* L.	*B. tripartita* L.（J. M. St.）	*B. tripartita* L.	—	1. *Bidens tripartita* L. [*B. tripartita* L. f. *limosa* Kom.;*B. shimadai* Hayata] 2. *Bidens tripartita* L. var. *repens*（D. Don）Scherff [*B. repens* D. Don]	1. *Bidens tripartita* L. [*B. tripartita* L. f. *limosa* Kom.;*B. shimadai* Hayata] 2. *Bidens tripartita* L. var. *repens*（D. Don）Scherff [*B. repens* D. Don]
艾纳香	—	*Blumea balsamifera* DC.	*Blumea balsamifera* DC.	*B. balsamifera* Dc.	*Blumea balsamifera* DC.（M. J.）（*Conyza.* b. L.）（IMP.）	*Blumea balsamifera* DC.	艾纳香 *Blumea balsamifera*（L.）DC.	—	—
金盏草（花）	*Calendula officinalis* L.	*C. arvensis* L.	*Calendula officinalis* L.	*Calendula officinalis* L.	*Calendula officinalis* L.（St. M.）（*C. arvensis* L.）（M. J. Ch. BN.）	*C. arvensis* L.	—	欧洲金盏花 *Calendula arvensis* L.	欧洲金盏花 *Calendula arvensis* L.

续表

中文名	著作								
	《中国植物学》（1892）	《植物名汇》（1915）	《头注国译本草纲目》（1929）	《本草疏证》（1935）	《本草新注》（1936）	《祁州药志》（1936）	《中国药典》（2020）	《中华本草》	《本草纲目图考》
飞廉	*Carduus crispus* L.	*Carduus crispus* L.	*Saussurea* sp.（?）	*C. crispus* L.	*Carduus crispus* L.（M. J. Br. St.）	*Carduus crispus* L.	—	菊科飞廉属植物飞廉 *Carduus crispus* L. 和藏飞廉 *C. acanthoides* L.	—
天名精	*Carpesium abrotanoides* L. 作者认为不确切	*Carpesium abrotanoides* L.	*Carpesium abrotanoides* L.	—	*Carpesium abrotanoides* L.（M. J. Br. G. Ch.）	*Carpesium abrotanoides* L.（ch.）*Carpesium abrotanoides* L.（ch.）	—	*Carpesium abrotanoides* L.	*Carpesium abrotanoides* L.
鹤虱	—	天名精 *C. abrotanoides* L.	—	—	*C. abrotanoides* L.（M. J. St. G. Ch.）	*Carpesium abrotanoides* L. 南鹤虱（伊博恩、刘汝强之《本草新注》以 *Lappula anisacanth* Curcke. 充鹤虱）	天名精 *Carpesium abrotanoides* L.	*Carpesium abrotanoides* L.	—
草红花、红蓝花	*Carthamus tinctorius* L.	*Carthamus tinctorius* L.	*Carthamus tinctorius* L.	*C. tinctorius* L.	*Carthamus tinctorius* L.（M. J. G.）	*Carthamus tinctorius* L.	红花 *Carthamus tinctorius* L.	—	*Carthamus tinctorius* L.

续表

中文名	著作								
	《中国植物学》（1892）	《植物名汇》（1915）	《头注国译本草纲目》（1929）	《本草疏证》（1935）	《本草新注》（1936）	《祁州药志》（1936）	《中国药典》（2020）	《中华本草》	《本草纲目图考》
石胡荽（鹅不食草）	*Centipeda orbicularis* Lour.;*Myriogyne minuta* Less.	*Hydrocotyle rotundifolia* Roxb.	*Centipeda minima* O. Kuntze（牧野氏云，从来本草家以伞形科之 *Hydrocotyle sibthorpioides* Lam. 充之，与《纲目》集解之说不合，据《植考》十六卷定为 *Centipeda minima* Kuntze）	—	*Centipeda minima* Kuntze（*C. orbicularis* Lour.）（M.）（*Myriogyne minuta* Less.）（M.）	牧野氏报告，从来本草家以伞形科之 *Hydrocotyle sibthorpioides* Lam. 充之，与《纲目》集解之说不合，今据《植考》之说证明为 *Centipeda minima* Kuntze=*C. orbicularis* Lour. =*Myriogype minuta* Less.	鹅不食草 *Centipeda minima*（L.）*A.* Br. et Aschers.	—	天胡荽 *Hydrocotyle sibthorpioides* Lam.
茼蒿	*Chrysanthemum coronarium* L.	*Chrysanthemum coronarium* L.（*C. roxburgii* Desf.）	*C. coronarium* L.	*C. coronarium* L.	*Chrysanthemum coronarium* L. M. Ch. J. HC. G. Br.）（*C. roxlurghii* Desf.）（M.）（*C. segelum* L.（HF. W. M.）	—	—	1. *Chrysanthemum carinatum* Schousb. [*C. coronaroium* auct. non L.] 2. *Chrysanthemum segetum* L. [*C. coronarium* L. var. *spatiosum* Bailey]	*Chrysanthemum segetum* L.

续表

中文名	著作								
	《中国植物学》（1892）	《植物名汇》（1915）	《头注国译本草纲目》（1929）	《本草疏证》（1935）	《本草新注》（1936）	《祁州药志》（1936）	《中国药典》（2020）	《中华本草》	《本草纲目图考》
千年艾	*Pyrethrum decaisneanum* Max.	*C. decaisneanum* Max.	*Crossostephium chinense* Makino.	—	*C. decaisneanum* Max.（M. J.）	*Crossostephium chinense* Makino.	—	*Crossostephium chinense*（L.）Makino ex Cham. et Schltr. [*Artemisia chinensis* L.]	*Crossostephium chinense*（L.）Makino ex Cham. et Schltr. [*Artemisia chinensis* L.]
野菊	*Pyrethrum indicum* Cass.	*C. indicum* L.（CH.、BR.、H. M.）	*C. indicum* L.	*C. indicum* L.	*C. indicum* L.（Ch. BN.）	*C. indicum* L.	*Chrysanthemum indicum* L.	—	野菊 *Dendranthema indicum*（L.）Des Moul.（前为异名）
菊（节华、女节、日精）	*C. sinense* Sab.	*C. sinense* Sab.	*Chrysanthemum. sinense* Sabine.	—	*C. sinense* Sab.（J. Br. Ch. M.）	*C. sinense* Sab.	*Chrysanthemum morifolium* Ramat.	—	*Dendranthema morifolium*（Ramat.）Tzvel.（前为异名）
苦芙	—	*Cnicus chinensis* Maxim（*Carduus lanceolatus* Lour.）（G.）	—	*C. chinensis* Gard et Champ	*Cnicus chinensis* Maxim（G. M.）（*Crisium chinense* G. &C.）（F. H.）（*Carduus lanceolatus* Lour.）（M.）	—	—	*Lactuca tatarica*（L.）C. A. Mey.	*Lactuca tatarica*（L.）C. A. Mey.

续表

中文名	著作								
	《中国植物学》（1892）	《植物名汇》（1915）	《头注国译本草纲目》（1929）	《本草疏证》（1935）	《本草新注》（1936）	《祁州药志》（1936）	《中国药典》（2020）	《中华本草》	《本草纲目图考》
小蓟	—	*Cnicus japonicus* Maxim. =*Cirsium japonicum* DC.	*Circium maackii* Maxim.	*Circium*	*C. japonicus* Max.（M. J. Br.）（*Cirsium japonicum* DC.）（M.）	*Cnicus maackii* Maxim. 即《植考》之大蓟，与日本之野蓟相同。北平药肆之小蓟 = 祁州小蓟 = 北平败酱草 = 北平取麻菜 *Sonchus arvensis* L.（祁州俗称小蓟;《纲目》为败酱、苦菜；北平俗称取麻菜）	刺儿菜 *Cirsium setosum*（Willd.）MB.	—	飞廉 *Carduus nutans* L. 或丝毛飞廉 *Carduus crispus* L.
大蓟	*C. spicatus* Max.	*Cnicus spicatus* Maxim.	*Circium* sp.	*Circium*	*C. spicatus* Max.（M. J.）（*Cirsium spicatum* Matsum.）（M.）（*C. pendulus* Max.）（Br.）	大蓟 = 祁州大蓟 = 北平大小蓟 = 北平刺儿菜 *Cirsium segetum* Bunge.（*Cnicus segetum* Maxim.）	蓟 *Cirsium japonicum* Fisch. ex DC.	—	蓟 *Cirsium japonicum* Fisch. ex DC.

续表

中文名	著作								
	《中国植物学》（1892）	《植物名汇》（1915）	《头注国译本草纲目》（1929）	《本草疏证》（1935）	《本草新注》（1936）	《祁州药志》（1936）	《中国药典》（2020）	《中华本草》	《本草纲目图考》
漏芦	*Echinops sphrocephalus* L. 单州漏芦	*Echinops dahuricus* Fisch. 单州漏芦	*Echinops dahuricus* Fisch.	—	*Echinops dahuricus* Fisch.（M. G. J.）（*E. sphaerocephalus* Miq.）（BN. ST.）（*E. echinalus*.（IMP）	*Centaurea monanthus* Georgi. 祁州漏芦，赵初认为是 *E* 然经实地调查为 *C*；*Echinops dahuricus* Fisch. 禹州漏芦	祁州漏芦 *Rhaponticum uniflorum*（L.）DC. 禹州漏芦 菊科植物驴欺口 *Echinops latifolius* Tausch. 或华东蓝刺头 *Echinops grijsii* Hance	—	祁州漏芦 *Rhaponticum uniflorum*（L.）DC.
鳢肠（旱莲草、墨旱莲）	*Eclipta alba* Hassk.	*Eclipta alba* Hassk.（*E. prostrata* L）	*Eclipta alba* Hassk.	*E. alba* Hassk.	*Eclipta alba* Hassk.（M. Ch. J. HC.）（*E. prostrata* L）（M.）	*Eclipta alba* Hassk. 北平药肆之旱莲草，大都以蔷薇科之委陵菜属一种植物充之，祁州小药市及北平小药肆之旱莲草，乃确为《纲目》之旱莲草	鳢肠 *Eclipta prostrata* L.	—	鳢肠 *Eclipta prostrata* L.
兰草	*Eupatorium chinense* L.	*Eupatorium chinense* L.	*Eupatrium stoechadosmum* Hance.	—	*Eupatorium chinense* L.（J. M. Ch.）（*E. lindleyanum* DC.）（FH. St.）	*E. stoechadosmum* Hance. 或者是佩兰的一变种 *E. japonicnm* Thunb. Var?	佩兰 *Eupatorium fortunei* Turcz.	—	佩兰 *Eupatorium fortunei* Turcz.

续表

中文名	著作								
	《中国植物学》(1892)	《植物名汇》(1915)	《头注国译本草纲目》(1929)	《本草疏证》(1935)	《本草新注》(1936)	《祁州药志》(1936)	《中国药典》(2020)	《中华本草》	《本草纲目图考》
泽兰	*Eupatorium*	*E. japonicum* Th.(CH.)泽兰、山兰	*Eupatorium lindieyanum* DC.	—	*E. japonicum* Th.(Ch.)	*E. lindleyanum* DC.	唇形科植物毛叶地瓜儿苗 *Lycopus lucidus* Turcz. var. *hirtus* Regel	—	唇形科植物毛叶地瓜儿苗 *Lycopus lucidus* Turcz. var. *hirtus* Regel
鼠鞠草(佛耳草)	*Gnaphalium multiceps* Wall.	*Gnaphalium multiceps* Wall.	*Gnaphalium multiceps* Wall.	*G. multiceps* Wall.	*Gnaphalium multiceps* Wall.(J. Ch.)(*G. luteo-album* L. var. *mulliceps* H.)(FH)	*Gnaphalium multiceps* Wall.	—	*Gnaphalium affine* D. Don [*G. multi-ceps* Wall. ex DC.]	*Gnaphalium affine* D. Don [*G. multi-ceps* Wall. ex DC.]
三七(土三七、山漆、金不换)	*Gynura pinnatifida* DC.	*Gynura pinnatifida* DC. 三七草,土三七(CH;G;H.N.)	—	*C. pinnatifidun* (Lour.) Hu.(*Gynura pinnatifida* Dc.)	*Gynura pinnatifida* DC.(M. J. HC.)(*G. japonica* Mak.)(CMP.)	*Gynura pinnatifida* DC.	—	菊叶三七 *Gynura segetum* (Lour.) Merr. [*G. japonica* (Thunb.) Juel.; *G. piniatifula* (L.) DC.]	菊叶三七 *Gynura segetum* (Lour.) Merr. [*G. japonica* (Thunb.) Juel.; *G. piniatifula* (L.) DC.]
旋覆花	*Inula britanica* DC. var. *vulgaris* Lad.	*Inula britanica* DC.(*I. chinensis* Rupr.)	*Inula britanica* L.	*I. britanica* Dc.	*Inula britanica* DC.(M. Ch. J.)(*I. chinensis* Rupr.)(FH. St.)(*I. japonica* Th.)(HCM. FH.)	*Inula britanica* L.(*I. chinensis* Rupr.)	条叶旋覆花 *Inula linariifolia* Turcz. 或旋覆花 *Inula jponica* Thunb.	—	*I. britanica* Dc.

续表

中文名	著作								
	《中国植物学》（1892）	《植物名汇》（1915）	《头注国译本草纲目》（1929）	《本草疏证》（1935）	《本草新注》（1936）	《祁州药志》（1936）	《中国药典》（2020）	《中华本草》	《本草纲目图考》
仙人仗草	—	—	未详（木村康夫说原植物为 *Lactuca laciniata* Mak. forma *indivisa* Mak.）	—	*Lactuca laciniata* Mak. forma *indivisa* Mak.（J.）	—	—	1. *Phyllostachyl nigra*（Lodd. ex Lindl.）Munro var. *henonis*（Mitf.）Stapf et Rendle 2. *Bambusa tuldoides* Munro. 3. *Sinocalamus beecheyanus*（Munro）McClure var. *pubescens* P. F. Li [*Bambusa beecheyana* Munro var. *pubescens* P. E. Li; *Dendrocalamopsis beecheyana*（Munro）Keng f. var. *pubescens*（P. F. Li）Keng f.]	—
莴苣	—	*L. Scariola* L. var. *sativa* Bisch. 莴苣（P.）、白苣（H. M.）	*Lactucc sative* L.	*L. srariola* L. var *sativa* Bisch	*L. sativa* L.（BN. St.）	*L. sativa* L.	—	*Lactuca satiua* L. [*L. scariola* L. var. *satiua*（L.）Hook. F.]	*Lactuca satiua* L. [*L. scariola* L. var. *satiua*（L.）Hook. F.]

续表

中文名	著作								
	《中国植物学》（1892）	《植物名汇》（1915）	《头注国译本草纲目》（1929）	《本草疏证》（1935）	《本草新注》（1936）	《祁州药志》（1936）	《中国药典》（2020）	《中华本草》	《本草纲目图考》
白苣	—	—	*Lactuca sative* L. var.	*L. srariola* L. var *sativa* Bisch	*L. scariola* L. var. *sativa* Bisch.（H. M. Ch.）L.	—	—	*Lactuca satiua* L. var. *romana* Hort.	*Lactuca satiua* L. var. *romana* Hort.
黄瓜菜（黄花菜）	*Ixeris thunbergii* Gray.	*L. thunbergiana* Maxim.	*Lactuca dentata* Thunb.	*L. apogonoides* Max.	*L. thunbergiana* Maxim.（M. J.）（*Lampsana apogonoides* Max）（M. HN. G. St.）	*L. thunbergii* Gray.（*L. thunbergiana* Maxim.？）	—	黄花草 *Cleome viscosa* L. 不对	黄鹌菜 *Youngia japonica*
狗舌草	*Senecio campestris* DC.	*Senecio campestris* DC.	*Senecio campestris* L. var. *subdentatus* Maxim.	*S. campestris* Dc.	*Senecio campestris* DC.（M. J.）	*Senecio campestris* L. var. *subdentatus* Maxim.	—	*Senecio kirilowii* Turcz. [*Senecio campestris*（Retz.）DC.]	*Senecio kirilowii* Turcz. [*Senecio campestris*（Retz.）DC.]
千里及	—	*S. scandens* Ham.（CH.）（H. C.）	*S. scandens* Ham.	—	*S. scandens* Ham.（Ch. HC.）（*S. chinensis* DC.）（M.）	*S. scandens* Ham.（*S. chinensis* DC.）	千里光 *Senecio scandens* Buch.–Ham.	—	千里光 *Senecio scandens* Buch.–Ham.

续表

中文名	著作								
	《中国植物学》（1892	《植物名汇》（1915）	《头注国译本草纲目》（1929）	《本草疏证》（1935）	《本草新注》（1936）	《祁州药志》（1936）	《中国药典》（2020）	《中华本草》	《本草纲目图考》
稀莶	*Siegesbeckia orientalis* L.	*Siegesbeckia orientalis* L.	*Siegesbeckia pubescens* Makino.	*C. abrotanoides* L. 莶又黄花天名精	*Siegesbeckia orientalis* L.（J. G. Ch.）（*S. brachiata* Roxb）（IMP.）（*S. pubescens* Mak.）（CMP.）	Siegesbeckia orientalis L.	稀签 *Siegesbeckia orientalis* L.、腺梗稀签 *Siegesbeckia pubescens* Makino 或毛梗稀签 *Siegesbeckia glabrescens* Makino	—	稀签 *Siegesbeckia orientalis* L.、腺梗稀签 *Siegesbeckia pubescens* Makino 或毛梗稀签 *Siegesbeckia glabrescens* Makino
刘寄奴草	*Senecio palmatus* Pall.	*Senecio palmatus* Pall. / 一枝黄花 *Solidago virga-aurea* L.（ch）	—	*A. vulgaris* L. Var. *integrifolia* Ledeb. ?	*Solidago virga-aurea* L.（J. St. HCM.）	*Solidago virga-aurea* L. 不符合《纲目》引《唐本》之刘寄奴草	—	奇蒿 *Artemisia anomala* S. Moore	三脉紫菀 *Aster ageratoides* Turcz.
苦菜	*Lactuca versicolor* Scht. Bip（ch.）	*Sonchus oleraceus* L.（*S. ciliatus* Lam）	—	苦菜 *L. brevirostris* Champian. / 滇苦菜又苦菜 *Sonchus oleraceous* L.	*Sonchus oleraceus* L.（J. HM.）（*S. ciliatus* Lam）（M）（a）*Lactuca denticulata* Max.（M. Br. Ch.）	*Sonchus oleraceus* L. 苦菜（P.），滇苦菜（CH.）/*Sonchus arvensis* L.	—	*Sonchus oleraceus* L.	—

续表

中文名	著作								
	《中国植物学》（1892）	《植物名汇》（1915）	《头注国译本草纲目》（1929）	《本草疏证》（1935）	《本草新注》（1936）	《祁州药志》（1936）	《中国药典》（2020）	《中华本草》	《本草纲目图考》
蒲公英	*Taraxacum officinale* Wigg. var. *corniculatum* Koch. &Ziz.	*Taraxacum officinale* Web.（*T. dens-leonis* Desf.）	*Toraxacum* spp.	*Leontodon. taraxacum* L.（*Taraxacum officinale* Wigg）	*Taraxacum officinale* Web.（M. J.）（*T. dens-leonis* Desf.）（M.）	*Taraxacum mongolicum* H. M. 北方蒲公英大部分为此种	蒲公英 *Taraxacum mongolzcum* Hand.– Mazz.、碱地蒲公英 *Taraxacum borealisinense* Kitam. 或同属数种植物	—	蒲公英 *Taraxacum mongolzcum* Hand.– Mazz.、碱地蒲公英 *Taraxacum borealisinense* Kitam. 或同属数种植物
款冬花	*Senecio k?empfcri* DC.	*Tussilago farfara* L.（H. N.）（G.）/*Ligularia kaempieri* S. et. Z.（CH.）	*Tussilago farfara* L.	*T. farfara* L.	*Tussilago farfara* L.（HN. G. M.）（a）（*Petasites japonicus* Miq.）（J. Hosie. BN.）	*Tussilago farfara* L.	款冬 *Tussilago farfara* L.	—	款冬 *Tussilago farfara* L.
枲耳（苍耳子）	*X. strumatium* L.	*Xanthium strumarium* L.	*Xanthium strumarium* L.	*X. strumatium* L.	*Xanthium strumarium* L.（J. Br. Ch.）	*Xanthium strumarium* L.	苍耳 *Xanthium sibiricum* Patr.	—	苍耳 *Xanthium sibiricum* Patr.

注：—. 无内容。

表 6-2 50种菊科生药基原对照和统计表

著作	与现在基原相同的药物数量	未标注基原的药物数量	已标注基原的药物数量	相同率 / %	接受率 / %
《中国植物学》	22	8	42	84	52
《植物名汇》	29	3	47	94	62
《头注国译本草纲目》	24	9	41	82	59
《本草疏证》	19	10	40	80	48
《本草新注》	29	1	49	98	59
《祁州药志》	31	10	40	80	78

注：表6-1共收录9部著作中记载的50种菊科生药原植物学名，表6-2数据是在表6-1数据的基础上做出统计，其中“与现在基原相同的药物数量”是指《中国植物学》《植物名汇》《头注国译本草纲目》《本草疏证》《本草新注》《祁州药志》6部民国及以前的代表性书籍与《中国药典》（2020版）、《中华本草》、《本草纲目图考》的生药基原相同的药物数量；“未标注基原的药物数量”是指在50种菊科生药内，6部民国及以前的代表性书籍每部书中没有标注基原的药物数量；“已标注基原的药物数量”是指在50种菊科生药内，6部民国及以前的代表性书籍每部书中已标注的生药基原药物数量；“相同率”是已标注基原的生药数量占50种菊科生药的百分率；“接受率”是指与现在基原相同的药物数量占已标注基原的药物数量的百分率。

此处补充介绍一下《本草新注》一书。《本草新注》[①]是伊博恩、刘汝强（中国植物学家）合作的中国植物考证著作，1927年首次出版，名为*Bibliography of Chinese medicinal plants from the Pen ts'ao kang mu* 本草纲目 1596 A. D.，1936年第3次出版名为*Chinese Medicinal Plants from the Pen ts'ao kang mu* 本草纲目（本文参考1936年版本）。《本草新注》注释了《本草纲目》中的898种植物药，按照植物学自然分类系统编写，每药列植物学名（拉丁学名下列英文名）、中文名、药用部位、化学成分、产地、参考文献、注意事项，是一部研究中药的重要著作，尤其对于药材原植物鉴定有重大参考价值。《本草新注》作为生药基原物种整理的重要著作，其最突出的特点就是文献参考量巨大，参考了中外245种文献，包括来自德国、美国、英国、日本、中国（包括中国台湾）、法国、瑞典、印度、马来西亚的学术

① 伊博恩，刘汝强. 本草新注［M］. 北京：北京自然历史研究所，1936.

杂志、新闻、政府官报、著述、典籍等[①]。

通过对以上两表进行分析可知：

其一，在表 6–1 中，《本草新注》记载的 49 种菊科生药基原中有 41 种与日本人松村任三所著《植物名汇》学名相同（占 83.4%），且《本草新注》编写说明中也提到该书的编写参考了《植物名汇》，说明《植物名汇》对《本草新注》学名标定有重要的影响。《祁州药志》中有 21 种与日本东京春阳堂出版的《头注国译本草纲目》相同（21/38，占 55.3%），《本草疏证》中有 24 种与《植物名汇》相同（24/39，占 61.5%），说明民国时期我国学者主要借鉴了日本的研究结论，并将其“固化”为中国生药基原。而日本人对生药基原考察多基于其本国实地考察的结果，因此就不可避免地导致我国生药基原的错误。一方面，日本学者的考证结果为我国生药基原考证提供了重要的参考价值；另一方面，日本学者基于本国生药基原的研究结果也增加了我国学者生药基原考证的困难。

其二，《祁州药志》中有 6 种生药基原与上述 4 部外国书籍（《中国植物学》《植物名汇》《头注国译本草纲目》《本草新注》）不同，占全部标注生药的 15%（6/40），且有 3 种与现代标注相同；《本草疏证》中有 7 种生药基原与上述 4 部外国书籍不同，占全部标注生药的 17.5%（7/40），且有 1 种与现代标注相同。反映了赵燏黄与钟观光先生在进行生药基原考证本土化修订过程中的努力与贡献。

其三，在表 6–2 中，《中国植物学》《植物名汇》《头注国译本草纲目》《本草疏证》《本草新注》《祁州药志》6 部书籍中菊科生药基原的“接受率”为 48%~78%，由此可以推测：当代的生药基原一半以上是在民国时期所确定并延续下来的，说明民国时期生药基原研究水平在整体上是值得肯定的。

其四，生药基原的“接受率”反映了书籍的学术水平的接受度。生药

① 梁珊. 伦敦会来华传教士伊博恩与他的中医药研究［C］// 福建师范大学中国基督教研究中心. 2012 多学科视野下的中国基督教本土化研究学术研讨会论文集. 2012: 370–389.

基原的“接受率”越高，说明该书生药基原标注得越准确，对后代的影响越大，是书籍学术水平的一种体现。后来学术界整体上 48%~78% 的“接受率”也反映了其研究结果仍有很多错误，是研究不成熟的一种表现。6 部书籍中以赵燏黄的《祁州药志》接受率最高，说明该书的学术水平最高、影响力也是最为深远的。

其五，生药“相同率”反映了书籍中所收录药物在当代使用的情况。相同率越高说明书中所收录的药物在当代仍在使用的数量越多，因此其收录药物的价值就越大。6 部书籍中菊科生药的相同率在 80%~98%，说明当时所研究的生药绝大部分延续至今，在当代仍在使用，是有代表性的常用药、有效药。以上 6 部书籍中，以伊博恩的《本草新注》和松村任三的《植物名汇》分列第一（98%）、第二（94%），说明这两部书籍在研究时充分考虑了对中医常用药、有效药的选择性。

综上，可以看出民国时期我国生药基原研究广泛受到日本的影响，很多研究成果借鉴于日本，其中对我国生药学术界影响最大的两部日本书籍是《植物名汇》与《头注国译本草纲目》。但随着我国学者自主研究意识的觉醒，从实际研究中已经开始对日本所标定的生药基原进行本土化的修订，其中学术水平较高的书籍当属赵燏黄的《祁州药志》。民国时期本国学者的生药基原研究整体水平是值得肯定的，但研究中仍有大量的错误，说明彼时的研究仍处于初步阶段。

三、药物图片的多种展示形式及其特色与应用

药物或药材图片简称“药图”，是药物品种鉴别的主要依据之一。古代药图包括植物（动物、矿物）形态图片和药材图片两种。唐朝贞观年间的《隋书·经籍志》所载《灵秀本草图》是第一种正史记载的本草图[①]，早在我

① 郑金生. 药林外史［M］. 桂林：广西师范大学出版社，2007：196.

国唐朝时期，官修《新修本草》即有《药图》25卷，孔志约序有："广颁天下，营求药物……丹青绮焕，备庶物之形容。"这是我国唐以前有记载的卷帙最多，药品来源最丰富的彩色药物图谱[①]。北宋的《本草图经》所附药图是我国现存最早的药物图谱[②]，南宋王介所著的《履巉岩本草》是有代表性的地方性民间药草图谱，也是现存最早的彩色药谱，药图精美[③]。明朝朱橚《救荒本草》采用每物一图的著述方式，且"召画工绘之为图"，《本草品汇精要》是我国古代最大的一部彩色本草图谱。清朝吴其濬《植物名实图考》附图是历代传统本草图绘中最精确的，科学价值很高[④]。而到明朝万历时期才出现真正的药材图《本草原始》，著者李中立亲自描绘药材形态，并在图旁标注鉴别特征，其中部分还有药材断面图，表示药材内部特征[⑤]，此与后来传入中国的生药学的药材绘图方式很相似，只是在表现手法上略显粗糙。

到了民国时期，借以展现药物或药材形态的图片形式变得更加丰富，除传统的手绘图片外，还增加了药物形态、药物标本以及药材的摄影图片，且植物科学绘画也逐渐取代了传统植物绘画形式。以下逐一说明。

（一）植物科学绘画的特色与展示

1. 药用植物形态图

虽然我国传统药图也不乏精美之作，但与西方植物科学绘画相比依然有很大区别。中国传统药图绘制工具为毛笔，以白描为主要技法。绘制没有统一标准，所以画出的作品效果差别很大，风格各异，但都没有植物的局部放大图和解剖图。到民国时期受西方科学技术影响，中国传统药图也不免发生

---

① 尚志钧，林乾良，郑金生. 历代中药文献精华［M］. 北京：科学技术文献出版社，1989：184.

② 同①：213.

③ 同①：244.

④ 同①：355.

⑤ 郑金生. 药林外史［M］. 桂林：广西师范大学出版社，2007：205.

续表

中文名	著作								
	《中国植物学》(1892)	《植物名汇》(1915)	《头注国译本草纲目》(1929)	《本草疏证》(1935)	《本草新注》(1936)	《祁州药志》(1936)	《中国药典》(2020)	《中华本草》	《本草纲目图考》
青蒿	*A. annua* L.	*Artemisia abrotanum* Th. =*A. apiacea* Hce.	*Artemisia apiacea* Hance.	*A. apiacea* Hce.	*A. apiacea* Hce. (BN. M.)(*A. abrotanum* Th.)(M.)	*A. annua* L. f. *ganuina* Pamp. 北平药肆之青蒿，产于河北。赵认为青蒿是采收本植物未开花前的全草而干燥之，而本植物老则变黄，故《纲目》有黄花蒿之名	黄花蒿 *Artemisia annua* L.	—	*Artemisia annua* L.
茵陈蒿	*A. capillaris* Thunb.	*A. capillaris* Th.	*A. capillaris* Th.	*A. capillaris* Thunb.	*A. capillaris* Th. (M. J. Ch. G.)(*A. apiacea* Hce.)(W.)	*A. capillaris* Th.	滨蒿 *Artemisia scoparia* Waldst. et Kit. 或茵陈蒿 *Artemisia capillaris* Thunb.	—	滨蒿 *Artemisia scoparia* Waldst. et Kit. 或茵陈蒿 *Artemisia capillaris* Thunb.
牡蒿	*A. japonica* Th.	*A. japonica* Th.	*A. japonica* Th.	*A. eriopoda* Bunge. or *A. japonica* Th.	*A. japonica* Th. (M. J. Ch. HC. G.)	—	—	*Artemisia japonica* Thunb.	*Artemisia japonica* Thunb.
菴蕳	*A. keiskeana* Miq.	*A. keiskeana* Miq.	*A. vulgarlis* L. Var. (?)	*A. vulgarlis* L. Var *mongolica*	*A. keiskeana* Miq. (M. J.)	—	—	*Artemisia keiskeana* Miq.	*Artemisia keiskeana* Miq.

变化。这一时期所出现的药图与传统药图最主要的区别在于其科学绘制方法的出现与应用。英国传教士韦廉臣与中国学者李善兰编译的《植物学》是第一本介绍西方近代植物学的著作，书中插图 200 多幅。插图内容还有植物的植株、局部放大图与解剖图，绘制精美，科学真实。此后植物科学绘图在中国陆续出现。

以《中国新本草图志》人参形态图加以说明（图 6–11），该图节选部分能表现植物特征的花枝和根部，另加几个局部放大和分解图（全花放大图、除去花冠及雄蕊之雌性花图、除去花冠及雄蕊之雄性花图、雌蕊图、花冠图、成熟浆果图）。画面充实，内容丰富。该图以彩图的形式体现，颜色较逼真，且有一定的透视感和立体感，把植物的形状、立体和质地等都较好地表现出来，既美观又科学准确。

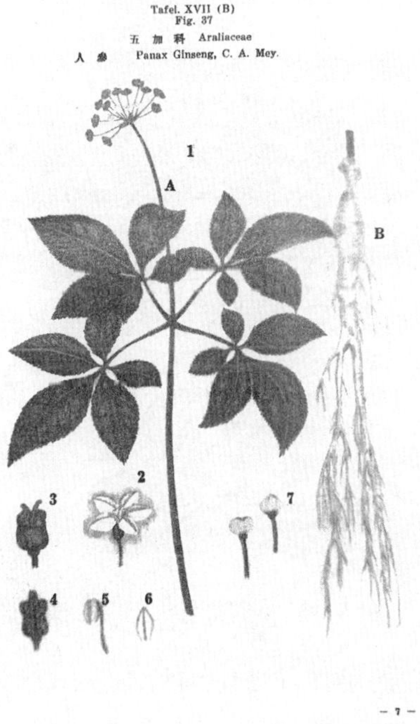

第 十 七 圖 版

第 三 十 七 圖 (B.)

多 年 生 人 參 形 態 圖 解

1. 多年生開花植物之全部
   A. 開花植物　　B. 地下根部
2. 全花放大形
3. 除去花冠及雄蕊之雌性花♀
4. 除去花冠幷雄蕊之雄性花♂
5. 雄蕊
6. 花冠之一
7. 成熟之漿果

Tafelbeschreibung XVII

Fig. 37 (B)

(Panax Ginseng, C. A. Mey.)

Morphologisches Atlas eines mehrjährigen Ginsengs.

1. Der ganze Teil einer mehrjährigen blühenden Pflanze.
   A. Die blühende Pflanze.
   B. Der Wurzelteil unter dem Boden.
2. Vergrösserung der Blüte.
3. Weibliche Blüte ohne Kronen und Staubblätter. ♀
4. Männliche Blüte ohne Kronen und Staubblätter. ♂
5. Staubgefäss.
6. Eine Krone.
7. Reife Beeren.

— 6 —

图 6–11 《中国新本草图志》人参形态图及图解

再如，裴鉴《中国药用植物志》中的檵花图（图 6–12）截取檵花代表性的果枝和花枝加以描绘，另加解剖和局部放大的去花瓣后的花、花瓣、雄蕊、雌蕊和种子图。绘图将中国传统的绘画艺术与西方绘画艺术相结合，以线条为主要表现方法，透视感、立体感极强，较《中国新本草图志》的图画更加细腻和精美。此外，该图中对于檵花叶和茎有绒毛的特点无法在图片上表示，采用局部放大的形式加以描绘。并以厘米标尺作为参照，使植株大小一目了然。

《植物名实图考》（图 6–13）是传统本草绘图的典范，其绘制的檵花图虽也属于折枝图，突出了植物形态特点，花、叶、枝条绘制比例恰当，但与《中国药用植物志》中的檵花图相比则缺少反映植物重要器官的特写图，缺少刻度标尺的参照系。因此，其科学性也大打折扣。

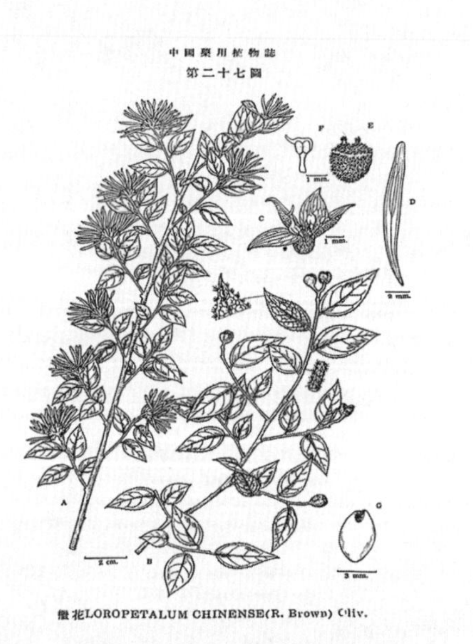

图 6–12 《中国药用植物志》檵花图

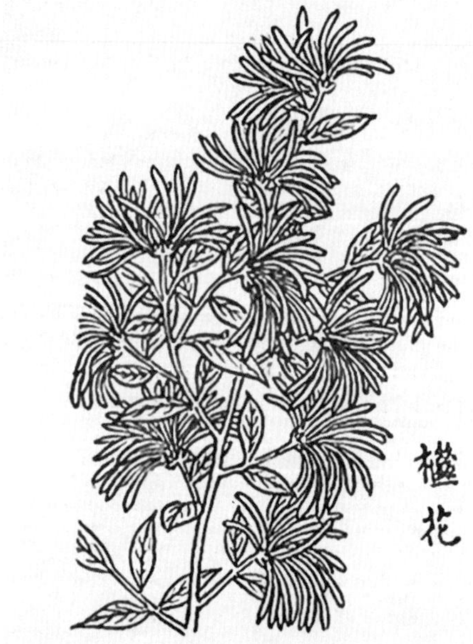

图 6–13 《植物名实图考》檵花图

民国时期的植物科学绘图较有代表性的著作除《中国新本草图志》《中国药用植物志》外，还有《滇南本草图谱》[①]（图 6–14）。该书是民国三十四

① 经利彬，吴征镒，匡可任，等．滇南本草图谱［M］. 昆明：云南科学技术出版社，2007.

年（1945 年）由经利彬、吴征镒、匡可任、蔡德惠编著，国立中国医药研究所、云南省立药物改进所发行的一部出色的地方性本草著作。全书收载草药 26 种，均出自兰茂《滇南本草》，并对每一种本草都用现代植物学的方法进行考证，且每药均附植物全形及花果解剖墨线图，共 26 幅，尽量全面展现植物的各个特征，包括从植物的根到茎叶，花到果实，花及果实的内部解剖特征，这与西方植物分类学的影响分不开，而本书的药图绘制者匡可任、吴征镒都是我国著名植物分类学家，并有着高超的植物科学绘图技巧。

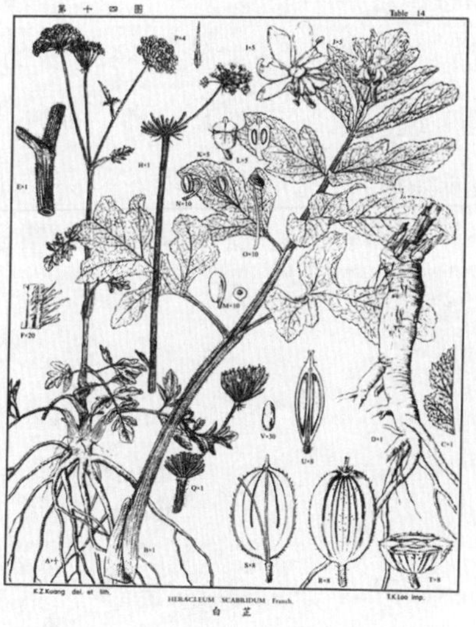

图 6–14 《滇南本草图谱》白芷图

植物科学绘画也对中医学界产生了影响，当时的一些中医药书籍或杂志中都附有植物科学绘画图片。较有代表性的是《中国药物标本图影》（图 6–15）。该书是 1935 年由陈存仁主编、世界书局出版的著作，共收载动物、植物、矿物类药图 770 幅，包括彩绘图 394 幅，摄影图 376 幅。编者从不同的药肆、药堂搜集到多种药材标本，并参考大量日本相关药图书籍，对药材标本进行彩绘和拍摄。此外，赵燏臣的《党参新研究》中附有党参彩图（图 5–9），黄劳逸在《国药新声》发表的多篇药用植物研究都附有植物形态图和药材图，等等（图 6–16、图 6–17）。

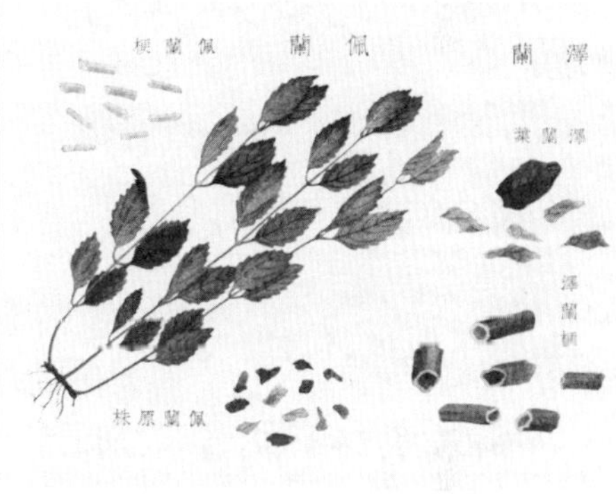

图 6–15 《中国药物标本图影》佩兰图

植物科学绘图取植物有代表性的部位进行绘制，相当于在保持植物各个部分之间比例的同时，间接地将植物放大，因此可以更加清晰地刻画其局部特征。此外，植物学知识告诉我们植物的生殖器官是植物分类的最关键依据，因此植物科学绘图将植物的生殖器官（花、雄蕊、雌蕊、果实、种子等）进行解剖式放大绘制。此外，科学绘图还会采用刻度标尺作参照，或根据植物的特殊形态采用一些突出的描绘方式，如局部放大图等来展示。可以看出，以植物科学绘图来绘制植物较传统手绘植物图片，更有利于植物物种的准确鉴别。

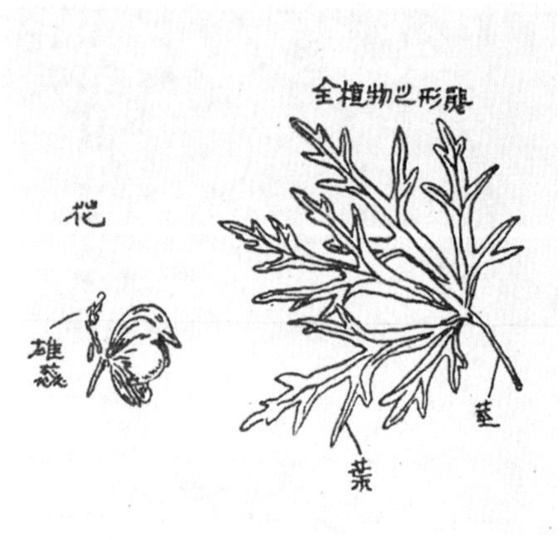

图 6–16 《国药新声》乌头图

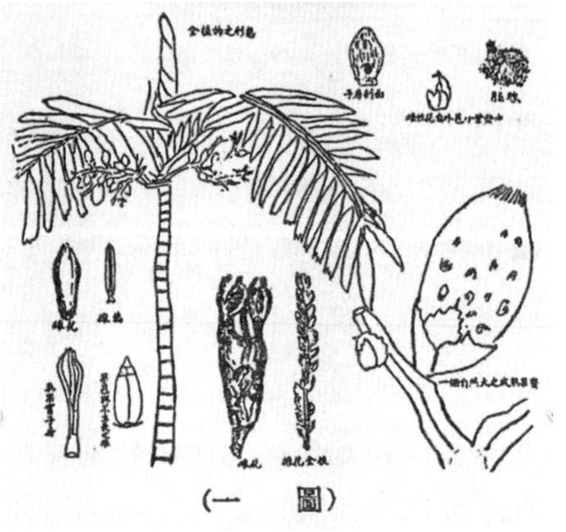

图 6–17 《国药新声》槟榔图

2. 药用植物药材图

药用植物药材图在民国时期的绘图较传统绘图变化不大，更多地体现在绘画水平的提高以及对药材细节的把握上，如增加了横断面、纵切面等的解剖绘图（图 6–18）。

（二）植物摄影照片的出现与应用

随着照相机的发明与普及，植物摄影照片也被广泛加以应用。民国时期植物摄影图片（当时亦被称作写真）大量地出现在各种生药学、植物学书籍、杂志中，其形式内容丰富多样。常见的植物摄影照片有植物（标本）形态照片、植物生境照片、药材性状照片、药材显微下照片等（图 6–19 至图 6–25）。

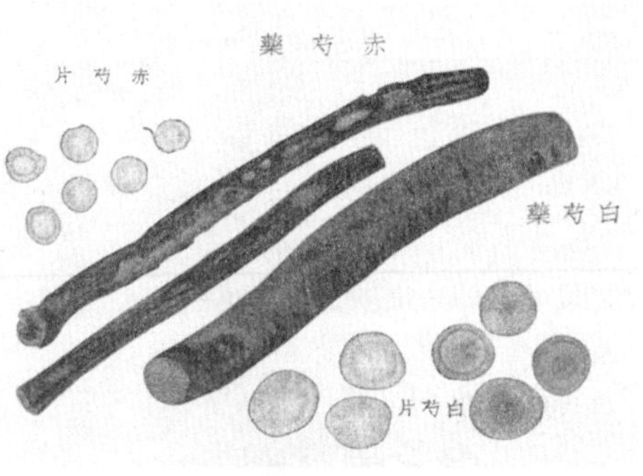

（1）《中国药物标本图影》白芍、赤芍药材图

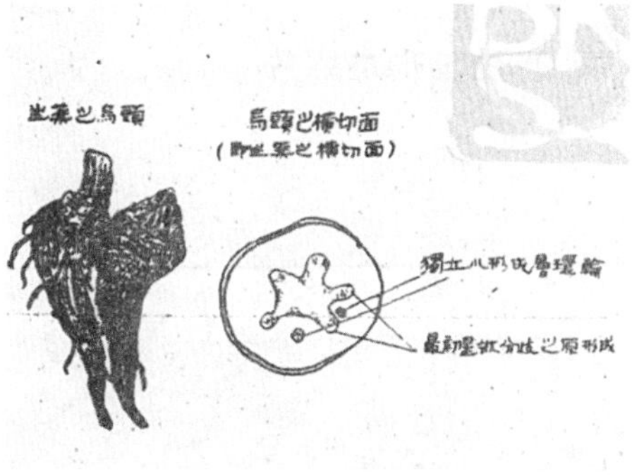

（2）《国药新声》乌头药材图

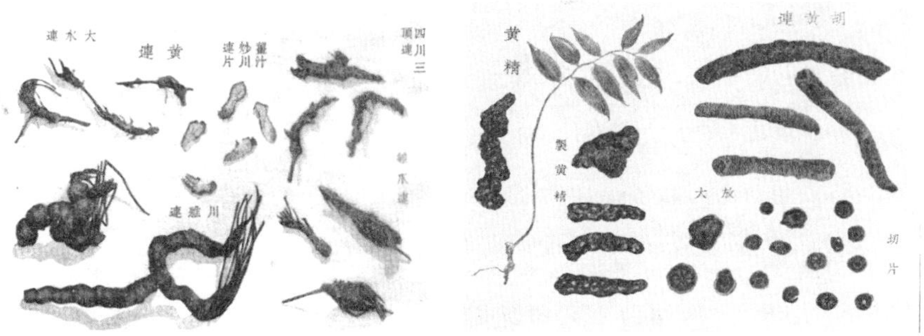

（3）《中国药物标本图影》黄连药材、黄精植物与药材、胡黄连药材图

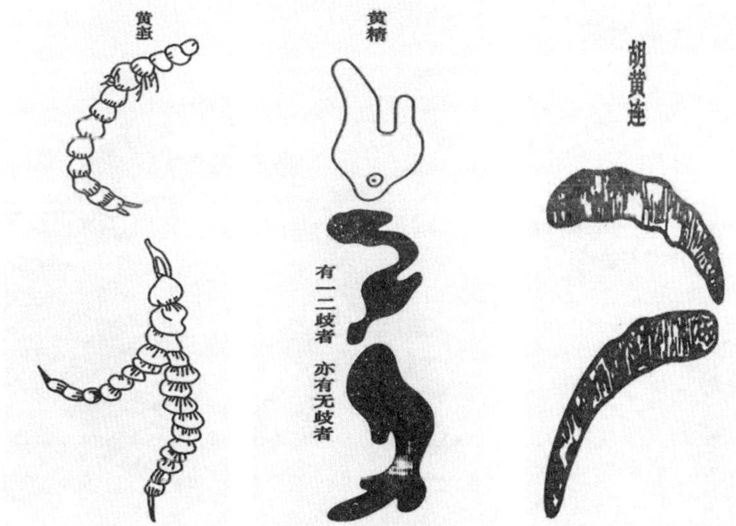

（4）《本草原始》黄连、黄精、胡黄连药材图

图 6-18　民国时期药物书籍中的药用植物药材图

注：《中国药物标本图影》药材图与《本草原始》相比，前者对药材细节的把握更加精准，写实性更强。

1. 植物形态照片

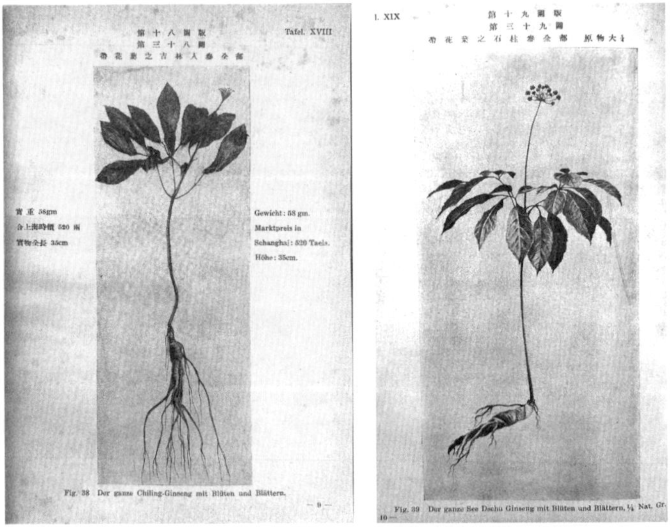

图 6-19 《中国新本草图志》人参形态照片

2. 植物标本照片

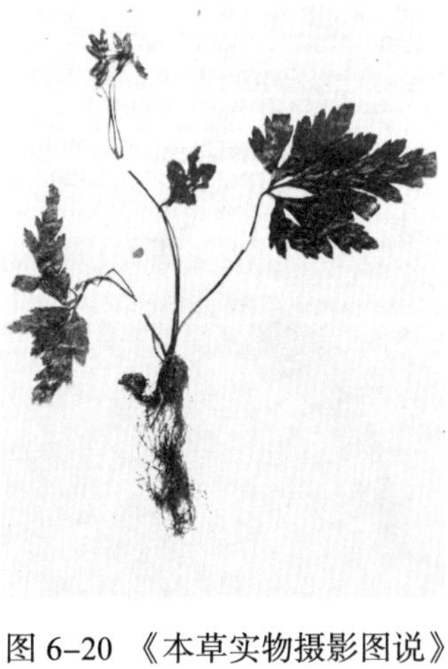

图 6-20 《本草实物摄影图说》黄连标本图

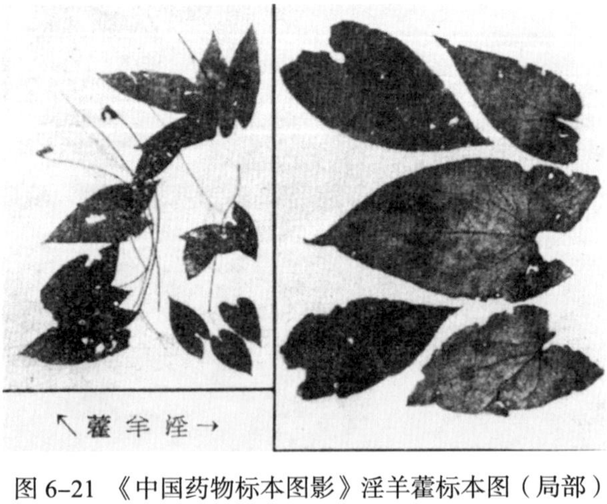

图 6-21 《中国药物标本图影》淫羊藿标本图（局部）

3. 植物生境照片

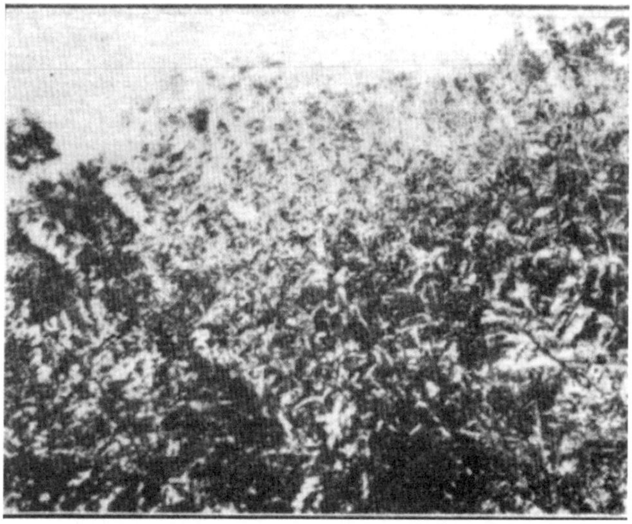

图 6–22 《中国药物标本图影》丹参野生形态图

4. 药材性状照片

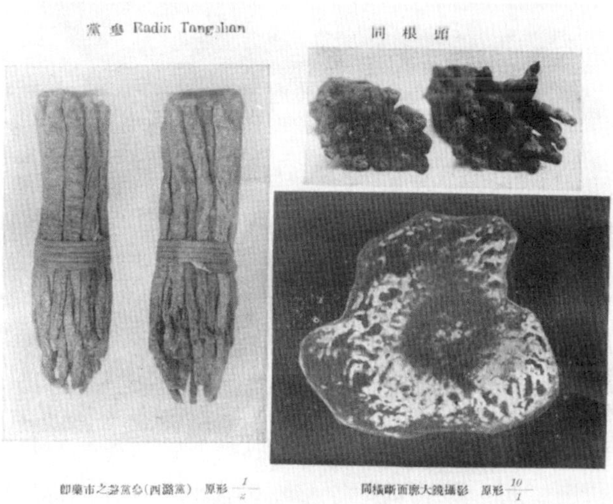

图 6–23 《本草实物摄影图说》党参药材图

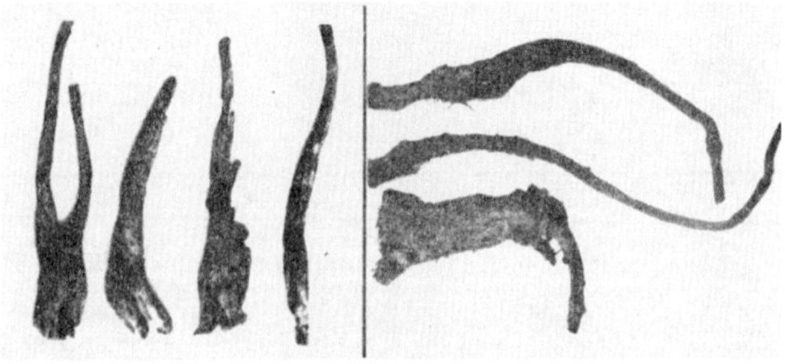

图 6–24 《中国药物标本图影》秦艽药材图

5. 药材显微镜下照片

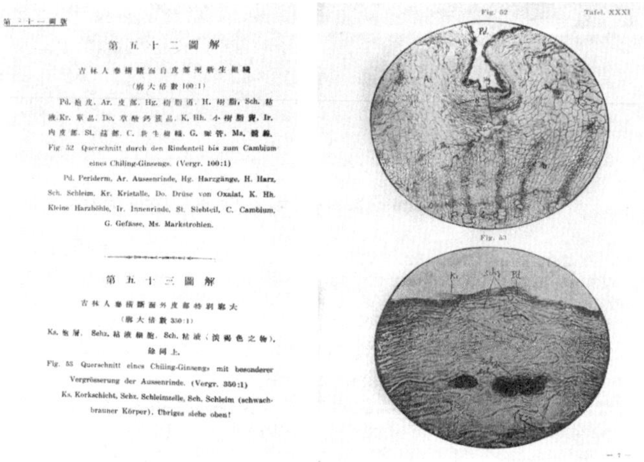
第三十一圖版

第五十二圖解

吉林人參橫斷面自皮部至新生組織

（擴大倍數 100:1）

Pd. 栓皮，Ar. 皮部，Hg. 樹脂道，H. 樹脂，Sch. 粘液，Kr. 晶，Do. 草酸鈣簇晶，K. Hh. 小樹脂囊，Ir. 内皮部，St. 篩部，C. 新生組織，G. 導管，Ms. 髓線。

Fig. 52 Querschnitt durch den Rindenteil bis zum Cambium eines Chiling-Ginsengs. (Vergr. 100:1)

Pd. Periderm, Ar. Aussenrinde, Hg. Harzgänge, H. Harz, Sch. Schleim, Kr. Kristalle, Do. Drüse von Oxalat, K. Hh. Kleine Harzhöhle, Ir. Innenrinde, St. Siebteil, C. Cambium, G. Gefässe, Ms. Markstrohlen.

第五十三圖解

吉林人參橫斷面外皮部特別擴大

（擴大倍數 350:1）

Ks. 栓層，Sehz. 粘液細胞，Sch. 粘液（淡褐色之物），餘同上。

Fig. 53 Querschnitt eines Chiling-Ginsengs mit besonderer Vergrösserung der Aussenrinde. (Vergr. 350:1)

Ks. Korkschicht, Sehz. Schleimzelle, Sch. Schleim (schwach-brauner Körper). Übriges siehe oben!

图 6–25 《中国新本草图志》吉林人参横断面显微照片

除上述《中国新本草图志》《中国药物标本图影》对植物摄影技术予以深度应用外，1934 年赵燏黄在《新医药杂志》连续发表了《本草实物摄影图说》对三七（人参三七）、桔梗（晒白桔梗，原皮桔梗并苦桔梗）、沙参（南沙参、杏叶沙参、文元党参、空沙参、北沙参）、党参（上党参、并文元党参）、黄连（天目山黄连、川黄连三种并云连）、汉防己（甲、乙、丙三种并广防己）、木防己（甲、乙、丙青藤三种并粉寸己）、贯众、石斛、款冬花、杜仲做了生药学研究，每一味药都附原植物形态和 / 或标本摄影图，并附以文字说明，合成“图说”。

就连民国时期一些中医药的杂志封面上也有植物摄影图片（图 6–26，图 6–27）。一方面从杂志的角度来说提升了杂志的美观程度，另一方面说明植物摄影在当时已经具有了广泛的影响。

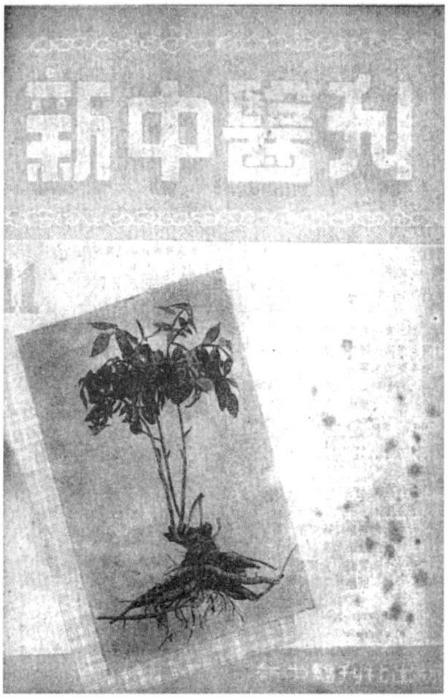

图 6–26 《新中医刊》白鲜

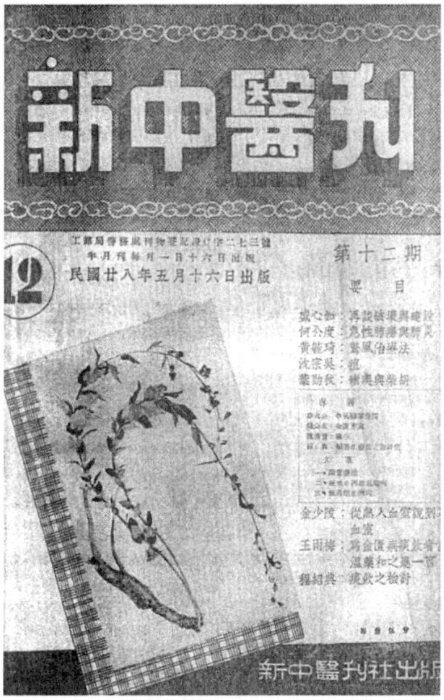

图 6–27 《新中医刊》沙参

植物摄影图可以比植物手绘图从颜色、生境、精细程度等方面更加真实地反映植物及药材的情况，是植物科学绘图的重要补充，也是生药鉴别的有力实用工具。

四、生药标本采集与资源调查研究的泛化

生药标本制作是生药学学者鉴定生药学名的必要手段。随着标本采集与制作的开展，生药标本制作逐渐形成了系统的方法和理论体系。1934 年管光地对药用生物标本的采集与制作方法做了系统的总结[①]，管光地指出：植物药

① 管光地. 药用生物标本［J］. 科学世界（南京），1934，3（12）：1170–1187.

的采集要依据根、茎、皮、叶、花、果实、种子不同的入药部位在不同时间采集。采集时当带夹板、标本瓶、木箱以及各种必须化学品。标本采得，要立即编号，记录标本产地、日期、产地海拔、山地、平原、水地、土壤、生产数量等。之后分别详细论述了标本采集后，根据不同的采集目的包括大量干藏、干制标本（装瓶标本、压制标本、粉末标本）、浸制标本、切片标本采用不同试剂、制作方法和注意事项等。全文系统性、理论性、实用性均极强，直到今日所采用的标本采集与制作方法仍与此大同小异，这足以说明当时生药标本的采集和制作已经进入了较为成熟的阶段。

这一时期以赵燏黄为代表的众多生药学家开展了生药标本采集与制作工作，采集规模、数量明显较之前增多，兹将部分代表性工作按地区进行划分，并列述如下。

（一）华北地区

赵燏黄的标本采集工作：

民国时期最早开始对生药进行大规模、广范围、系统性采集考察研究工作的应该是赵燏黄。赵燏黄认为国药的研究最基本、最难也是最重要的是药材原植物的鉴定问题。“考察药材之原植物，以实地采集之完全标本，互相质对，切实证明，甚或追随采药者入山，穷源寻委，发掘其生活之根苗，觅取其难得之种子，携归栽培，待其开花结实而后阐定其学名。”因此，赵燏黄在研究工作中十分注重实地调查。而赵燏黄真正集中做生药学调查研究是从 1930 年的《研究国产药材计划方针》开始，并以此方针为指导，随后拟定了本草古名及学名之考订办法及第一集要考订的名词目录，名录列出了 102 个药物，据此药物名录研究编写《实验新本草》[①]，可惜的是最后未能完成，只做了五种药物的研究，后于 1931 年、1932 年先后出版了第一集的第一卷和第二卷，出版名为《中国新本草图志》。

---

① 赵燏黄. 实验新本草第一集名词目录商榷之草案［J］. 医药评论，1930（25）：37–42.

1935 年赵燏黄与钟观光、钟补求、朱晟四人“奉北平研究院研究国药生药之使命，赴祁实地调查”，此次调查用时一周多，将祁州南关的大药市小药市的药材，基本调查完毕，共采集二百三四十种大药，一百二三十种草药，并向北平药肆补采祁州药市未备的药品若干种，总共得药五六百种，但不包括动物性药品。此次调查同行之人还有北平研究院植物学研究所的钟观光、钟补求、朱晟[①]，此时钟观光也正在参与植物研究所整理中国古籍中植物的工作。他们将搜集到的 200 多种药材标本和 100 多种草药标本运回，并以此标本为研究基础，编著了《祁州药志》（第一集·菊科及川续断科之生药研究）于 1936 年出版，《本草药品实地之观察》（别集之一、别集之二）分别于 1936 年、1937 年刊于《国立北平研究院生理学研究所中文报告汇刊》。《祁州药志》是中国按自然分类系统整理本草研究国药生药学的肇始，也是中国最早编著的地区药材志。《祁州药志》[②] 虽以“祁州”为名，“实则包括南北药材之全部，而尤以华北一带之道地药材最为详备”。本书不仅研究祁州药肆的药物，还论及祁州的地理文化风俗。全书共载药 59 种，附药物图 122 幅，药分菊科与川续断两科，其中以菊科药物为主，川续断科只有川续断与北苣藤子两味药，每药项下先考察古代本草文献与现代药材是否一致，次之以药材与药材原植物相比较，明确药材来源，若无法考证，则只记载形态，对于已经发表的现代药物研究成果也予收录。祁州药志的附录有生药检索表，此表是根据植物学的分类系统，恩格勒系统进行检索。此次调查成果显著，正如国立北平研究院生理学研究所中文报告中所说“采得六百余种之国药而归，研究报告第一集……题为《祁州药材之调查及其初步之观察》，内容概括菊科及桔梗科产出之药材，附精密之照片六十余幅……此报告分十二集而全部成功，其主要之目的，在解决国药之基本问题（即原植物问题），待基本问题略有头绪，再继续研究其供药部分之组织学”[③]。

---

① 赵燏黄. 祁州药志（附北平）：第一集：绪言［J］. 国立北平研究院生理学研究所中文报告汇刊，1936，3（2）：1–2.

② 赵燏黄. 祁州药志［M］. 樊菊芬，点校. 福州：福建科学技术出版社，2004.

③ 社友消息：赵燏黄君通讯……［J］. 社友，1936（54）：3.

赵燏黄与其弟子朱晟就华北一带药市及药肆的药材进行调查研究，共调查 800 余种药材[①]，编著《华北药材初步之观察》。该书将历代文献考证列入考订药用植物拉丁学名的证据："国产药材，在科学上解决之问题，内容极复杂，研究整理，殊为困难，初步观察，注意之范围如下：本草药（官药）在文献上之检讨；民间药之实地调查；国药之正名；原植物之考察及证明（药材不限于植物，兹仅就其产于植物界者而言）。所谓药材，非整个药用植物之材料也，大抵仅截取医药上有效之一部分，如草根木皮之类是也，检明其母体之来源，生药学研究之第一问题也。"[②]再一次明确提出了考证生药基原是生药学研究第一问题，其研究方法更加清晰，将实地考察与历代文献记载互参考证，通过实例生动地展现了具有特色的本土生药研究。

1940—1941 年，赵燏黄发表了《华北药材对于本草上之辨难及质疑》《华北药材研究补遗》等文章，对华北药材的生药学研究做了补充。1942—1943 年，赵燏黄与石户谷勉、米景森、关克俭共同写了《蒙古本草药之原植物》《北京市场所见食用干菜类之研究·藻类植物之鉴定》《蒙疆所产本草药材关于其原植物之考察》《北京市场所见食用干菜类之研究·菌类植物之鉴定》，对中国北部的北京、蒙古、新疆地区的生药资源进行了调查。

1936 年，赵燏黄、朱晟又到华北一带的药市及药肆中采得药材八百余种，约包括河北之北平、祁州、保定，与河南之禹州、郑州、怀庆及百泉各地。并在察哈尔、河北、河南等数省之山地，如东陵、小五台山、百花山、嵩山等处，就北药之主产地，调查其原植物，与供于药用之部分[③]。

赵燏黄还曾两次专程赴祁州及禹州，从事采药工作，1936 年以在河北、河南的实地调查及采集到的标本为研究基础发行了第一集报告，涉及药材有菊科和川续断科 50 余种[④]。

---

① 赵燏黄，朱晟. 华北药材初步之观察［J］. 中华药学杂志（上海），1936，1（4）：329-363.

② 同①.

③ 同①.

④ 赵燏黄. 著述：近年整理本草研究国药之方案及其实例［J］. 中华药刊，1939，1（1）：6-24.

1941 年赵燏黄和石户谷勉因“通行于蒙古喇嘛僧之医药，据西藏药典之内容观之，曩者除 Hübotter 氏等之二、三报告外，则无闻有其他研究矣”，所以到北京雍和宫调查喇嘛僧间通行之蒙古药，并搜集整理，共计得到植物生药一百八十一品，动物生药二十四品，矿物生药三十品，内有植物生药一百六十二品，已检定其母体之原植物①。

1942 年赵燏黄与石户谷勉等实地调查了北京一年四季中，食用之生菜及鲜果，干菜类，干果类，酱菜类，腌菜类等，向北京市肆，购得藻类之植物等 18 种②。之后又调查了属于干菜类之菌蕈、罐食者两种，鲜食者三种，共计为两门、七目、九科、二十三品种，另附地衣类一种③。

（二）华东地区

赵燏黄在浙东地区的生药采集工作：

1934 年赵燏黄承浙江建设厅主办的东南交通周览会邀请，赴浙东游览并在当地进行药用植物调查及采集工作。赵燏黄从上海出发赴杭，由杭州到金华，“历游永康之方岩，缙云之仙都，丽水之南明山，青田之石门洞，永嘉之江心寺，中山公园，积谷山，资福山，东山书院，延寿寺。继至王右军墨池，永嘉诗人祠堂，温属图书馆，转乘汽轮至乐清之白溪镇……”。后赵燏黄将“采集或调查各地药用植物之梗概，编为目录，　　分其科属，记其学名”。其中缙云、丽水、青田、永嘉、乐清产药目录如下：白术、苍术、白芍、元胡、龙胆草、半夏、南星、前胡、细辛、桔梗、枳壳④。

---

① 赵燏黄，石户谷勉. 蒙古本草药之原植物［J］. 国立北京大学医学杂志，1941，3（2）：115-125.

② 赵燏黄，石户谷勉，米景森. 北京市场所见食用干菜类之研究（附图）［J］. 国立北京大学医学杂志，1942，3（4）：213-252.

③ 赵燏黄，石户谷勉，关克俭. 北京市场所见食用干菜之研究（附图表）［J］. 国立北京大学医学杂志，1943，5（5）：344-363.

④ 赵燏黄. 浙东采药记［J］. 东南揽胜，1935，3：241.

叶三多等在杭州的采集工作：

叶三多，浙江灵溪人，1918 年毕业于浙江省立医药专门学校药科，1919 年赴法国留学，1926 年回国，短期在上海固本药皂场、上海华美药行担任技师、药师，后曾任上海医学院、浙江省立医药专门学校、浙江医学院教授，法文专修院教师等职，先后担任过生药学、药用植物学、药用拉丁文、调剂学、处方学等课程的教学工作，为开创我国近代药学教育、培养药学人才，作出巨大贡献。叶三多知识渊博，掌握法文、英文、德文、日文、拉丁文、俄文等多国语言，博览世界各国科学知识，包括生药学、植物学、动物学等方面的书籍，在 1937 年借鉴各国生药学书籍编著出版了《生药学》下册[①]。1935 年浙江省立医药专科学校生药学教授叶三多，药用植物学教授韩陶齐，植物研究室邵公佑及学生三十余人在杭州市郊花坞采集生药标本[②]。

陆世益在江苏的草药调研工作：

1935 年陆世益调查了江苏省出产的生药，较为全面地按市、县为单位对江苏省境内所产的药材加以总结，并标注了具体的产地，如镇江枸杞、黄独、何首乌、吴茱萸、沙参、荠苨（出汝山）、桔梗、丹参、地榆、柴胡、苦参、龙胆草、三七、鬼督邮、孩儿参（出仑山、高丽山）、蛇床、荆芥、薄荷、茵陈、益母草、刘寄奴、牛蒡子、车前、地肤、王不留行、马鞭草、蒲公英、夏枯草、天名精、马兜铃、瓜蒌、茜草、五加、半夏、羊踯躅、天南星、石龙芮、羊蹄大黄、石胡荽、地锦、地豇豆、马勃、玫瑰、旋覆花。甚至有些药物标注了具体的产量以及售价，但并未对药物的品种加以认定，未标注药物的学名[③]。类似于古代地方志中地方物产一类的调研。

① 叶宗武. 生药学家叶三多教授［M］// 中国人民政治协商会议浙江省苍南县委员会文史资料研究委员会. 苍南文史资料 第 2 辑. 1986：1-4.

② 珣. 记事：生药采集记［J］. 药报，1935（44）：74-77.

③ 陆世益. 江苏出产国药调查［J］. 光华医药杂志，1935，2（10）：43-45.

朱寿朋在上海的采集工作：

朱寿朋“致志于鲜药之采集”，带领十五人到上海老龙华、徐家汇采集生药标本，得二十余种[①]。

马云翔在上海龙华的采集工作：

马云翔在1933—1934年对上海龙华地区的生药进行了调查[②③④⑤]，采集的生药有水蓼、苍耳、三棱草、扁柏、薄荷、牵牛、鸭跖草、西河柳、蒲公英、落得打、野菊花、马兰头、马齿苋、地肤、车前、灯笼草、紫苏、五爪金龙、土牛膝、水杨柳、草绵、叶棒珠，以及民间用品金钱草、虫气草、九重隔、癣大黄、葛树等生药，并对每味生药编写了学名、科属、形性、功用、主治、用法和保存的记录。

（三）西南地区

顾学裘在西康的采集工作：

顾学裘是我国著名药剂学家、药学教育家，1912年出生于江苏省青浦县张家村，从小受民主革命思想影响。1936年毕业于上海中法大学药科，后到南京国立药学专科学校任教授，1944年考取公费留学，1945年就读于伦敦大学药学院，1947年毕业，获药学士学位，拒绝国外的优厚待遇，毅然回国，到浙江大学理学院药学系任副教授，1949年成为教授并兼药学系主任，1950年又兼任浙江第一制药厂厂长，1955年在沈阳药学院任教授、药学系

① 马云翔. 上海龙华生药采集记：中国医学院丙子级课余医药研究会工作之（待续）[J]. 光华医药杂志，1933，1(2)：43–46.

② 同①.

③ 马云翔. 上海龙华生药采集记（续1–3）[J]. 光华医药杂志，1934，1(3)：50–53.

④ 马云翔. 上海龙华生药采集记（续1–3）[J]. 光华医药杂志，1934，1(4)：32–34.

⑤ 马云翔. 上海龙华生药采集记（续1–3）[J]. 光华医药杂志，1934，1(5)：40–42.

主任、教务长等职务，以后一直在沈阳药学院工作[①②]。

1937年西康建省委员会为了解本省物产情形，为经济建设提供可靠根据，特函请省外各机关组织科学调查团进入西康调查，分地质、土壤、畜牧、水利及生物五组，共计15人[③④]。顾学裘“奉教育部医学教育委员会的命令，去参加西康建省委员会所主办的西康科学调查团，所担任的是药物方面的调查”。此次调查工作历经四个月，但因西康地势高寒，多数植物已凋谢，又冰雪载道，百草枯萎，所以采集的药物标本仅七八十种[⑤]。

周太炎、徐国钧在四川的采集工作：

国立药学专科学校成立于民国二十五年（1936年），校址设于南京，是唯一国立药学专科学校，抗日战争爆发后，迁往重庆。学校自迁入蜀地就“特注重国药之研究，而以实地调查，及采集标本为基本工作”。

周太炎1912年出生于江苏太和乡大河镇的一个著名中医师家庭，是我国著名植物学家、植物药学家，我国十字花科专属研究的创研人，也是现代中国药用植物分类的开创人之一[⑥]。1931年考入南京金陵大学农学院植物系，1935年毕业，获农学士学位。1945—1946年赴美国耶鲁大学林学研究生院进修及美国农业部威斯康星·麦迪逊林产研究所实习。1936年之后，历任金陵大学植物系助教，国立药学专科学校副教授，中央研究院植物研究所、中国科学院植物分类研究所南京华东工作站、中国科学院南京中山植物园、南京植物研究所及

---

① 中国科学技术协会编. 中国科学技术专家传略：医学编：药学卷（一）[M]. 北京：中国科学技术出版社，1996：253-264.

②《中国科学家辞典》编委会. 中国科学家辞典 现代第4分册 [M]. 济南：山东科学技术出版社，1985.

③ 李承三，袁见齐，郭令智. 西康科学调查团地质组报告：第一编，绪言：西康建省委员会为明了西康在科学上各部门这真实价值……[J]. 西康省建设丛刊，1939，1(1)：5.

④ 廿七年度西康工矿局工作报告：组织西康科学调查团 [J]. 西康省政府公报，1939，(1)：233.

⑤ 顾学裘. 西康之药材 [J]. 科学世界（南京），1939，8(1)：22-27.

⑥《中国药学年鉴》编辑委员会编. 中国药学年鉴 1999 [M]. 北京：中国医药科技出版社，2000.

江苏省植物研究所副研究员、研究员，并任药用植物研究室主任等职。在重庆国立药学专科学校任职期间，周太炎开始了我国药用植物及十字花科植物分类的研究工作，深入实际调查研究，广泛收集资料，先后发表了“峨眉山之药用植物”“四川药用植物补遗”“中国十字花科”等多篇论文[①]。

徐国钧是我国著名生药学家，1922 年 11 月出生于常熟一个贫农家庭，自幼喜爱读书，1938 年进入当时由南京迁往重庆的国立药学专科学校，担任生物、生药（中药）室技术助理员。1941 年夏考入国立药学专科学校本科。1945 年夏毕业后留校，任生物学助教，担任本科生药学、生药组织学实验指导和一些教学工作。1946 年 8 月学校迁回南京，他继续担任生药学、生药组织学的教师，并开设新课程：生药成分晶体微量检查。中华人民共和国成立后，徐国钧更是以满腔热情投入工作中，他的科研成果使我国生药显微分析鉴定研究处于世界领先地位，受到国外学术家高度重视。他致力于生药鉴定、品质评价、资源开发及学科建设；“灵应痧药”显微分析，开创了国内外中成药鉴定的先例；首编大型《药材学》，对继承和发扬祖国医药学起到重要作用；《中药材粉末鉴定》专著，使我国粉末生药研究跃居国际领先地位[②]。

1938 年夏，受学校委派植物学教员周太炎与徐国钧赴峨眉山采集药用植物标本，历时 85 天，共采得标本 4000 余份，约 838 号，包括普通植物标本 356 号，药用植物标本 482 号，以草药居多，并采制药用部分，专作生药标本者，有 70 种[③]。

1938 年秋天，周太炎又到峨眉山采集药用植物标本，“以明该山所产药物之种类，作分类上之研究”，共采集药物标本 207 种，保存于南京国立药学专科学校生物实验室[④]。

---

① 郭荣麟. 药用植物分类学家周太炎［J］. 中国药学杂志，1990，25（11）：679–680.

② 季为群. 在生死边缘上向科学高峰攀登——记药学家徐国钧［J］. 江苏地方志，2003（2）：35–37.

③ 周太炎，徐国钧. 本校概况：峨嵋山采集药物记［J］. 药讯期刊，1942，1：73–79.

④ 周太炎. 三、刊物：（31）四川峨嵋山之药用植物［J］. 国立中央研究院植物研究所年报，1948，1：21.

李承祜在贵州安顺的采集工作：

李承祜 1905 年出生于安徽枞阳县田埠村，是我国著名生药学家，1925 年就读于日本广岛高等师范和广岛文理科大学研究部，1932 年回国，先后担任保定农学院、北京中法大学、安徽大学等校教授，抗日战争爆发后，辗转到贵州安顺，从此一直从事药学教育工作[①]。民国二十八年（1936 年）李承祜随陆军军医学校迁到贵州安顺，课余时间即带领学生登山采集植物，兼考察地形地势气候及植物分布情况，不久后接到学校命令，开辟药圃，种植药物，“以供实地教学之用，乃于城之东北郊，武胜山之麓，披荆斩棘，得荒地农田数十亩，别为标本区，学生实习材料区，及药用植物试植区，分植国内外药用植物四百余种”[②]。

此外，季爱人还组织国药实地考察团进行全国药物考察。季爱人是近代崇明三桥人，酷嗜中医，1924 年出道于伤科专家秦耕云门下，并加入上海中医学会，1926 年创办苏州伤科、妇科施诊局，自认局长兼主任，附设中医伤科研究社。1928 年与祝耀卿等人创办苏州中医院，次年与承淡安、祝耀卿合办苏州中医专门学校。又创办中国医药研究所，1933 年任中国医学讲习所所长，创办中国外科医院[③]。“洋药盈市，漏卮日益”，季爱人深感“国药存亡，医士有责”，要保存国药第一要务就是整理[④⑤]。1936 年季爱人鉴于国产药材关系民族强弱，至深且钜，遂关闭中国外科医院，赴全国各省各县，实地考察药物，并联合志同道合之人，组织国药实地考察团，分工合作[⑥]。

（四）特点分析

可以说，国人生药标本采集及资源调查的第一个高峰期就是 20 世纪 30

① 苏中武. 生药学家李承祜教授［J］. 中国药学杂志，1983，18（11）：42–44.
② 李承祜. 安顺之药用植物（待续）［J］. 药学季刊，1942（1）：8–15.
③ 李峰，汤钰林编著. 苏州历代人物大辞典［M］. 上海：上海辞书出版社，2016.
④ 季爱人，丁绿溪. 国药刍言［J］. 国医公报（南京），1933（1）：47–50.
⑤ 季爱人. 征求共同编辑中国药物学缘起［J］. 浙省中医协会月刊，1927（4）：36–37.
⑥ 紧要新闻：季爱人组织国药实地考察团［J］. 中医科学，1937，1（8）：521.

年代前后，这一时期的生药标本采集的特点表现为：一是采集范围扩大，不局限于某一地区，从东部沿海到西部山区都有采集活动。二是生药标本采集者也不只是做生药学、植物学研究的学者，当时既有像赵燏黄集中系统地做生药调查研究的，也有以学校或地方行政机构为依托进行生药采集调查的，还有像朱寿朋、季爱人等出于爱国，个人发起采集整理生药活动的。三是采集目的不限于生药学教学及研究的少量生药采集，而是随着生药采集的成熟与增多，渐渐形成了地区生药大量采集与资源调查性质的研究。但这一时期的生药资源调查仍具有无序性，并非有组织、有计划的全国性资源普查的一部分。然而，当时这种散在的区域性生药资源调查无疑是中华人民共和国成立后 1959 年第一次全国中草药资源普查的活水源头，为后续学术发展起到了至关重要的奠基作用。四是采集和调查区域较为集中在当时经济较为发达的华北、华东地区，以北京、上海、江苏为主，因为这些地区医药资源丰富、科研机构多，专家学者较为集中，他们撑起了采集与调研工作的主体工作。而四川、贵州等地区生药采集与调查较丰富是因为抗日战争爆发后，大学和科研机构南迁至敌后方所致。由此也可以看出生药学的研究集中在全国政治、经济中心，而与战争也有着密切的关系。

此外，值得一提的是，当时许多科研院所与学校也建立了标本室对采集到的生药标本进行保存，以便于更好地研究与利用。1921 年钟观光于北京大学创建了第一个由我国学者建立的植物标本室[①]。但其标本以植物为主，非药用植物专门的标本室。随后，各地药用植物标本室也相继建立。如苏州国医学校（1926 年建立，原名苏州女科医社，1933 年改名苏州国医学社，1934 年改名苏州国医学校）建立标本室（图 6–28），对生药标本进行收集与展示，“至于药物标本则因种类繁多，仅向本省各大药栈征求，颇不完全，乃复函请各省同仁代为采办道地药物标本……且根据科学名称，分类陈列，每品均附以说明之标签”[②]，按植物药、动物药、矿物药以科学分类法进行分类

① 朱宗元，梁存柱. 钟观光先生的植物采集工作——兼记我国第一个植物标本室的建立［J］. 北京大学学报（自然科学版），41（6）：828.

② 张又良. 本校迁移之经过［J］. 苏州国医杂志，1936，1（7）：27–31.

展示，共搜集标本 597 种，包括植物药标本 442 种、动物药标本 93 种、矿物药标本 62 种。此外，1935 年光汉中医学院增设药物标本室[①]、1936 年中国医学院设立药物标本室[②]、1937 年湖南衡阳设立药物标本陈列室[③]、1940 年中央军医学院建立药用植物标本室[④]等。

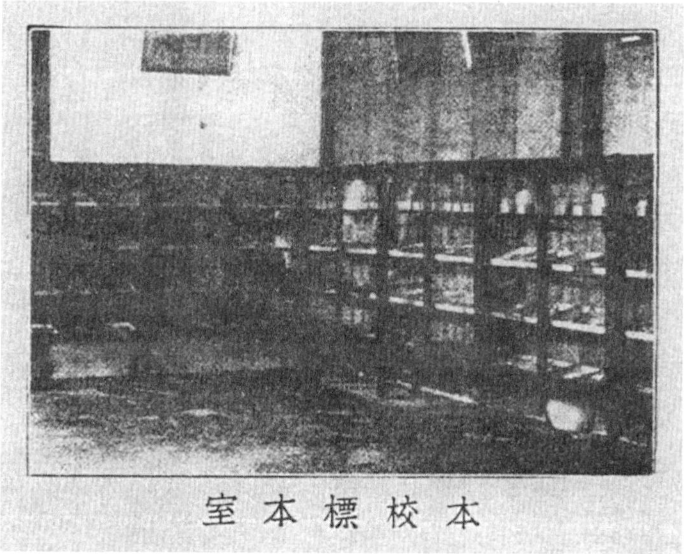

图 6–28　苏州国医学校标本室

五、生药性状与显微鉴定的发展

1932 年赵燏黄《中国新本草图志》通过具体药物示例的形式为国人展

① 赖际熙. 校闻：学校布告一束：光汉中医学校批：第十六号（中华民国廿四年十月廿九日）：具呈人学生自治会第十九届执行委员会：呈为请增设药物标本以利讲授由[J]. 光芒，1935（19）：58–59.

② 广东保元国医学校之药物标本室[J]. 光华医药杂志，1937（3）：4.

③ 湖南衡阳敬一堂国药号各部摄影：药物标本陈列室[J]. 光华医药杂志，1937（9）：3.

④ Agency Wartime Photo. 中央军医学校：药用植物标本（中外文对照）[J]. 今日中国，1940（11）：19.

示了生药科学鉴定的运用，但关于生药学鉴定的系统理论、方法以及相关仪器的使用等方面并未加以阐述，直至 1934 年《现代本草生药学（上编）》出版，国人才较为全面地了解到生药鉴定的系统理论（具体生药鉴定理论见第六章“一、《现代本草生药学》开创生药学发展新纪元”部分），几乎每一味生药都有性状鉴定（《中国新本草图志》称为形质鉴定）和组织鉴定内容（该书生药鉴定的大部分内容引用自国外研究成果）。

如黄连条“性状：黄连大者长达 4cm，直径 1~5mm，外呈灰黄色，多分歧，多少弯曲，随处生有隆起之瘤状物，上端有着叶柄或残茎者，全侧有带多数之纤维根，然多除去，折断面尖锐粗糙。无臭，味极苦，咀嚼之唾液染成黄色。组织：黄连横切面被颇厚之栓皮层，皮部呈暗棕色，以扩大镜视之，近栓皮层或近形成层之部位有黄色之斑点，此即石细胞簇及韧皮纤维束也。木部呈黄色，成细微之放射状，处处广阔暗棕色之髓线穿过之，由大小不同之维管束而成轮圈，围绕极巨大之髓心，但髓心往往有朽腐或成为一空洞者。显微镜检栓层自数层薄壁性栓细胞而起，内有黄色石细胞簇，筛管部之外侧有黄色之纤维束，髓线之幅阔狭不一致，束外形成层不明显，导管部与髓之部分有少数第一期导管，由此向外为木纤维。拟导管及巨大形侧孔之导管，略向半径性延长。皮部及木部之柔细胞内有细微淀粉粒”[①]。并附有相应图片（图 6–29、图 6–30）。部分药物还有粉末鉴定内容，如北美黄连根“本品之粉末为黄棕色，有含淀粉之柔组织及木化维管束之碎片。螺旋纹导管小，木纤维之长 0.2~0.3mm。有厚壁及小孔，杂含红棕色板状之栓细胞，有直径 0.002~0.015mm 之无数淀粉粒，成球形，多为单粒，缺草酸钙结晶。本品以水润湿之，再滴加硫酸，置显微镜下视之有无数针状或杆状结晶之形成”[②]。并附图片说明（图 6–31）。1936 年管光地又进一步介绍了药用植物粉

① 赵燏黄，徐伯鋆. 现代本草生药学（上编）[M]. 上海：中华民国药学会，1934：139–141.

② 同①：136–137.

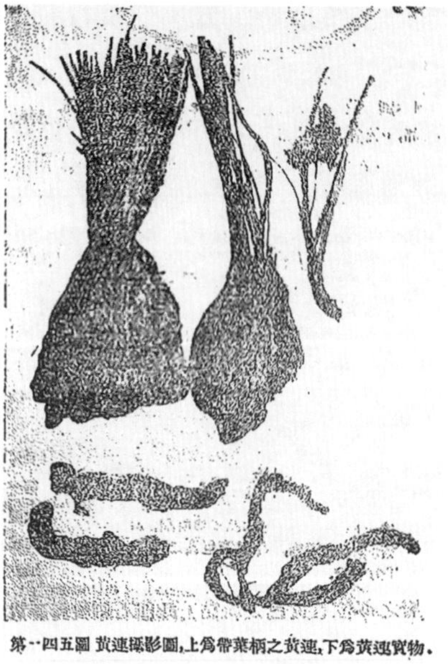

图 6-29　黄连性状图

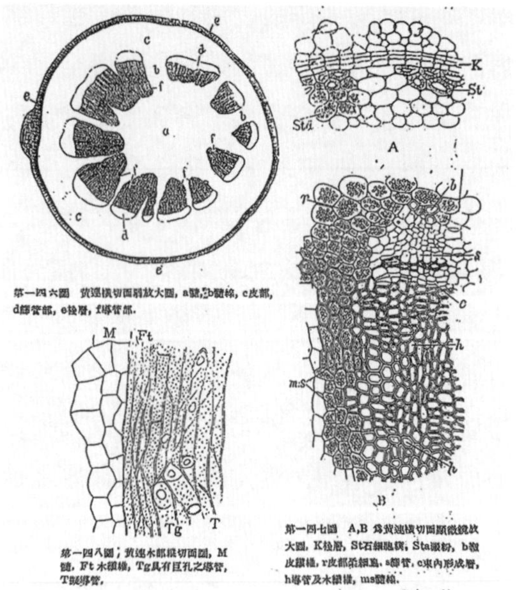

图 6-30　黄连组织图（放大镜图 + 显微镜图）

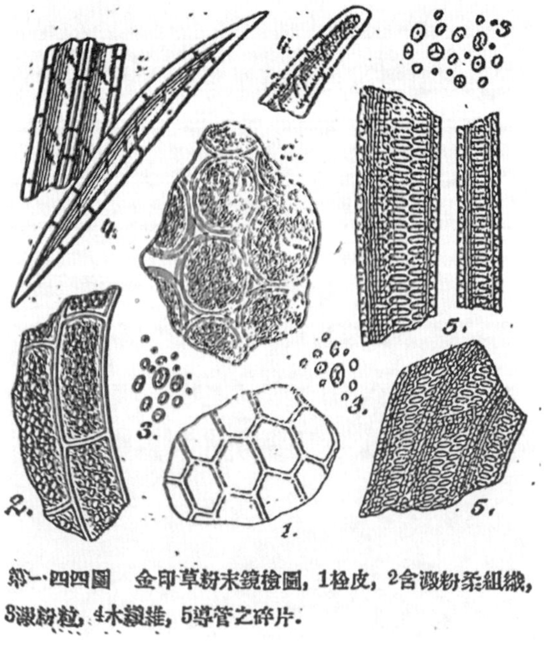

图 6-31　北美黄连根粉末显微鉴定图

末之显微镜鉴定法[①]。《现代本草生药学（上编）》和管光地的粉末显微鉴定法从理论到方法再到具体药物的鉴定实例，较为完整地诠释了现代生药鉴定的方方面面，为后续研究提供了理论、方法学的依据。

但在这一时期国人真正从事生药鉴定研究者寥寥，基本局限在生药学家中。1939—1940 年赵燏黄在“今年整理本草研究国药之方案及其实例”中对苍术、白术、木香、紫菀、川续断、漏芦、三七、蒲公英（附蒲公英草）、款冬花、红蓝花（附红花子）、旋覆花（附金沸草）、菊花、野菊花、雪莲花（附石莲花）、艾叶、佩兰叶、茵陈蒿、青蒿、一枝蒿、豨莶草、旱莲草、佛耳草、鹅不食草、大蓟、小蓟、败酱草、牛蒡子（附大夫叶、牛蒡根）、鹤虱（附天名精）、天葵子、苘苣子、菒耳、艾纳香、北巨胜子 33 味生药开展了鉴定研究[②③④⑤]。1948 年管光地对生药保险子进行显微鉴定研究[⑥]。此外，中医黄劳逸先后在《国药新声》发表国药（包括乌头、大黄、麻黄、槟榔、钩吻、万年青等）研究的系列文章[⑦⑧⑨⑩⑪⑫]，均涉及药物的组织鉴定研究，并附图（图 6–32、图 6–33）。

---

① 管光地. 科学教材：药用植物粉末之显微镜检定法［J］. 科学世界（南京），1936，5（9）：809–811.

② 赵燏黄. 著述：近年整理本草研究国药之方案及其实例［J］. 中华药刊，1939，1（1）：6–24.

③ 赵燏黄. 著述：近年整理本草研究国药之方案及其实例（一续）［J］. 中华药刊，1939，1（2）：54–68.

④ 赵燏黄. 著述：近年整理本草研究国药之方案及其实例（二续）［J］. 中华药刊，1939，1（3）：80–97.

⑤ 赵燏黄. 著述：近年整理本草研究国药之方案及其实例（三续完）［J］. 中华药刊，1940，2（1）：6–15.

⑥ 管光地. 论文：保险子生药研究（附图）［J］. 药讯期刊，1948，6：39–41.

⑦ 黄劳逸. 国药乌头之研究［J］. 国药新声，1939（3）：11–25.

⑧ 黄劳逸. 国药大黄之研究［J］. 国药新声，1939（4）：18–29.

⑨ 黄劳逸. 国产药物麻黄之研究［J］. 国药新声，1939（5）：12–25.

⑩ 黄劳逸. 国药槟榔之研究［J］. 国药新声，1939（6）：12–19.

⑪ 黄劳逸. 国药钩吻之研究［J］. 国药新声，1939（7）：17–25.

⑫ 黄劳逸. 国药万年青之研究［J］. 国药新声，1939（8）：20–31.

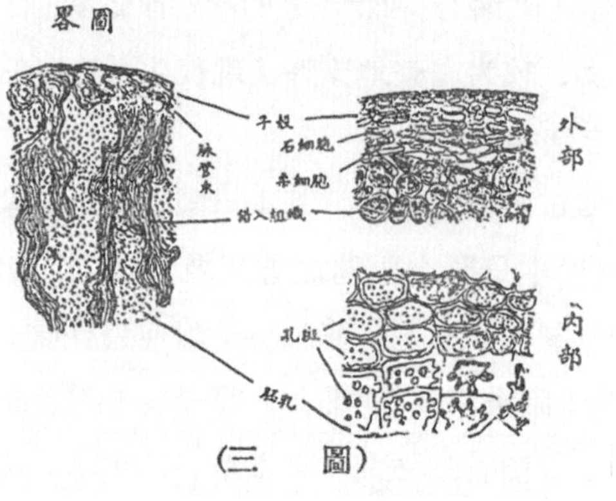

图 6-32 《国药新声》槟榔组织显微图

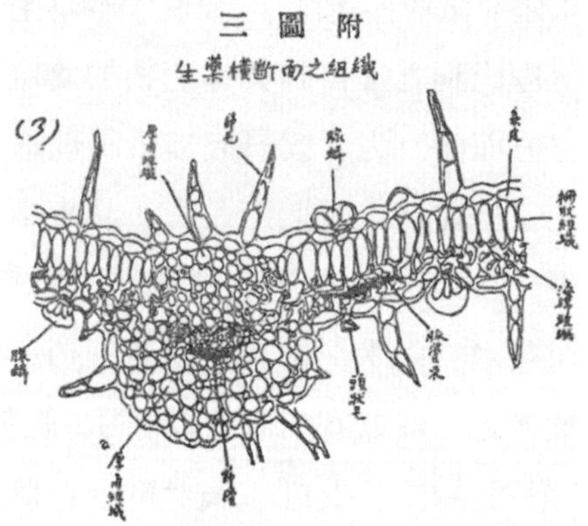

图 6-33 《国药新声》薄荷组织显微图

相较于生药现代鉴定研究，中药的传统性状鉴别的研究却显得更为突出，叶橘泉、周振汉、杨叔澄、何海筹等众多医家都有相关研究发表。如叶橘泉对黄芪的传统鉴别：“根干长而直，细皮皱纹，切断面有菊花纹，色黄白，折之糯软如棉，味甜鲜洁，带有绿豆气者为最佳。一种条硬无味，色白不黄，枝短皮粗，或红黑色，性硬，筋韧如麻，味不甜有青草气者为劣品。”[①] 叶橘泉对此二种黄芪的优劣鉴别显然是经过实地考察而得来的真实经验。又如杨叔澄对石斛的鉴别指出：“《本经》石斛气味甘平，今要肆所售之鲜石斛予尝取而咀嚼之，其味甚苦，与经所谓甘平不合，颇疑其伪。嗣检医宗必云：石斛形细而长且坚，味甘不苦为真，误用木斛，味大苦，饵之损人。读此，知药肆所售之鲜石斛为木斛也。按霍州产石斛，细长而坚，味微甘，极能滋养胃阴，孙真人沛所著《本草经集注》极称之。”[②] 杨叔澄后将《文医半月刊》发表的文章整理成《用药须知》一书出版。

① 叶橘泉. 中华药物学（甲）强壮剂 黄芪［J］. 神州国医学报，1934，2(9)：23–27.

② 杨叔澄. 药学研究 用药须知（二）石斛［J］. 文医半月刊，1936，2(2)：13.

六、药物试植场建设——生药教学与研究的重要场所

（一）生药栽培与药物试植厂的建设

我国药用（食用）植物栽培历史悠久，如莲籽有 5000 多年的栽培历史，山药有 3000 多年自栽培历史。约在公元前 11 世纪，枣梅等已有栽培；公元前 123 年从西域引种红花、安石榴、胡桃、胡麻、大蒜等植物，在关内栽培。6 世纪 40 年代对地黄、红花、吴茱萸、生姜、栀子、桑、胡麻等药用植物已具备较成熟的栽培方法。6~7 世纪在太医署下专设“主药、药园师”等职，掌管药用植物栽培，设立药用植物引种园。11~12 世纪《橘录》记述橘类、枇杷、通脱木、黄精等的栽培方法。14~19 世纪中药栽培有了很大的发展，如《本草纲目》对荆芥、麦冬等 100 多种药用植物栽培技术作了详细论述，中药逐渐由采集野生品进入人工栽培[①]。

虽然中国古代已有中药的栽培，但直到民国时期，在国内中药的获取仍以野生为主。1934 年赵燏黄在《现代本草生药学（上编）》中提出：“生药之原植物，多从野生而来，只以荒山原野，日辟为耕地，又以需用日频，供不应求，不免因滥采而渐绝迹。……现今外国所产之生药，以栽培品居多，且栽培得法，品种可以改良，产量及有效成分含量，亦可使其增加，驾于野生品而上之。”[②] 即无论是从出于保证药物日常使用上的供应量，还是从提升药材品质这两个角度来考虑，都应该鼓励生药栽培。第一次世界大战后，日本政府逐渐改变依赖西药进口的国策，开始鼓励在国内大量栽培“邦产药草”。日本国内这一变化也反映在位于殖民开拓前线的“满铁中央试验所”、朝鲜等国家中。日本在其殖民地以科学的种植方法对汉药栽培的成功，不但解决

① 卢先明. 中药栽培的历史回顾与展望［J］. 中药与临床，2011，2（3）：4–7.

② 赵燏黄，徐伯鋆. 现代本草生药学（上编）［M］. 上海：中华民国药学会，1934：XXIV – XXV .

了军队药物的来源，而且将大量栽培的汉药以较低的价格进行销售，对其殖民地经济也是一种掠夺[①]。日本生药栽培的成功对我国经济的影响从当时的一些报道中也可以窥见："回视我国，以天产药物冠绝世界之国家，只因药理之不加研究，种植之默守成法，以至出品不良，产量不丰，非但销路日渐退缩，而厚朴、川椒、独活、当归、川芎等药，反有仰给外人之势矣……借材异邦，学术经济两受损失，实至可笑而复可叹也！"[②]这一事实，从经济角度再一次强调了生药栽培的重要性。因此，叶苇如在1929年提倡"外药内输，权利日失……医药待昌，首宜创设此种生药试植园"[③]，意图通过建立生药试植园，探索生药科学栽培之路径。此外，科学栽培是生药学研究的重要一环，主要体现在药用植物的分类、品种鉴定、育种繁殖、栽培管理以及加工贮藏等内容上，用以确保生药的优质优量。胡先骕认为："自植物学立场扬言之，中国药学与植物学，尚须极度之合作。……药学家非与植物学家为极密切之合作，终等于扪盘说日，毫无是处；而药用植物之采集、鉴定与栽培，实为中国今日药学之亟图也。而静生生物调查所与江西农业院在庐山含鄱口合办一全国最大值森林植物园，为期亦仅年余，研究鉴定栽培国产药材，本为植物园预定计划之一，是将来与中西医药研究社合作之机会方长也。"[④]就是从品种、品质这一角度考虑以确保生药的药效。

这一时期药用植物的栽培水平可以通过具体事例来体现，如李承祜对于红花栽培的论述："红花，学名 *Carthamus tinctorius* L.，系二年生或一年生草本。原产地为埃及。其中央管状花冠，及时采取，古方用作通经药。又可制取红色素 Crthamin，以作红花染料。今年外国染料，购置不易，大可提倡栽培之。其所含之红色素，据日本人研究，如提取得法，可得0.76%云。本种须直播本田，春播秋播均可，但在此间，则以秋播为佳。平均每株可采花

① 张蒙. 构建殖民医学：日本汉药研究在近代中国的展开［J］. 世界历史，2022（3）: 1–15.

② 本校鲜药展览会汇集：本校鲜药展览会宣言［J］. 苏州国医杂志，1936（11）: 34–35.

③ 叶苇如. 创设生药试植园意见书［J］. 医药评论，1929（12）: 17.

④ 胡先骕. 中西医药研究社一周纪念［J］. 中西医药，1936，2（1）: 1–2.

2cm以上。播种期以十月上中旬为最宜。追生叶二三片时，间拔秘生之株，使株间保持9~12cm，常施以追肥，迄四月中旬为止。肥料可用人粪尿及油粕等。六月间开花，花瓣初呈黄色，渐变为红色，终则呈暗红色而萎凋，故当花冠呈鲜红时，为采花之最适期，将花头上无数小花采摘，除去下方之白色部，若过时则红色素减少。摘取后之花冠，置通风处阴干贮藏。本种以壤土，向阳避风处栽植最宜。播种后上盖蓬避物与否，均无大影响。”[①]红花并非中国本土中药，而是产自埃及，后进入中国成为中药使用。李承祜对红花的栽培主要描述了所栽培红花的物种即 *Carthamus tinctorius* L.，红花的栽培科学化管理（用准确的科学数据来描述），以及贮存等内容。显然这些内容已经并非传统的中药栽培模式，具有了现代栽培学的雏形。

当时药物栽培通常是在药物试植场进行的。药物试植场是生药教学与研究的重要基础设施，1929年赵燏黄在中药研究计划书中也提到要“研究中药附设中药栽培试验场圃”[②]，但通过资料研究发现，尽管当时有学者呼吁要创设药物试验场或者试植园，但总体设置的并不多，而当时有代表性且规模较大的都是学校附设的，如江苏省立医政学院药物试植场、苏州国医学校药物试植场等。

江苏省立医政学院药物试植场：

民国二十三年五月（1934年）陈果夫提出设立江苏省立医政学院的议案，九月一日江苏省立医政学院正式成立[③]，1936年建立药物试植场，从学术上对国产药物进行研究，先自小范围以试植药物为出发点，此前教务长胡定安还给赵燏黄写信请教栽药计划，赵燏黄建议最好兼设药政学一科，极力倡导提高药学的地位，尤其也要注重生药学及药用植物学的研究学习[④]。药

① 李承祜．安顺之药用植物［J］．药学季刊，1942（1）：8–15．

② 赵燏黄．中央研究院拟设中药研究所计划书［J］．广东医药月报，1929，1（2）：43–51．

③ 高鹤年．江苏省立医政学院介绍（附照片）［J］．学校新闻年，1937（62）：7–8．

④ 胡定安，赵燏黄．医药消息：关于“生药学”的二封信：年乔先生赐鉴久未唔教近想学绩日隆至颂素稔［J］．新医药杂志，1934，2（6）：110–111．

物试植场由陈果夫院长亲手计划设置，利用院地六十余亩，分为四区：标本区、移植区、试植区（约占一半）、观赏区，初期向四川、南京、上海、杭州等地征集种苗200余种，后逐渐增加至300余种药用植物，其中还有一些民间特效药及名贵之品，如串珠金鳖、金星鱼、七叶一枝花、八角莲、兰花双叶草、冬虫夏草、海鳖风藤、白接骨等①，该场是我国唯一之药用植物培植场②，是国人从学术上研究国产药物的先例。在“治疗上应用药物，都以舶来品为尚”的大环境下，国内医药界同仁提倡国产药物，素来有创办国产药物研究所及整理国药的建议，设置药物试植场无疑是给予国药研究以极大便利，促进学术，造福民生。

苏州国医学校药物试植场：

苏州国医学校是在苏州女科医社的基础上发展起来的。苏州女科医社是1926年由江苏吴县妇科名医王慎轩创办，分设实习、函授两部教学。1933年夏，遵照国民政府行政院令，女科医社改称为“苏州国医学社”，扩大教学范围添设内、外、小儿诸科目。1934年又遵照教育部颁布私立学校规程，改组为“苏州国医学校”。1935年该校又建设附属诊疗所，1936年又计划设立“苏州国立研究院”，但1937年因抗日战争爆发，学校停办③。

苏州国医学校素以改良国医药学术为宗旨，“而国药之淆杂凌夷，自不能视若无睹，为使学生明了药物之科属形态以及研究其培植之方法起见，特辟圃植药以供师生实地研究”④，1936年在江苏省立医政学院的指导与帮助下，“药物试植场”正式开始建立，立即派人“选购附近空地，以备辟植外，即指定校园中隙地六方，鸠工垦治，建设篱笆，增添山土，先行试植”，并

① 于达准. 江苏省立医政学院附设药物试植汤过去一年之工作概况［J］. 医事公论，1937，4(15)：22–25.

② 戴恪庵. 言论：参观江苏省立医政学院附设药物试植场之印象及感想［J］. 上海市药师公会年报，1936(2)：10–13.

③ 邓铁涛，程之范. 中国医学通史［M］. 北京：人民卫生出版社，2000.

④ 李静子. 鲜药展览会开幕前奏［J］. 苏州国医杂志，1936，1(11)：29–30.

通过“公情私谊，向川、滇、湖、杭等地，征求种子”。经过苏州国医学校全体师生一年多的积极努力，共征集到 600 余种药物的种子或苗木，但因水土、气候不相适宜的缘故，有的药物的种子“未发芽”，有的药物的幼苗“中途枯萎”，最后引种成活者共三百八十余种[①]。

此外，国立药学专科学校、陆军军医学校在迁到大后方后也开辟药园，种植药物。抗日战争爆发后，国立药学专科学校迁至汉口，复迁重庆，因地制宜，在当地建立药铺，种植中草药。1943 年周太炎在《药讯期刊》上发表了“生药：药专药圃植物名录”一文，指出“本校负责专攻药物之使命，而生物室因分工合作之故，拟于正订本草方面，作形态上之研究，故先搜罗川省药物，逐渐试栽，以志其生态而写生之，取其有效部分而解剖之，绘成原图，以为账本，爰将数年来试栽之中药，表而出之如次”[②]，可以看出建立“药专药铺”是为了生药形态、品种考证教学与研究服务的目的。其后将国立药学专科学校数年来试栽的中药一一列出，共记录 110 种生药。

陆军军医学校在抗日战争爆发后也被迫向西南转移到安顺，时任生药学系系主任的李承祜对安顺当地气候、土壤进行考察后开辟了药铺，记录了一些军医学校栽培的药用植物，包括美鼠李、洋地黄、蓖麻、百花除虫菊、曼陀罗花、薄荷、红花、亚麻、黄蜀葵、半夏、小茴香、柴胡、山药、马铃薯、荆芥、藁本等，还有一些国医常用的药用植物，包括 109 科 300 多种植物[③]，并对一些产量较大的药物进行研究，探讨了他们的科学种植方法。

由于战争，国内环境极不稳定，随时可能遭受战争的损毁，所以这一时期的药物试植场并不能保持长期的建设和利用。

---

① 张效霞，王振国. 效法与嬗变 近代中医创新掠影［M］. 济南：山东科学技术出版社，2017：97.

② 周太炎. 生药：药专药圃植物名录［J］. 药讯期刊，1943（2）：36-44.

③ 中国人民政治协商会议贵州省安顺市委员会文史资料委员会. 安顺文史资料选辑第 5 辑［M］. 1986.

（二）鲜药展览会

药园初具规模后，“为唤起国人对于国药研究与栽培之兴趣，伸挽救民族经济之衰落起见”，苏州国医学校于 1936 年 10 月 3 日在校园内举行了“鲜药展览会”。苏州国学院的鲜药展览会所展览的鲜药均为全校师生在学校的“国药试植厂”所种植，共计鲜药 300 余种[①]。此次鲜药展览除唤醒国人研究鲜药的兴趣，挽救民族经济衰落的目的外，还有一个重要的目的是增加医生对药物的直观感受，“当时医生大多不识药，习俗相沿，每有名实不同者，如苏地以白薇为白前，以相思子为赤小豆，国药混杂凌夷，可谓至于极矣……使学生明了药物之科属形态，以及研究其培植之方法，以供师生实地之研究，而谋改良之方法”[②]。

苏州国学院的鲜药展览会的举办十分成功，上海《新闻报》记者朱君宜对此报道说：“鲜药展览会，在我国还是一个创举”，“引起了全国国医界热烈的兴趣。三日来，京沪一带名医参与斯会者，达五百余人之多；南京方面，还有许多西医特地赶来参观，造成了空前未有的盛举”[③]。鲜药展览会很好地传播了生药品种、栽培等学术思想理念，是在全国范围内的一次推广，对生药学术具有重要的意义。

七、生药化学与药理研究的学术机构及其研究成果

国民政府成立后，在国内成立了几个研究机构，可以自主开展一些独立的药物科学研究。当时在中国成立了两个研究院，分别是国立中央研究院和

① 本校鲜药展览会汇集：本校鲜药展览会宣言［J］. 苏州国医杂志，1936（11）：34–35.
② 本校鲜药展览会汇集：鲜药展览会开幕前奏［J］. 苏州国医杂志，1936（11）：36–37.
③ 朱君宜. 鲜药展览会归来［N］. 新闻报，1936–07–07（17）.

北平研究院，两个研究院南北辉映，由蔡元培、李石曾分别负责[①]。此外，还有卫生署药科学研究所，英国人创办的上海雷士德研究所，日本人创办的上海自然科学研究所、上海医学院、山东大学化学系等。这些机构所从事的科学研究有部分内容涉及中药化学和药理的科研，且取得了一定的成绩。

（1）北平研究院

北平研究院位于北平，下设有药物研究所和生理研究所，都从事中药研究工作。药物研究所于 1932 年成立，赵承嘏任所长，朱任宏、梅斌夫、朱子清、庄长恭、高怡生等都先后在此进行中药研究。如分离延胡索、贝母的有效成分，对麻黄、三七、除虫菊、远志、钩吻、防己等中药进行化学研究。生理研究所由经利彬主持工作，也进行了多种中药的化学和药理研究，如防己、党参、川芎、常山、柴胡、半夏、知母等，还对退烧药、利尿药、利胆药、治消渴药等四种同类中药进行了药理研究。

（2）国立中央研究院

国立中央研究院分设南京、上海两地。上海中央研究院下设的有机化学所和生物化学所也对一些中药进行了化学成分的分析，如紫苏、独活、柴胡、前胡、淫羊藿、桔梗、防己等[②]。

（3）卫生署药科学研究所

卫生署药科学研究所位于南京。该机构原名中央卫生实验处，原隶属全国经济委员会，1938 年隶属卫生署。抗日战争时期迁到昆明。该所由刘绍光、张耀德、张发初主持，该所试验药物较多，其检测等工具，均甚完备。对黄芩[③]、金鸡纳[④]、远志、贝母、防己、红花、益母草、香附、牛膝等中药化学和药理都进行了深入研究。

---

① 陈新谦，张天禄. 中国近代药学史［M］. 北京：人民卫生出版社，1992：124.

② 林文照. 北平研究院历史概述［J］. 中国科技史料，1989，10（1）：12–25.

③ 张发初，张耀德，刘绍光. 黄芩之药理研究［J］. 新中医刊，1939，2（4）：39–45.

④ 刘绍光，张发初，张耀德. 金鸡纳 扑疟母星及疟涤平之药理研究［J］. 中华医学杂志，1935（21）：10.

（4）雷氏德研究院

雷氏德研究院位于上海。下设生理科学系，主持者为伊博恩、倪章祺等；该所以研究营养学驰名，但凡国药中所包含的维生素等，都有报告。倪章祺更以数年的精力，专门从事阿胶的研究。

此外，黄劳逸、朱恒璧等学者都对中药化学和药理进行了一定的研究，此处不一一列举，后专篇论述之。

八、小结

1934 年之后我国生药学研究得以较为迅速发展主要得益于《现代本草生药学（上编）》的出版。该书不仅解决了我国缺少生药学教科书的问题，更为生药学的研究提供了理论支撑。随着生药学研究方法的逐渐完善，生药学研究的范围逐渐扩大，研究成果也越来越丰富，大量生药学研究性论文和著作发表和出版。生药学相关的学术研究机构也逐渐增多。此外，学科的发展离不开人才的持续推动，此时我国培养的第一批生药学人才加入研究的队伍中，在继承前辈研究成果的同时，为生药学研究注入了新生力量。

这一时期学术发展的突出特点是国人开展的基于本国药物的创新性自主研究，在不断纠正国外研究中国药物错误的同时，也在努力寻求与中国传统用药经验的结合。生药学与传统本草的结合是多维度的，不仅体现在生药基原的考证，并且也涵盖了药材鉴定、药物栽培等多个方面。但从整体学术发展来看，这一时期中国生药学发展仍受到日本乃至欧美的巨大影响，仍以借鉴外国研究成果为主，国内生药学的整体研究无论是从研究深度还是广度上仍呈现初期发展的态势。

第七章

结论与讨论

一、生药学与传统本草学的对抗与融合

民国时期是一个特殊的历史时期，经历了甲午海战、新文化运动，国人本土文化自信减退，为以西方科学技术为主导的生药学进入中国带来了契机。生药学是一门源自国外的学问，包含着生药基原、鉴定、栽培、资源、化学和药理多门分支学科的知识与方法，生药学实际上就是运用现代科学技术手段研究天然药物的一门学科。而中国传统本草学是以阴阳五行、取象比类、归纳演绎为基础的中国传统哲学思维与长期临床实践经验基础上总结而来的一门学问，与生药学有着本质的区别。但因为二者目的相同，都是解决中药（生药）的“是非、真伪、精粗、优劣”问题，从而更好地服务于缓解或治疗人类的病痛，因此生药学自进入中国那一刻开始，就与中国传统本草学“抢夺学术阵地”。生药学与传统本草学进行对抗与融合的过程使传统本草学术也面临重要的学术转折。民国时期的生药学发展史就是一部西方科学技术与中国传统本草的对抗融合史。

面对生药学的不同分支学科，当时传统中医药学者的态度尚有所区别。对于生药学中的基原、鉴定、栽培等分支学科，中医药学者的态度基本是肯定的；但是对于化学、药理等分支学科的思想渗透，很多传统中医药学者持反对或者观望的态度。

有些反对药理实验的学者从动物和人对服用生药的反应不同角度出发，认为动物实验不具备科学性。如罗振湘指出：“夫动物受先天之禀赋及后天之培养与人不同。无论胎卵演化之各异其形，飞潜动之各异其性。而所居之地，有水有陆，所食之物，有草木、有肉食、有生有熟。其御寒热也，有羽毛疏密，有跳出地面，有潜藏土中。人虽属动物，而食稻衣锦，居于宫室中，移气移体，已与鸟兽虫鱼迥异。医之取以为药者，因其性各殊，有温凉补泻之力。人之所以有病者，因身体有一项缺乏，须藉凉温补泻之功，故用飞潜动植矿各物，以为补偏救弊之药。今欲以试验药物，以例人参，适与人

参相反。试以本草所载及实验所得，详细论治。羊者热性动物也。本草载钩吻即黄藤，一名野葛，又名断肠草。羊食之而肥，人食之则肠烂而死。踯躅即羊踯躅，名映山红，又名羊不食草。羊食之而死，人食之泛能治贼风。”[①]人与动物先天禀赋与后天培养皆不同，有些药对动物是治病的，但对人确是致病的，怎么能用动物实验来验证药物的药效呢！这个逻辑是非常清晰的，也是对所谓西方科学精神有力的抨击。

也有一些学者从医学实用性的角度对实验研究进行反击，如梁春煦指出：“若以一二药物化验提炼，以为已尽责任，则柏林等处国外医学院已在实行，非特破坏改进中国医药之具体化，且其化验结果对于国医不能应用，无俾于事实。”[②]药物是治疗疾病的，化验提炼并不能改变药物的治疗效能，又何用之有？梁春煦说：“总论之说明，应以我国固有之学说选录，注意药质性能气味。如香能舒气，及行气散气之药。西学皆忽略之。是国医之善用药者，诚有活泼大机。若仅恃分析学，注意成分原质，虽尽分析之能事，恐不能尽药物之性能。”[③]“活泼大机”是中药传统理论中药物性能的高度概括，而化学成分不能直接将药物的所有性能都表达出来，对治疗疾病并没有指导作用，那药理化学研究又有何意义？

还有的学者高屋建瓴，站在学理的角度来探讨科学方法和科学方式的问题：“真实学理的价值，绝对无时间之关系。所谓真实学理者，即切合事物之理解，可以应用于人类事物，而致实效者也。苟其理解温和事物而致实效，则虽受一时之讦攻，但如日月光辉，不因云霾蔽晦而稍损。故即邃古之所遗，吾人亦当取之；苟其理解违背事物，或似合事物而无实效，则虽煊赫于暂时，但如海市蜃楼，不就云腾雾散而消减，故即近世所发明，吾人亦当弃之。是故学理应视其合否事物？有无实效？而判优劣，不能以时代之远近而定去取。质言之，即学理以人类效用为依归，不以时间之先后而定是非也。……以近世学理为标准，盖必以谓人类社会属进化的，故近世必胜古代。

① 罗振湘. 取动物试验药物绝对不合医理［J］. 医林一谔，1932，2（10）：5–6.

② 全国医药总会对于国医馆之提案［J］. 医林一谔，1931，1（5）：7–8.

③ 梁春煦. 中央国医馆整理医药学术标准大纲僭评［J］. 国医公报，1932，1（4）：91.

近世学理是科学的，故完全真实而可靠，因其进化而复可靠，故可作为择删我国因有医药学说之标准。但是，人类社会为进化、或退化抑或循环，则一般学者，迄今尚不能证实而肯定之。虽物质方面，近世比较古代进步，然谓近世一切学理皆胜古代，则未免武断……再从事实方面观察，应用近世学理与科学方法以治病之西医，病之不愈者，比比皆是，而不侈谈近世学理之国医，反或能治愈之。是知近世学理，未必完全真实可靠也。”并且高屋建瓴地提出科学方法与科学方式的不同：“科学方法（Scientific method）者，研究现象与事物之正当思维或手续，为致成科学之工具。科学方式（Scientific form）者，已成科学所具之格式，为规范现象与事物之模式。方法是活动的，广义的，可以应用于无穷的；方式是刻板的，狭义的，已成者有限量的。故采用方法，可以自有运用；采用方式，则只能择其适合者。……我国固有医药学说中，颇多真实学理与有效方术，其竟有不合于现有之科学方式者，非不合也，乃尚无此方式之故耳！故亟宜用正当的方法，去创造新的方式，使不致因其方式者，则删弃之。”[①] 科学方法和科学方式类似于我们今天所说的科学和科学主义，提醒人们可以采用科学方法进行研究，但绝不能陷入狭隘的科学主义、唯科学论的思想中。民国时期的这些思想较为尖锐且富有深度思考，于今天中医药研究现代化仍有一定的启发作用。

如果说生药学在药理和化学研究上与传统本草学学术理念是偏于对抗的，那么在基原、鉴定和栽培等方面则表现出较强的学术理念融合性，此处不再赘述。但在当时中医药科学化的大环境下，药理和化学还是对中医产生了巨大的影响，潜移默化地改变了中医学者的传统思维，他们将西方科学理念与传统本草学相融合，促成了传统本草的现代学术转型。

---

① 李洁天. 对于整理国医药学术标准大纲之我见［J］. 国医公报，1932，1（4）：70–71.

二、民国时期生药学学术发展特点

民国时期生药学的分支学科——生药药理学与生药化学在当时已经独立成为专门的学科，赵燏黄曾指出："假使治本草之学者，舍生药学上未解决之问题而不顾，徒从事于化学、药理学则根本错误。余常谓研究现代本草之血，须分三大纲。第一纲，必求得本草上生药学之地位。第二纲，须发现本草上药化学之成分。第三纲，始阐明本草上药理学之功用。合此三者，庶几国药达于完全科学化之目的。吾故曰研究现代之本草，须合生药学、药化学、药理学而成。"① 所以，当时的生药学家所从事的研究重点并不在于药理和化学研究，因此本文也相对侧重于探讨生药的其他分支学科包括生药基原、鉴定与栽培的学术发展。

虽然生药学于清朝末年进入中国，在壬寅癸卯学制中已经列有生药学这门学科，但当时的生药学教育几乎是直接照搬照抄日本生药学。民国以后我国的生药学才走上自主研究的道路，生药学不断与本国传统本草学相互融合，体现了生药学的本土化过程。这也正如赵燏黄对传统本草和生药关系的描述，以及我国生药学研究的学术之路："现代本草上的事实，非有生药学的专门学识，曷足以与言现代本草之学哉。然则国药之生药学的研究，实为专攻吾国本草学之首务矣。"但纵观整个民国时期，生药学的学术发展程度不高，生药学科研人才数量少，独立研究的创新成果非常有限。

中国生药学"取经"以日本为主，因此其研究思路与路径基本和日本生药学家木村康一在"汉药之研究"一文中所说大体相同，即：

初步应先明了各药物之生体即本原，如系植物性者，宜将其原植物先行正名定义。其本原既明，再将此药物加以化学的之处置，以检查其所含有之成分，次即将其所取得成分中之未知者，研究其具体有如何之化学的构造，

① 赵燏黄. 自然科学研究本草学序［J］. 国药新声，1943（46/47）：8-9.

构造既明再进而求其毒性之强弱，或对于似无何种之效力者，加以人为的之变换其构造，或与其他药物合成时，亦不少变为有效之药物。调查生药之本原而辨其真伪论其品质者，属于所谓生药学 Pharmacognosy 的药学中之一分科，从来有行之者，真意义之生药学者，在日本有二三人，在中国可谓仅有赵燏黄氏一人而已，实寥如星辰，至其他外国人，除英人伊博恩博士 Dr. B. E. Read 外，则不过植物学者或医师等，而且仅为一时之观察，不能谓为实际研究也。因之汉药本体之不明或错误，乃随研究之进步而日益增多，使一般人众惊为意外不置，以此之故，对于汉药及其处方之研究，乃大受阻碍。中国地大物博，各地产出之药物甚夥，自神农尝百草发明以药物治病以来，汉药处方之盛亦日甚一日，由西历纪元之起以至今日之间，近自中日之本草学者，退至欧美学者之博物学者，其著论关于药物之本原者，混乱分歧不知凡几，即如纪元一五九零年，明之一代学者如李时珍，其所著有名之《本草纲目》，乱杂混淆，尤所不免。汉药中各药物之本原，固亦有单纯者，但多数均为复杂，现在所盛行者，一：有与昔时所用药物完全不同者；二：或在同一名称之下，而所用生药，有多至二种以上者；三：亦有同一种类之药物，每因形态、产地、选别、调制法等之不同，而用于各种杂多不同之生药名者，试举二三实例以说明之如下……故汉药之生药学的研究，可为其药化学的研究或药理学的研究之基础，诚为一种最重要之研究，但依市场之生药，试行生药学的之研究，必先明了可与此生药为比较之物，若系植物的生药，必先与可作为原植物者，比较而研究之，以此意义言之，凡欲作汉药之研究者，如系中国产之植物，则不能不以植物之分类学的研究为先。又如汉药处方之基础，系成立于古代医书如《伤寒论》等书之上，故须将古时代之药物，先与现时代之生药，加以比较与考证，尤以本草所记载者为必要，因之凡一切类书、地理书等记载物产者，皆有参考之必要。究之汉药之研究，须先行中国产物的分类学的研究，然后再由生药学的之研究，取其分类学的已经明了之物，以与生药为比较，使各生药之本原，得到明了之意识，然后更将本原已经明晰之汉药，施行药化学之研究，以分析其成分，更进而着手于此汉药或由此汉药或由此取得各成分之药理学的研究，更以化学的变更或合成其形态，使成为比较更有效之药物。[①]

这足以概括民国时期的生药学研究全部内容。

民国时期生药学的标志性成果为1934年赵燏黄、徐伯鋆所合著的《现代本草生药学（上编）》。该书是国人主编的生药学教材，也是第一部系统介绍生药学理论、方法及具体研究实例的书籍。此书出版前后，学界对生药学的研究热度和水平有着较为明显的差别。因此，本文以此书的出版作为生药学发展的“分水岭”，将民国时期生药学发展史分为萌芽期和初步发展期两个时期。从民国建立（1912年）到《现代本草生药学（上编）》出版（1934年）是生药学的萌芽时期，这一时期我国生药学的自主独立研究意思已经觉醒，开展了一些生药分支学科的创新性研究工作。但生药学的整体系统理论并未形成，研究方法不成熟，研究成果也为数不多。自1934年《现代本草生药学（上编）》出版到1949年中华人民共和国成立，为生药学的初步发展时期。这一时期我国生药学研究理论初步形成，研究方法也逐渐成熟，生药学家独立开展了一些基于本国药物的品种研究、生药栽培、生药鉴定等工作，成果也逐渐丰富。初步发展时期之所以囊括了抗日战争和解放战争两个国内战争频繁、社会动荡的时间段，一是因为生药学的主要研究者赵燏黄的研究在此期间并未中断；二是因为其他生药研究工作在战争时期也在进行，比如生药的采集和调研，在抗日战争时转移到敌后方——四川、贵州等地继续开展。

就生药学的几个分支学科研究程度相比较而言，国人对生药基原的研究最为深入，其次是生药栽培，最后是生药鉴定。生药基原的研究体现了生药学家、植物学家和中医药学家共同参与，各自遵循自身学术背景和特长从不同侧面开展研究、交织互动的“立体场景”，从当代权威著作对民国时期生药基原的接受程度来看，民国时期的生药基原研究水平是值得肯定的。生药鉴定则主要由生药学家独立开展，且真正属于国内创新研究的内容并不多见。

民国时期的生药学研究虽然处于起步阶段，研究也不够深入，但其最重

① 木村康一. 汉药之研究［J］. 王一木，译. 近代杂志，1938，1（1）：74–77.

要的价值并不在于此，而是其将生药学这门学科引入中国，打破了传统本草学术发展的路径。以科学思想和科技手段来研究中药，为后世中药研究开启了新的研究模式，并成为之后的主流研究范式。中华人民共和国成立后乃至现代，我国的中药研究之路仍然如此。

三、民国时期生药学研究存在的问题

生药基原是生药学研究要解决的最关键的问题，但由于民国时期生药学从日本“引进”，所以当时很多书中所收录的生药基原都直接抄袭自日本。随着自主意识的觉醒，国内学者逐渐认识到这一点，开展了很多基于本国生药的独立研究。但由于最初日本的影响巨大，就连民国最具有影响力的一些著作如钟观光的《本草疏证》、赵燏黄的《祁州药志》、伊博恩的《本草新注》等中所标注的生药基原仍有部分直接借鉴日本的研究结果。中日两国虽是邻邦，但在植物分布、生物种类上有很大区别。所以直接借鉴日本的植物学名在一定程度上不仅没有解决中国的生药基原问题，还使原本就不清晰的中国本土生药的基原考证引入歧途，这种影响到今天依然存在。此外，民国时期由中国学者独立考证的生药基原大部分是基于当时产地、市场实地调研的结果。虽然当时有些学者已经注意到传统用药经验的重要性，考虑到对传统中医药古籍中所使用的药物的基原考证，但本草考证的理论和药物使用的历史观并未真正建立起来，因此导致民国时期缺乏站在历史的宏观视角去总结归纳药物基原历史变迁的研究性文章，对历代使用的药物主流基原缺乏认识。而缺乏从历史变迁角度考证主流药物基原就会对药物的有效性和安全性造成一定的临床使用风险。

其次，生药栽培学的发展加速了中药从野生到种植的进程，科学的育种、栽培管理促进了药物产量的增加，但也埋下了潜在的隐患。其中最为突出的是育种带来的生药品系混乱，以及化肥、农药的使用所产生的药物毒性。中药以农业栽培模式进行栽培，其最终是为了中药的“个子大”、“漂亮”、增产、增量，这就难免与保证药效发生矛盾。增产和保效的矛盾自民国时期生药栽培学的引入就已经埋下了伏笔，如今这对矛盾更为凸显。

此外，上文已经提及，用药理、化学的方法对中药进行科学研究，使药物的成分和作用机制更加清晰，但也使国人陷入了线性的、唯成分论的窘境。用科学的方法研究中药目的是阐释，而非促进或保持其在固有的“轨道上”向前发展。民国时期生药学学术发展的历史也让编者清晰地看到学术发展与经济、政治、战争有着直接或间接的关系，生药学引入中国并主导中国后来的中药研究模式也未必是中药发展所必经的学术之路。如今科技发展，我们更加清醒地认识到人体的复杂和药物作用机制的复杂。这就值得我们进行反思，如何使中医药发展更合理地去结合科学方法，不唯成分论、唯科学主义，而是勇于开拓一条更适合中医药发展的创新之路。

附录一

民国时期生药学相关人物简介

1. 钟观光（1868—1940 年）

钟观光，字宪鬯，1868 年出生于浙江省柴桥县姚江岸村（今属宁波市北仑区），是我国近代植物学的开拓者。钟观光从小酷爱学习，聪明勤奋，曾随镇海名士虞澹圆先生学习古文。他孜孜以求，赋诗作文，遣词造意，日有所进，为了抑制自己的好动，常自己把手脚绑在桌脚上。17 岁时已精通诗、词、赋、章。清光绪十三年（1887 年）考取秀才，乡人戏称“缚脚秀才”。当时清廷腐败，外患迭乘，年轻的钟观光认为要想不受外国侵略，必须发展科学，兴办实业，以谋求中国之振兴。钟观光很早就意识到科学的重要性，他自学了化学、物理等自然学科。1899 年，他与同乡虞和钦、虞辉祖在故乡镇海柴桥创办了“四明实学会”，走上了科学救国之路。之后与虞和钦等东渡日本，学习日本最为前沿的科学博物知识，以期发展中国的科学技术。归国后，1901 年在上海创办科学仪器馆。为了使购买者了解仪器的原理和使用方法，钟观光在科学仪器馆内设理科传习所，详解一些重要仪器的原理、使用方法和操作要点，同时传授理化博物知识，激发人们对科学的兴趣。理化传习所还编译许多国外理化博物书籍，创办《科学世界》期刊，宣传和普及近代西方自然科学知识。

1900—1930 年，钟观光先后在江苏高等学校、蔡元培创办的爱国女校、湖南高等师范学校、北京大学生物系（任副教授）、浙江大学、浙江省博物馆自然部、中央研究院自然历史博物馆任职。

1908—1909 年，钟观光在杭州西湖疗养，自学了李善兰等编译的西方植物学著作《植物学》(1858 年)，掌握了植物学的基础知识和研究方法。为了改变我国近代植物学被外国人独占的情况，钟观光也从采集植物标本入手，开启了近代植物学研究。1918 年，钟观光受蔡元培的聘请到北京大学担任生物系预科教授，并开始大规模采集植物标本的活动，钟观光发誓“欲行万里路，欲登千重山，采集有志，尽善完成”。到 1921 年，钟观光结束了历时四年之久的植物标本采集活动，北至幽燕，南到滇黔，足迹遍布全国十一个省区，并记录了黄河、长江、珠江三大流域的植物分布，共采集蜡叶植物标本 16 000 多种，计 15 万多号[①]，在 1920—1921 年陆续将《旅行采集记》发表在《北京大学日刊》。1930 年钟观光参加了中国科学名词审定委员会工作，进行植物科属名称之考订工作[②]。1932 年，钟观光发表了《论植物邦名之重要及其整理法》《科学名词审查会植物学名词审查本植物属名之校订》，文章中依然透露着最初的理想“路是走出来的，科学知识也是这样”，中国的路要让中国人自己走，中国的植物要有中国自己的名字，既不是借用日本学者杜撰的汉名，也不是欧洲学者考订的拉丁学名。

晚年的钟观光，又专注于用近代植物学的分类方法对我国古籍中的植物进行考订，编著《本草疏证》一书。1937 年，钟观光回到家乡继续对古籍植物考证、注释和续写《本草疏证》，最后只完成了四卷。国家罹难，钟观光看着满目疮痍的祖国，不禁痛心疾首，1940 年于忧愤中在家中逝世，终年 73 岁。

钟观光一生著述颇丰，著有《山海经植物》《近世毛诗植物解》《北山画谱序》《物贡纪略》《植物古籍释例、注解》《说文植物类证》《本草疏证》等书籍。

---

① 陈梅龙，喻丹. 中国近代植物分类学的奠基人——著名教育家钟观光先生传略［J］. 宁波职业技术学院学报，2007(6)：69–74.

② 钟观光（Tsoong，K. K.）. 论植物邦名之重要及其整理法（*On the importance of chinese names for plants with suggestions for a proper system of nomenclature*）［J］. 国立中央研究院自然历史博物馆丛刊，1932，3(1)：1–8.

2. 温敬修（1876—1951年）

温敬修，字世安，号希仲，福建省仙游县赖店乡西埔村人。曾任福建省国医分馆仙游县支馆馆长、国医专校校长、仙游县中医考试委员会委员、仙游国医院名誉院长等职。为人爽直，天资颖悟，清光绪二十四年（1898年）考中秀才，时因废科举，遂转学医，拜大济乡井头村陈清石学医，尽得其术。曾在本县西门外鱼牙顶街开设中正阁中药房。旋复考进福建省优级师范学校肄业，对生物学深感兴趣，更加精研中草药。毕业后，任中小学校教员。课余常带学生到野外采集草药，制作标本，指导学生了解各种药材的性能，为学生传授中医知识[①]。1929年，国民政府提出“废止旧医”，全国中医界联合请愿，通电抗议，他亦义愤填膺，通电声援。温敬修认为，要保存和维护中医，苟非兴办医学教育，培养中医科学人才，似难图存，于是主动邀请热心医学教育人士胡友梅、洪春魁、吴兆相、江谐、郑少斋诸位名医共同研究，决定创办仙游国医专科学校，仿上海中国医学院章程办学，兼设仙游国医院，为学生临床实习基地，方便患者就诊，诚为一举两得之妙[②]。

温敬修既是教育家，又是慈善家，还是医药工作者。在觉察中医被迫将趋消灭的危机下，主持召集中医药界人士，假座城内中正阁，倡议组织仙游县药物学研究社，征求社员，每月聚会一次，互相探讨中医药改进事宜，钻研药品去伪存真，加工炮制，保证质量，提高疗效，并制定《中药材统一加工炮制》列表印发各地中药店遵守执行。在西门外鱼牙顶的中药房，选进道地药材，依法炮制。每在端午节前天，统一处方“藿香正气散”，派人分向近城各药店购一剂，取回集中评议药品质量、价格，促进提高质量[③]。

---

① 刘德荣，邓月娥. 福建历代名医学术精华［M］. 北京：中国中医药出版社，2012：226.

② 同①：228.

③ 黄有霖. 闽台中医药文化丛书 福建省政协文史资料选编 医家类［M］. 厦门：厦门大学出版社，2015：153-154.

温敬修学问广博，平生著作曾在福建国医分馆的《国医公报》、福州《医铎》、福清《现代医学月刊》发表。著有《最新实验药物学》（上海中医书局发行）、《药用物理学》、《药用植物学》、《伤科秘本》等书[①]。

3. 曹炳章（1878—1956 年）

曹炳章，字赤电，又名彬章、琳笙，浙江鄞县（今宁波市鄞州区）人。1892 年随祖显卿公旅居绍兴，进中药铺习业，并于业余时自学中医。1898 年从绍兴名医方晓安习医，历时七载，后即在绍兴设诊所悬壶。由于热情为群众服务，深受病家敬仰，声誉日高。曹氏认为医药唇齿相连，有良方而无良药，仍难治愈疾病，故于 1913 年创设和济药局，并考证药品，改进炮制，订正丸散，创制新药。且附设义务施诊，进行临床观察，确定治疗效果。同时还与何廉臣等诸同道，建立绍兴医药学会，举办朔望汇讲，编刊医药学报，于清末出版《医药学报》44 期，1913 年又创编《医药卫生报》，1916 年与裘吉生续办《绍兴医药学报》等，交流学术，发聋振聩，以促进中医药学的发展与提高。1929 年国民党政府拟议"废止中医"，代表绍兴中医药界出席全国医药团体联合会代表大会，奔走于上海、南京之间，据理力争，迫使撤销此提案，为中医药事业的生存进行了艰苦的斗争，获得全国中医药界的一致推崇。

曹炳章临证精内、妇、儿科，尤擅喉证，熟谙药性。博采众长，师古不泥，是民国时期闻名全国的"绍派伤寒"的重要代表人物，与何廉臣、裘吉生并称"宁绍三杰"，在温热学说中独树一帜。他著述丰富，已出版的有《彩图辨舌指南》《规定药品的商榷》《增订伪药条辨》《痰证膏丸说明书》《瘟痧证治要略》《喉痧证治要略》《秋瘟证治要略》《医界新智囊》《增订医医病书补注》《鸦片烟戒除法》10 种，尚待增订整理未刊的有《药产鉴别录》《鹿茸考》《羚羊角考》《燕窝考》等。中华人民共和国成立后，曹炳章接受

① 肖林榕，林端宜. 闽台历代中医医家志［M］. 北京：中国医药科技出版社，2007：259.

浙江省卫生厅之聘，担任《浙江中医杂志》总编辑职务，惜年高体衰，罹患疾病，未到任主持创刊，便与世长辞[①]。

曹炳章还是一位专藏中国医药学典籍的藏书家，共收藏中国医药学典籍5000余种，著述、编辑、校订、圈注、眉批、加按古今中国医药学文献400余种，编辑了大型中国医药学丛书——《中国医学大成》，堪称我国从古至今中国医药学文献收藏第一人。1934年，曹炳章在编辑《集古阁藏书简目》时，所藏的中国医药学文献已达5000余种，几乎占了当时存世的中国医药学文献种数的一半。以一己之力，积40余年之功，广收中国医药学文献5000余种，这是中国医药学文献收藏史上的奇迹，这也使曹炳章成为迄今为止有史料可稽的收藏中国医药学文献种类最多的藏书家。中华人民共和国成立后，曹炳章深切感受到党和政府对祖国传统医学的重视，决定将几十年历尽艰辛所藏的医籍捐献给国家。1952年，他主动与当时的上海华东军政委员会联系，将所藏3400余种医籍捐献给了华东军政委员会卫生部。1956年，曹炳章逝世，终年78岁，其遗著、遗藏由浙江省卫生厅接收[②]。

4. 赵燏黄（1883—1960年）

赵燏黄，又名一黄，字午乔，号药农，1883年出生于江苏省武进县（现为常州市武进区），我国生药学奠基人。1887—1889年在私塾学习，曾应科举考试。1900年到常州延陵书院院长刘申孙家任教师。后受新思潮影响，1904年由蒋维乔介绍到钟观光在上海开设的实学通艺馆附设的理化传习所学习新学理化。1905年又经蒋维乔介绍，应金天翮之聘，到苏州同川学校教授理化，柳亚子也曾是他的学生[③]。

---

① 魏治平，谢恬. 医林翰墨［M］. 上海：上海科学技术出版社，2016：619-620.

② 董桂琴. 曹炳章藏书特色研究［J］. 宁波大学学报（人文科学版），2006（2）：131-134，141.

③ 王致谱. 民国名医著作精华 中国新本草图志［M］. 福州：福建科学技术出版社，2015.

1905年正值国内留日高潮，赵燏黄自费赴日本留学，先在日本完成日语、英语的学习，1908年赵燏黄考入东京帝国大学药科[①]。先在下山顺一郎的生药学教室学习生药学，后在长井长义的药物化学教室专研生药化学。1908年，赵燏黄与王焕文、曾贞、伍晟、蔡锺杰等在东京成立中华药学会。1910年，赵燏黄在日本加入同盟会。1911年响应号召，参加辛亥革命，1912年，南京临时政府成立，任内务部卫生局科长，政府迁北京后，任内务部卫生司科长、代理司长。1912年，曾再度赴日，到帝国大学补办毕业手续，获药学学士学位[②]。

1915年，赵燏黄得留日药友华裳吉介绍，应浙江公立医药专门学校校长韩士泓之聘，任该校药科教授，教授生药学、药用植物学、卫生化学[③]。1929年，赵燏黄受蔡元培之聘，任上海中央研究院化学研究所国药研究室专任研究员，专门进行本草学和生药学的研究，提出为期十年的国产药材研究计划。1931年、1932年出版《中国新本草图志》。1934年与徐伯鋆合作编著的《现代本草生药学（上编）》出版，后赵燏黄应浙江省立医药专科学校药科主任黄鸣龙聘返该校教授生药学。1935年举家迁往北平，应北平研究院院长李石曾之聘，任生理学研究所研究员，继续整理本草，研究国药，对北方药材开展大量研究，于1936年出版《祁州药志》，并发表了两集《本草药品实地之观察》。1938年，赵燏黄在上海新亚制药厂先后任技师、顾问，指导制药。1940年，他在北平建立新亚药厂华北分厂并任厂长，专门从事利用华北及蒙疆产麻黄草提取麻黄素的研究，最终试制成功。1941年，他在北京大学医学院（以下简称“北医”）中药研究所生药研究室任专任研究员。1943年，医学院正式成立药学系，赵燏黄任生药学教授，后曾担任药学系主任。抗日战争胜利后，国民党接管北京大学，赵燏黄被迫离开北医。1949年，北平和平解放，中华人民共和国成立，赵燏黄回到北医药学系教授生药

① 王致谱. 民国名医著作精华 中国新本草图志［M］. 福州：福建科学技术出版社，2015.

② 同①.

③ 同①.

学。1951 年，中央卫生研究院成立中医研究所，他被聘为顾问，指导筹建中药研究室。1953 年，他专为北医药学系生药学专业开设本草学课程。1954 年，他在中医研究院中药研究所任研究员。1955 年，晚年的赵燏黄开始总结毕生研究成果，撰写《本草新诠》。1960 年逝于北京，享年 77 岁。据赵燏黄遗言，将其收藏图书及《本草新诠》遗稿全部捐赠给中国中医研究院。

赵燏黄为我国生药学研究做出了重大贡献，对于老师下山顺一郎的教诲："中国为产药最富之国，汝毕业返国后须负整理国药之责任。现在对于生药学一科。尤须加意勤习云云"[①]，赵燏黄终生都在践行。赵燏黄不仅致力生药研究，还注重药学教育，培养药学人才。其学生黄鸣龙（有机化学家）、朱晟（中药学家）等都成为日后中国药学界的栋梁之材。

5. 钱崇澍（1883—1965 年）

钱崇澍，浙江省海宁县（现指海宁市）人，我国植物学家、教育家。1904 年钱崇澍在清朝最后一次科举考试中，考中秀才。但其无意功名，而受科学救国思想影响，接受新学。1905 年，入上海南洋公学学习，1910 年又与胡适、李四光、赵元任、竺可桢等一起到美国留学，先后在美国伊利诺伊大学自然科学院、芝加哥大学、哈佛大学学习工程、农业、植物学。1915 年，入哈佛大学，与同年入哈佛大学的陈焕庸一起在约翰 · 贾克（John G. Jack，1861—1949 年）门下学习树木学课程，并在此期间在新英格兰植物俱乐部杂志 *Rhodora* 上发表了《宾夕法尼亚毛茛两个亚洲的近缘种》一文，这是中国人用拉丁文给植物命名和分类的第一篇论文，它预示着中国人自己研究本国植物独立自主时代的到来，打破了中国植物考察研究以致撰写论文由外国人垄断的一统局面[②③]。1915 年，钱崇澍发表了《评博物学杂志》(《博物学杂志》由中华博物学会于 1914 年开始编辑出

① 谭守仁. 现代本草生药学编辑之经过［J］新医药刊，1933，10：56-59.

② 刘昌芝. 近代植物学的开拓者——钱崇澍［J］. 中国科技史料，1981(3)：35-39.

③ 陈德懋. 中国植物分类学史［M］. 武汉：华中师范大学出版社，1993.

版），于1916年满怀救国热情返回祖国，积极参与科学教育事业，努力将科学知识传播到中国大地。钱崇澍一生在许多学校任教，如四川大学、南京江苏第一甲种农业学校、南京高等师范农科（东南大学前身）、金陵大学、北京农业大学等，之后的著名植物学家秦仁昌、裴鉴、李继侗、郑万钧等都是他的学生①。1917年，钱崇澍在《科学》杂志连续发表了关于植物名词商榷的文章，提出"大蕊小蕊"不应改为"雄蕊雌蕊"，"显花植物"应改为"种子植物"，"隐花植物"应改为三大类，分别是"藻菌植物""苔藓植物""羊齿植物"，"光合作用"与"同化作用"应有所区别不能同一看待②③④⑤。1921年，钱崇澍翻译了祁天锡编著的《江苏植物名录》，并为书中植物的中文名做订正⑥。1923年，与邹秉文、胡先骕合编了我国第一本大学生物系教科书《高等植物学》⑦，这是我国国人自己编写的第一本中文生物学教科书，是我国早期植物学的权威之作⑧。该书例言："我国学术销沉，植物学从无博大精深之教本，编者有鉴于此，乃参酌海内外各名家著作，编成此书，以为大学及专门学校教科之用"，且言，"我国曩日之植物教科书皆因袭日本之编制法，颇有陈旧之识"，"此书具改制之志，凡旧日因袭日本而不合学理之名称，概予改订"。书中改正了一些植物学名词，如将隐花植物改为孢子植物、显花植物改为种子植物、藓苔植物改为苔藓植物、羊齿植物改为蕨类植物，这些修改后的名称一直沿用至今⑨。1927年，发表了《安徽黄山植被区系的初步记述》，该文为我国植物生态学与地植物学的开拓之作。1929年，翻译出版了《细胞的渗透性质》《自

① 陈德懋. 中国植物分类学史［M］. 武汉：华中师范大学出版社，1993.
② 钱崇澍. 植物名词商榷：光合作用与同化作用［J］. 科学，1917，3（8）：879–880.
③ 钱崇澍，邹应萱. 植物名词商榷［J］. 科学，1917，3（3）：387–388.
④ 钱崇澍. 植物名词商榷：隐化植物与显化植物［J］. 科学，1917，3（8）：880–881.
⑤ 钱崇澍，邹树文. 植物名词商榷：大蕊小蕊二［J］. 科学，1917，3（8）：877–879.
⑥ 祁天锡. 江苏植物名录［M］. 钱雨农，译. 上海：中国科学社，1921.
⑦ 胡先骕，邹秉文，钱崇澍. 高等植物学［M］. 上海：商务印书馆，1923.
⑧ 罗桂环. 中国生物学史·近现代卷［M］. 南宁：广西教育出版社，2018.
⑨ 同⑧.

养植物的光合作用》等植物生理论文。钱崇澍还在执教之余进行了植物标本采集工作，先后走遍了江苏、浙江、安徽和四川，仅他本人采集的标本就有 1 万多号，先后发表了《浙江植物名录》《四川北碚植物鸟瞰》《四川四种新木本植物》《中国森林植物志》等 40 篇论文。1947 年，在美国人提出由美国出资与我国合编《中国植物志》时，钱崇澍一口回绝，说："《中国的植物志》一定要由中国人自己编写，不能由外国人代庖。"这表现了他崇高的民族气节，得到了植物学家的支持和国内有识之士的赞赏[①]。1959—1965 年，钱崇澍主持了《中国植物志》的编撰工作。他 1948 年当选为中央研究院院士；1950 年应邀出任中国科学院植物分类研究所研究员兼所长；1955 年当选为中国科学院首批学部委员；1965 年 12 月 28 日因胃癌在北京逝世，享年 82 岁。

6. 伊博恩（1887—1940 年）

自明朝利玛窦到中国始，西方传教士不断来到中国，其中有英国人马礼逊、雒魏林、韦廉臣、傅兰雅，美国人伯驾、丁韪良、林乐知、胡美，法国人罗伯济、艾美、古纯仁，俄国人安文公、明常、巴拉第，德国人汤若望、郭实腊、花之安等，传教士成为在中国活动的特殊群体，伊博恩就属于其中之一。

伊博恩（Bernard Emms Read），1887 年出生于英国南部城市布莱顿，1908 年进入伦敦药剂学院学习药理学，并在当年和次年成功获得了该校的 M. P. S 与药物化学学位。1909 年作为一名传教士来到中国北京，开始在北京协和医学堂任讲师，教授化学与药剂学课程，而此前他已经从伦敦大学药学院毕业并注册成为药剂化学师[②]。1918 年被派往美国进修，专攻生物化

① 陈德懋. 中国植物分类学史［M］. 武汉：华中师范大学出版社，1993.

② 赵粤. 北京协和医院和英国药剂师的渊源：1910—1941［C］// 香港药学会. 第十九届全国药学史本草学术研讨会暨 2017 年江苏省药学会药学史专业委员会年会论文集. 2017：11.

学与营养学，并获得生物化学理学硕士学位。1920 年，伊博恩加入医博会，成为永久会员。1920 年，在朝鲜讲授药物学的美国药物学家米尔斯（Ralph Mills），将译成的 40 余册《本草纲目》稿本连同实物标本一起交给伊博恩，伊博恩也从此踏上研究中国传统药材的漫长征途[①]。之后伊博恩联合北京博物学会的多位中外学者编纂了一系列《本草纲目》研究及节译著作，该系列著作共 8 种，包括植物药著作 1 种，矿物药著作 1 种，动物药译著 6 种[②]，其中植物药著作即与中国植物学家刘汝强合著的《本草新注》，涉及《本草纲目》中 898 种植物药。1923 年，伊博恩再次前往耶鲁大学，两年后获得药理学博士学位，其间还曾前往芝加哥大学进修病理学，回到北京后，伊博恩成为协和医学院药理学教授，并任药物学系主任。1932 年，受上海雷士德研究院的邀请，负责该院生理科学部门的研究。1935 年，与王吉民、伍连德、胡美等医史界、医学界专家发起组织中华医学会医史委员会。1941 年，伊博恩被侵华日军拘留，投入龙华集中营。日本投降后，伊博恩重获自由，在短暂的赴美疗养之后又回到中国，由于安尔博士辞世便接任雷士德医学研究院院长一职。1949 年，伊博恩因癌症逝于上海，享年 62 岁[③]。

德国汉学家魏汉茂在 2012 年发表了一篇文章 *Bernard Emms Read(1887–1949)-A list of his publications*，简单介绍了伊博恩的生平，并列出伊博恩各个时期的著作及发表的文章，约 300 篇，完整展示了伊博恩一生的学术轨迹及学术成就[④]。

---

① 梁珊. 伦敦会来华传教士伊博恩与他的中医药研究［C］// 福建师范大学中国基督教研究中心. 2012 多学科视野下的中国基督教本土化研究学术研讨会论文集. 2012: 370–389.

② 付璐.《本草纲目》在欧洲的流传研究［D］. 北京：中国中医科学院，2020.

③ 同① 370–389.

④ WALRAVENS H. Bernard emms read (1887–1949): A list of his publications［J］. Monumenta Serica, 2012, 60(1): 481–516.

7. 胡先骕（1894—1968 年）

胡先骕，字步曾，号忏盦，江西新建（现指南昌市新建区）人，1894 年出生于江西南昌，是民国时期著名的教育家、科学家、思想家及文化名人，和蒋介石曾经拥有良好的关系，毛泽东还称其为“中国生物界的老祖宗”，与蔡元培、梅贻琦等是全国最著名的八位知名大校长[①]。1906 年，胡先骕至南昌府办洪都中学堂为插班生，开始接受现代科学教育。1909 年，考入京师大学堂预科学习。1912 年，参加江西省留学考试，被录取为西洋留学生。1913 年，进入加利福尼亚大学，先学农艺，后转入植物系。1916 年，学成归国[②③]。1917 年，任江西省森林局副局长。1918 年，秋胡先骕得到南京高等师范学校农科主任邹秉文的聘请，任该校农业专修科教授。与邹秉文、钱崇澍共同编著了《高等植物学》，该书于 1923 年由商务印书馆出版发行，是我国有史以来第一部大学生物学系使用的教科书。1920 年至 1921 年胡先骕先后在浙江、江西等地考察植物资源，采集植物标本，采集标本多达万余号。1922 年中国科学社生物研究所在南京成立，胡先骕负责植物部。1923 年，胡先骕再度赴美留学，入哈佛大学攻读植物分类学博士学位。1925 年，胡先骕返回南京，继续在东南大学执教和在中国科学社生物研究所从事研究。1928 年，北平静生生物调查所成立，胡先骕任植物部主任，并在秉志不在时代理所长职责。由于胡先骕的大力支持，1934 年庐山森林植物园成立，这是我国第一座科学植物园。1938 年，胡先骕派俞德浚会同蔡希陶在云南昆明创建了“云南省农林植物研究所”，即今中国科学院昆明植物研究所的前身。1940 年，胡先骕出任国立中正大学首任校长。1946 年，中正大学农学院生物系特聘胡先骕为研究教授；年末，胡先骕辞去国立中正大学教授之

① 万绍芬. 缅怀中国植物学之父胡先骕［J］. 创作评谭，2009（6）：28–29.

② 王咨臣，胡德熙，胡德明，等. 植物学家胡先骕博士年谱（一）［J］. 海南大学学报（自然科学版），1986（1）：78–94.

③ 胡宗刚. 胡先骕先生年谱长编［M］. 南昌：江西教育出版社，2008.

职，移居北平，主持静生生物调查所研究工作。1948 年，入选中央研究院院士。1948 年胡先骕与郑万钧联合发表的关于裸子植物水杉新种的论文，标志着其学术造诣达到新高峰。中华人民共和国成立后，胡先骕任中国科学院植物研究所研究员。1968 年 7 月 16 日突发心梗逝世，终年 74 岁[①]。

胡先骕一生著述甚丰，著有《中国植物图谱》《国产牧草植物》《经济植物学》《植物分类学简编》《植物学小史》等几十部著作，发表论文百余篇。

8. 叶橘泉（1896—1989 年）

叶橘泉（叶桔泉），浙江吴兴（今浙江湖州）人，我国中医中药学家。幼时从师习医，早年在故乡从事中医中药教学工作，同时开业行医并致力于本草学的研究[②]。1913 年，经塾师推荐，拜本县名中医张克明为师，历 4 年后，独立开业。平素治学严谨，不仅熟谙经典医著，擅长博取后世各家所长，且能不断吸收新知，主张古为今用、洋为中用，强调中西医结合、融会贯通；在处方用药方面，既重视古方的剂量，也注意丹方的应用，对研究中药造诣尤深[③]。叶橘泉在独立开业的同时，于 1920 年入上海恽铁樵函授中医学校学习，潜心研读了大量医药著作和文献资料，其中包括相当数量的日本汉方医药中译本，如《化学实验新本草》等。为了能看懂原著，他还自学并掌握了日语[④]。1930 年，任湖州双林救济院医生。1933 年，创办“国药丹方实验研究社”。1935 年，任苏州国医专科学校中医学讲师。1954 年，任江苏省中医院院长、江苏省中医进修学校副校长。1955 年，当选为中国科学院学部委员（院士）。1956 年，任江苏省卫生厅副厅长、江苏省中医学校副校长。1957 年，任江苏省中医研究所所长、中国医学科学院江苏分院院长。1973 年，任南京药学院教授、副院长。1989 年 7 月 7 日在南京逝世，享年 93 岁。

---

① 胡宗刚. 不该遗忘的胡先骕［M］. 武汉：长江文艺出版社，2005.

② 谢海洲. 怀念我的老师叶橘泉先生［J］. 中国中药杂志，1990（7）：57.

③ 魏治平，谢恬. 医林翰墨［M］. 上海：上海科学技术出版社，2016：108.

④ 张前方. 费新我与湖州［M］. 沈阳：沈阳出版社，2013：15.

叶橘泉认为："中药是中医治病的重要武器，工欲善其事，必先利其器。我国地大物博，中药品种繁多，经验极为丰富。但由于同名异物，同物异名，名实混淆，妨碍用药的正确性。"且"中医需要研究中药本草，这是非常迫切的任务"。而为了了解这方面的问题，叶橘泉重点投入这方面的工作，编著了《江苏中药名实考》《现代实用中药》《本草推陈》等书[①]。另著有《古方临床应用》《食物中药与处方》《临症直觉诊断学》《近世内科中医处方集》《近世妇科中医处方集》等书。

9. 裴　鉴（1902—1969 年）

裴鉴，字季衡，1902 年出生于四川华阳县，是我国著名植物分类学家和药物学家。裴鉴的父亲是一名中医，所以成为药物学家可能是受父亲的影响。而裴鉴在清华学堂学习时，植物学课程的老师正是钱崇澍，裴鉴对钱崇澍教授的植物学特别感兴趣，以至于后来留美时专攻植物分类学。1925 年，裴鉴从清华毕业去往美国留学，1931 年在斯坦福大学获得博士学位，当年夏天回国[②]。1931 年至 1944 年任中国科学社生物研究所研究员。1931 年至 1952 年先后兼任中央研究院动植物研究所研究员、中央大学生物系和森林系教授、国立药学专科学校教授、复旦大学生物系教授、光华大学生物系教授、金陵大学生物系教授。中华人民共和国成立后，任中国科学院南京中山植物园主任，南京植物研究所研究员、所长，并担任中国植物学会理事兼秘书长、江苏省植物学会理事长。1969 年逝于南京。

裴鉴一生主要从事植物分类学研究，发表了 50 余篇学术论文及著作，重点研究的几个科如马鞭草科、薯蓣科、毛茛科、金粟兰科都是药用植物较多的科。自 1936 年开始着手进行中国药用植物的分类和考证研究，1939 年

① 周凤梧，张奇文，丛林. 名老中医之路 第 2 辑［M］. 济南：山东科学技术出版社，1982：19–23.

② 谈家桢. 中国现代生物学家传 第 1 卷［M］. 长沙：湖南科学技术出版社，1985.

编写出版了第一册《中国药用植物志》[①]。1953—1965年，他与周太炎合作，继续编写出版了该书的第28册，共记载400种药用植物。

10. 章次公（1903—1959年）

章次公，名成之，号之庵，江苏镇江丹徒大港人。因其兄患伤寒不治身死，其父遂命次公学医。16岁就读于上海中医专门学校，毕业后，又在广益中医院实习三年，奠定了深厚的医学基础。在校时，既亲炙于孟河丁甘仁门下，又师事曹颖甫研究经方，在文学上他喜欢探讨新城的诗和桐城的文。后又受业于晚清国学大师章太炎，研究印度因明学，讲究辩证法，接受现代医学。故后来数十年中，次公所有撰述，能汰华词，重佐证，断感情，戒妄章，这都与太炎的影响有关[②]。1927年，章次公离开广益中医院，来到上海世界红十字会医药，任中医部主任，并与王一仁、秦伯未等创办了中国医学院，亲授药物学。1929年夏，与徐衡之、陆渊雷共同创办了上海国医学院，以“发皇古义，融会新知”为院训。中华人民共和国成立后，章次公进入上海市第五门诊部工作，任上海市中医门诊部特约医师兼中医师进修班教师。1955年冬，应邀赴京工作，历任北京医院中医科主任、卫生部中医顾问、中国医学科学院院务委员。1958年，兼任北京医院中医科主任，被选为第三届全国政协委员。

章次公对本草深有研究，早年讲授药物学，编有《药物学》四卷，撰有《诊余抄》《道少集》《立行集》《杂病医案》《中国医学史话》等，另与徐衡之合辑《章太炎先生论医集》。1980年，其门人整理出版《章次公医案》一书。1999年，门人朱良春等汇集其遗著、医案等出版《章次公医术经验集》[③]。

---

① 佘孟兰. 怀念药用植物学家裴鉴先生［J］. 中国药学杂志，1983（6）：38–39.

② 祁晓华. 吴地名医［M］. 南京：河海大学出版社，1999：165–166.

③ 梁慧凤. 名医传芳［M］. 上海：上海科学技术出版社，2020：126–128.

11. 管光地（1904—1952 年）

管光地，我国著名生药学家。江苏南京人，1927 年进入南京国立中央大学生物系，攻读植物学，致力于植物组织学，对植物分类和本草文献也深感兴趣，1931 年毕业后就职于上海中法大学药科，任生药学助教、讲师。1937 年获美国威斯康星大学药学院硕士学位，次年回国。1937 年译著出版了《植物组织实习法》，是我国早期植物组织学实验和切片制作技术的重要参考教科书。1938 年任国立药学专科学校生药学教授、教务长，后一度离开，1945 年又继续回国立药学专科学校任教，中华人民共和国成立前后，任国立药专校长。1952 年因心脏病不幸逝世。

管光地在教学中深感我国缺乏生药学教材，学生学习主要靠听课做笔记，一直想编著一本符合我国国情的生药学教材，可惜未能实现①。《莨菪与闹羊花》是管光地有代表性的生药学论文，文章对莨菪与闹羊花做了详细的考证，解决了莨菪与闹羊花由来已久的名称混乱问题。1946 年提出生药研究建议："生药学为药学重要一门，所用药学率多为外国产品代替补加皆学为急务，国产草药亦多神效者，似亦当加以研究，兹拟生药研究题目若干则以供雅正。"共提出 58 条可进行深入研究的建议，如今看来颇具前瞻性②。《当归生药源考》《本草植物源考（一）》《保险子生药研究》是管光地具有代表性的生药学研究成果。

12. 李承祜（1905—1995 年）

李承祜，我国著名生药学家、教育家。1905 年出生于安徽枞阳县田埠村，1925 年就读于日本广岛高等师范和广岛文理科大学研究部，1932 年回国，

① 徐国钧，宋惕生. 我国早期生药学家管光地教授［J］. 中国药学杂志，1983（9）：44–45.

② 管光地. 生药研究建议［J］. 药讯期刊，1946（4）：16–25.

先后担任保定农学院、北京中法大学、安徽大学等校教授，抗日战争爆发后，辗转到贵州安顺，从此一直从事药学教育工作[①]。1946年李承祜编著的《药用植物学》在贵州刊印，1949年作为大学课本公开发行，这是我国第一部以现代科学观点编写的药用植物大学用书[②]。1949年上海解放，李承祜参加筹建华东人民医学院（第二军医大学），任药学系副主任及生药学教研室主任，1954年任上海第二军医大学药学系副主任、教授，兼生药学教研室主任。1988年，任上海第二军医大学药学院教授。1995年逝于上海。李承祜教授曾先后发表萝芙木、海藻、藜芦、鸡眼草、夏枯草、秦皮、酸枣仁、黄药子、黄藤、紫珠草等数十篇生药学研究论文。这些论文不仅为中药质量的评价提供了科学依据，也为发掘新的药用植物资源起了提示作用。

李承祜积极坚持学术创新，为我国的药学事业提出了建设性意见（提出建设我国的新药学）："他主张对中药的生药学研究，应逐步摆脱过去专以形态、组织鉴定为主的商品生药范畴，而应采取多学科协作，广泛应用现代科学提供的技术手段。"从20世纪60年代开始，在他领导下的一些生药学研究课题中，已有选择地应用了薄层层析、红外或紫外光谱分析、气象层析以及运用电镜观察药材的显微特征等的鉴定技术。近60年来，他先后讲授过生物学、普通植物学、植物分类学、植物解剖学、植物病理学、树病学、药用植物学和生药学等课程。他自编讲义，认真备课，一丝不苟。李承祜为中国的科学和教育事业培养了几代专业人才。

① 苏中武. 生药学家李承祜教授［J］. 中国药学杂志，1983（11）：42-44.

② 中国科学技术协会. 中国科学技术专家传略：医学编：药学卷（一）［M］. 北京：中国科学技术出版社，1995：182.

附录二

民国时期对生药学有影响的相关著作简介

（一）国内著作

1.《植物学大辞典》（1918 年）

1918 年，上海商务印书馆出版了由孔庆来、吴德亮、李祥麟、杜亚泉、祁天锡等 13 位学者历经 12 年通过搜集、整理、汇总编著而成的《植物学大辞典》。该书主要收集植物名称和植物学术语，详细记载了各种植物的命名、属性、科目，对植物的叶片、花型、根茎等做了详细论述，每条植物名称有我国已考定学名的普通名、日本的普通名（用片假名连缀）、拉丁文学名、简要注释并插图。虽然名为《植物学大辞典》，但是其包含植物学、农学、药学等广泛内容，还引用了《本草纲目》中的内容，并对我国几千年农作物、植物、中药的零散记载进行了大规模的整理，把世界各地对植物、农作物的记载都借鉴充实在书中，结束了我国历史上农作物、中药、植物的杂乱记载和混乱历史，从而统一了植物的归类，填补了植物学无从考证的空白，为今日的植物学开创了新纪元。[①]《植物学大辞典》不仅是一部植物百科全书式的工具书，更多的是作为一块敲门砖，为民国初期的人们认识植物学打开了新的大门。

① 张建红，赵玉龙. 民国初年的《植物学大辞典》[J]. 华夏文化，2004，4：55.

2.《本草新注》(1927 年)

《本草新注》是伊博恩、刘汝强[①](中国植物学家)合作的中华植物考证著作，1927 年首次出版，名为 *Bibliography of Chinese medicinal plants from the Pen ts'ao kang mu* 本草纲目 1596 A. D，1936 年第 3 次出版名为 *Chinese Medicinal Plants from the Pen Ts'ao Kang Mu* 本草纲目。我国著名医史专家宋大仁节译了《本草新注》的部分内容连续发表在《中西医药》上，有感于西人对我国药物早已研究，而我国人茫昧无知，故亟为移译，为有志于中药改革者作参考。

该书是伊博恩以 1920 年在朝鲜讲授药物学的美国药物学家米尔斯(Ralph Mills)翻译的 40 余册《本草纲目》稿本和实物标本为基础编著的。参考了中外 245 种文献，考证了 898 种药物，按照植物学自然分类系统编写，每药列植物学名(拉丁学名下列英文名)、中文名、药用部位、化学成分、产地、参考文献、注意事项，是一部研究中药的重要著作，尤其对于药材原植物鉴定有重大参考价值。

3.《新中药》(1930 年)

《新中药》为黄劳逸所著，由医学书局于 1930 年出版。该书以药理作用作为分类标准，如健胃剂、强壮剂、兴奋剂、麻醉剂、收敛剂等。记载了 147 种药物，涵盖动、植、矿物三类，以植物性药物居多，每药记载别名、产地、种类、形态、性味、成分、作用、医治、用量、用法、忌症、反药、处方。该书是中国较早记载药材原植物拉丁学名的药物类著作，其种类项下明确标注了药物科属及学名；与传统药物性味不同其性味描述，多指药物的化学性质。如茴香条下描述性味为呈酸性反应，味略辛气芳香；成分项有化

① 刘汝强，字毅然，1897/1895—1987 年，天津人，费城大学药学学士，威斯康星大学药学硕士、植物学兼植物病理学博士，1925 年起在北京协和医学院研究药用植物。

学成分，未有明确化学成分的即粗略描述为挥发油等；作用、医治、用量、用法、忌证、反药、处方具是用西医术语描述。以上记载方式与中国传统中药完全不同，体现了新中药的“新”。《新中药》既是国人抵制西药，振兴国药改革创新的代表，也是早期中国生药学的探索之作。

黄劳逸是浙江杭州人，性孤傲，素来体弱，曾患咯血之症，受师傅熏陶，接触科学，感今日中国人民之贫病，亦因不能利用科学以改进实业，故常存以科学改进实业之志。曾任上海国医学院有机化学、医化学及南京国医传习所药物学教员，海盐县立医疗所医务主任，著有《简要中药作物学》[苏州国医书局出版（栽培类）]、《国药研究》、《新中药》、《药物与验方》、《科学研究之国药》、《医化学理论》等书。

4.《中药浅说》（1930 年）

《中药浅说》由丁福保编译，1930 年商务印书馆出版，1933 年再版。该书从日本药物学书选译而成，凡各药之原植物、形态、成分、应用等皆依据科学一一载明。共收录药物 136 种，按药物功效分为强壮健胃消化药、解热药、利尿药、镇痛镇静痉药、镇咳祛痰药、收敛药、兴奋药、泻下药、变质解凝药、驱虫药 10 类，并介绍每味药的植物形态、成分、应用等。

丁福保，江苏无锡人，民国时期著名翻译家，以翻译医学和佛学书为主。早年留学日本，归国后曾在京师译学馆任教，兼通中西医药[①]。曾被委派赴日本考察医学。丁福保将大量近代西方医学著述翻译到中国，尤其致力翻译日本西医书籍及出版卫生科普著作。自 1908 年至 1933 年，先后翻译日文医书 68 种，并自撰医书多种，共 80 余种，内容包括基础理论、预防养生和临床各科[②]。

① 甄志亚. 中国医学史［M］. 北京：中医古籍出版社，1987：475–476.

② 陈小卡. 西方医学传入中国史［M］. 广州：中山大学出版社，2020：646–647.

5.《力氏灵验本草》（1931 年）

《力氏灵验本草》由力嘉禾编著，1931 年北平文化学社出版。全书收药 205 种，按药物功效分为滋养剂、镇静剂、解热剂、强心剂等 19 类。每药名下列拉丁学名、品种、别名或附药，并按药用部分、形状、颜色、质地、炮制、成分、毒性、功效、服法、禁忌及处方等项分述。书后附药物用量总览、古方摘要、医典摘粹。

力嘉禾的父亲力钧是清末中医学家，光绪年间举人，曾为慈禧太后和光绪帝治病。南渡新加坡，东游日本，历访德、法、意、俄、瑞士及奥地利等国，尤注意访问医院医校[①]。力嘉禾是力钧长子，承袭父志，留学日本习医。

6.《中国新本草图志》（1931 年）

赵燏黄在上海中央研究院国药研究室任专职研究员时提出了以十年为期的研究国产药材的计划，要在对中国本土生药的生药学、化学、药理学研究基础上编写《实验新本草》。但这个愿望没有实现，最终只完成了部分药物研究，合为二集，于 1931 年、1932 年先后出版，改名为《中国新本草图志》。

全书分为两集，第一集为甘草、黄芪，并附西黄芪胶及其制剂，第二集为人参、参须、参叶、高丽参、日本参、西洋参，并附人参三七及竹节人参，每药项下列名称（考定本草之科名及学名）、考据（酌参古代诸家本草与当时之科学论述）、产地（详细调查该植物原产地分布区域、野生繁殖状况、采制法、年产额、运输地、市价等）、栽培法（详细调查当地之栽培状况、栽培方法、收获法、制作法）、植物（按照植物自然分类法上分科植物记载，插入原植物的摄影或图画）、生药（记载国药形质上的标准鉴定、种类识别、真伪判决、国药摄影）、构造（记载药用部分显微镜的组织解剖学、

① 马福荣，李云翔. 中国历代医药学家荟萃［M］. 中国环境科学出版社，1989：359.

粉末生药学、显微的结晶化学、显微镜摄影)、成分(记载专搜集的已知成分，详注该成分的提取及精制方法，或试验所得的成绩报告)、药理(记载专搜集的医家动物生理试验所得的成绩)、药用(记载国药应用于治疗上的方法)等项目，偶有详略，每项所列之研究必科学详尽。

该书特点从作者自序中可窥一二:“本志采用纯正的科学方法，整理吾国旧有之本草，证以今日最新之学理及事实而编纂之。”“一扫旧式本草之瑕点而显其精粹，且使读者对于新学说之成绩一览了然而得以更求进步，其影响于药物学之前途，必非浅鲜也。”①

7.《现代本草生药学(上编)》(1934年)

《现代本草生药学(上编)》是赵燏黄、徐伯鋆编著，谭守仁校刊，周师洛发行，中华民国药学会于民国二十三年(1934年)出版的我国第一本生药学教科书。《现代本草生药学》最初源于徐伯鋆在浙江省立医药专科学校担任生药学教授时，苦无专书，于是根据下山顺一郎的《生药学》(第十八版)草草编译成生药学讲义，后由周师洛筹划经费，并请谭守仁相助，邀请赵燏黄一同合作，乃成此书。

该书是以下山顺一郎的《生药学》为翻译蓝本编著而成，全书分为总论与各论两大篇，总论详叙生药学基本原则，生药学最新研究方法。各论分正文及附录两部分，正文中专载现今世界各国著名的生药、公认确有疗效的国产药材，以及可以代替外国产生药，曾经鉴定之品。附录以国产药材为主，旁及少数国外产之稀用生药、一国药典上习惯专用之生药，未能普及之品，总计五百五十余种。

此外，赵燏黄的学生叶三多在1937年编著出版了《生药学》下册。此书以大量外国文献做参考，并未加入本国生药学内容。该书与《现代本草生药学(上编)》形成一套完整的生药学教材。

---

① 王致谱. 民国名医著作精华 中国新本草图志[M]. 福州：福建科学技术出版社，2015.

8.《药物图考》（1935 年）

《药物图考》共 6 卷，由近代医药学家杨华亭编著，于 1935 年中央国医馆出版发行。书中共收载动、植、矿药物 291 种，选择精当。作者顺应“中药科学化”的浪潮，欲“辨别药品之真伪，矫正旧说之玄虚，并改善其炮制，化验其成分”。竭数十年之心力入山采药，实地试验。所取药物大多经过尝试和临证验证，对药物功效和毒性反应有独到的体验。每药下分产地、形态、主治、考证、修治、分剂、验案等进行论述。并绘有药图 246 幅，绘制精细，考证深入，尤其对于某些毒性较强的药物以及“本草十八反，俗传入腹可以致命”者，均配合亲尝，发现其特别效能，使“千百年不得其解或误解者，执此书以印证之，往往涣然冰释是非，融会东西互相启发，自得左右逢源之妙”[①②]。

该书重视药用植物形态，详加考证，每药必附详图；论述药物主治力求真确，不人云亦云；各药参考中西医药精要之学说，是一部体现传统知识与现代科学结合的佳作。

9.《本草疏证》（1935 年）

《本草疏证》是钟观光的晚年之作，成书于民国二十四年（1935 年），在钟观光生前并未出版，后被收录于《中国本草全书》（第一五七卷）。原书共 23 卷，存 4 卷。前三卷均为菊科，第四卷为桔梗科及葫芦科，共考证 3 科，42 属及 8 种未详种，合计 86 种植物。每种植物列出中文名及拉丁学名、历代本草相关摘录（间加注释或附有图表对比名称变化）、作者按语（以观光曰的形式，用近代植物学知识描述植物形态）等内容。

---

① 袁长津，易法银. 20 世纪中医药学术发展概要［M］. 北京：科学技术文献出版社，2008：175.

② 杨华亭. 药物图考［M］. 南京：中央国医馆，1935.

该书涉及本草类古籍有《神农本草经》《名医别录》《桐君采药录》《大观本草》《备急千金要方》《本草拾遗》《日华子本草》《本草图经》《嘉祐本草》《蜀本草》《本草衍义》《救荒本草》《本草纲目》《本草纲目拾遗》《植物名实图考》等，经训类古籍有《毛诗草木鸟兽虫鱼疏》《毛诗后笺》《尔雅义疏》《广雅疏证》《通艺堂集》《释草小记》等，其他古籍有《夏小正》《颜氏家训》《墨客挥犀》《农书》《事类合璧》《清异录》《玉篇》《庚辛玉册》等，以及近代植物学著作《中国经济植物志》《华英字典》等。

10.《祁州药志》(1936年)

《祁州药志》是赵燏黄在国立北平研究院任职时编著的一本生药学著作，于1936年出版，是以药材原植物自然分科的我国第一本生药学著作。《祁州药志》虽以“祁州”为名，“实则包括南北药材之全部，而尤以华北一带之道地药材最为详备”。

该书不仅研究祁州药肆的药物，还论及祁州的地理文化风俗。全书共载药59种，附药物图122幅，药分菊科与川续断两科，其中以菊科药物为主，川续断科只有川续断与北茝蕂子两味药，每药项下先考察古代本草文献与现代药材是否一致，次之以药材与药材原植物相比较，明确药材来源。若无法考证，则只记载形态，对于已经发表的现代药物研究成果也尽量予以收录。

11.《本草药品实地之观察》(1936年)

1935年赵燏黄与钟观光、钟补求、朱晟四人到河北安国调查北方药材，将搜集到的200多种大药标本和100多种草药标本运回，以此标本为研究基础，编著《本草药品实地之观察》(别集之一、别集之二)，分别于1936年、1937年刊于《国立北平研究院生理学研究所中文报告汇刊》。

《本草药品实地之观察》是对包括北平和河北祁州、保定及河南禹州、郑州、怀庆、百泉等华北一带的药市和药肆的药材初步调查研究，全书共收药136种，药图90余幅，每药将文献所记载的名称特征与实物药材相互证明，将原植物与药用部分相互证明，将最新的成分与药理研究附于药后，是国内最早研究中药混乱品种的代表作。

12.《滇南本草图谱》（1945年）

《滇南本草图谱》是民国三十四年（1945年）由经利彬、吴征镒、匡可任、蔡德惠编著，国立中国医药研究所、云南省立药物改进所发行的一部出色的地方性本草著作。

《滇南本草图谱》全书一册，载药用植物金铁锁、木瓜、南瓜花、南瓜果、羊耳朵、狗屎花、臭灵丹、麦穗夏枯草、地不容、鸡骨常山、滇常山、杏叶防风、大蓟、白芷、瓦草、兰花参、五叶草、五味草、草果药、白及、何首乌、竹叶防风、九里光、黄龙尾、大一枝箭、绣球防风26种，均选自兰茂所著《滇南本草》。每种药用植物列释名、原文、形态、考证（学名、中文名）、分布、药理、文献、图版说明8项，每药均附植物全形及花果解剖墨线图，共26幅。本书参照清光绪十三年（1887）昆明务本堂刻《滇南本草》三卷（收药物458种）本及1914年云南丛书刻《滇南本草》三卷（收药物280种）本，在“原文”项分别收录了两个版本的内容。因为作者都是专业的植物学家，所以对植物形态描述及名称考证都非常详尽且绘图精细，采用植物科学绘图方法，是一本重要且出色的地方药用植物考证著作。

经利彬（1895—1958年），别号燧初，浙江上虞人，法国国家理科博士、医科博士，曾任法国里昂大学医学院助教、国立北京大学生物系主任教授、国立北平大学女子学院教授、国立中山大学交换教授、国立北平研究院生理研究所所长。1937年北平沦陷，前往云南，任国立云南大学医学院生理学、组织学教授，是建设云南药物改进所的积极倡导者。1946年经利彬去台湾省，后任台湾省卫生局局长。1958年在台湾省逝世，一生著述甚丰[①]。

---

① 张玲. 一本诞生于抗战硝烟中的珍贵药书——《滇南本草图谱》[J]. 云南档案，2020(10): 29-31.

吴征镒（1916—2013 年），江苏省扬州市人，是我国著名的植物学家。民国二十六年（1937 年）他从清华大学生物系毕业并留校任教，后随西南联大迁到昆明，编著《滇南本草图谱》时他正兼任云南大学理学院生物系讲师。其著作有《中国植物志》《云南植物志》《中国植被》《云南种子植物名录》《西藏植物志》（五卷）等[①]。

匡可任（1914—1977 年），我国著名植物分类学家，江苏宜兴人。1937 年毕业于日本北海道帝国大学农学部，抗日战争爆发后回国，精通植物学拉丁语，具有精湛的植物绘画技术[②]。

蔡德惠（1923—1945 年），是西南联大生物系高材生，后留校任助教，1943 年兼任云南药物改进所技士，惜因肺结核逝世于西南联大教育岗位上[③]。

此外，还有未署名的吴韫珍（1899—1942 年）[④]也参与此书编写。吴韫珍为我国植物分类学家，早年曾公费留学美国康奈尔大学获博士学位后回国任清华大学教授，后随清华大学迁入云南任教于西南联大，考证了《植物名实图考》和《滇南本草》中的植物学名，并发现了“金铁锁”这一植物新种。

（二）国外著作

1.《中国植物学》（*Botanicum Sinicum*）（1882 年）

作者贝勒（Emil. Brestchneider M. D）（1833—1901 年），出生于里加（拉脱维亚共和国首都），是俄国著名汉学家。曾在 1866 年至 1883 年

---

① 经利彬，吴征镒，匡可任，等. 滇南本草图谱［M］. 昆明：云南科学技术出版社，2007.

② 同①.

③ 同①.

④ 同①.

担任俄国驻北京使馆医生，在此期间做中国汉学和植物学研究。贝勒在北京山区附近有自己的植物标本馆，从1880年开始将干燥的植物标本送往英国皇家植物园——邱园。著有植物学相关著作 *On the Study and Value of Chinese Botanical*（1870年）、*Early European Researches into the Flora of China*（1881年）、《中国植物学》（1882年）、*History of European Botanical Studies in China*（1898年），汉学著作《基于东亚史料的中世纪研究》（1888年）等。

本书分三部分出版，第一部分于1882年在英国伦敦出版，主要介绍了东亚国家植物知识发展历史（主要是中国，还有日本、韩国、蒙古国）和关于中国古籍中涉及植物的科学鉴定。

第二部分于1892年出版，副标题为中国古典植物学，附注释、附录和索引（*the botany of the Chinese classics*, *with annotations*, *appendix and index*），主要内容为考证《尔雅》《诗经》《书经》《礼记》《周礼》及其他中国古代经典著作中的植物。

第三部分于1895年出版，副标题为中国古代本草的植物学研究（*botanical investigations into the materia medica of the ancient Chinses*），主要内容是考证《神农本草经》和《别录》中的植物。

该书是早期外国人对中国古籍中植物的整理，涵盖古籍范围很广泛，包括《诗经》《礼记》等古籍经典，也有《山海经》等地理志，当然更多的是《神农本草经》等中国古代本草著作，这与之后中国学者钟观光做的中国古籍植物整理工作很相似。

书中作者提到对中国植物鉴定，确定植物学名的困难：首先如果遇到从未有人采集过的种，就需要自己亲自采集定名，其次就是中文植物名称的混杂，一物多名，一名多物都致使植物学名鉴定困难。解决方法是要获得可靠的植物标本，然后找到有能力的植物学家确定学名。这说明，在中国本国植物学发展初期，对于即使是有着丰富植物学知识的国外学者而言，鉴定中国植物也并非一件容易的事情。

2.《中国植物名录》(*Chinese names of Plants*)(1888 年)

《中国植物名录》为韩尔礼(Augustine Henery)(1857—1930 年)所著，是韩尔礼发表在《皇家亚洲学会杂志》上的一份湖北宜昌地区的植物名录(作者曾在宜昌南部山区长阳县采集三年植物标本)，书中共收载 565 种植物，其植物拉丁学名除三四个例外，基本均为英国邱园学者所鉴定。

韩尔礼为爱尔兰植物学家和汉学家。1881 年，韩尔礼以助理医疗官和海关助理的身份进入位于上海的皇家海关。1882 年，他被派往中国中部湖北省偏远的宜昌调查植物类中药，他也曾在湖北、四川、云南思茅等地服役。在宜昌和中国其他地方，他收集植物、种子和标本，请人鉴定。1888 年，他在《皇家亚洲学会杂志》上发表了一份中国植物的清单。韩尔礼向邱园送去了 15 000 多份干燥植物标本和种子，其中许多植物被栽培成功，成为著名的园林植物。

马文章发布在中国科学院昆明植物研究所网站上的一篇文章描述了韩尔礼对中国植物学的贡献：在中国植物采集史上，Augustine Henry 所享有的盛名是绝大多数植物采集家所望尘莫及的。与他同时代的著名英国职业植物采集家 E. H. Wilson 盛赞 Augustine Henry 对中国植物学的贡献是“前无古人后无来者的”；Emil Bretschneider 在他的经典名著《欧洲的中国植物学探索史》(*History of European Botanical Discoveries in China*，1898)中也称赞 Augustine Henry 是“在中国植物学领域最成功的探索者”；在陈焕镛与胡先骕 1929 年出版的《中国植物图谱》第二卷中，著者向 Augustine Henry 在我国中西部的艰苦采集活动给予了充分的肯定并致以崇高的敬意。资料显示：从 1885 年到 1900 年，Augustine Henry 利用本职工作之外的闲暇时间组织和培训了自己的植物采集团队，在当时中国的湖北、湖南、四川、云南、海南、台湾等地总共采集了 15.8 万号植物标本，当之无愧地成为迄今为止在中国土地上采集标本数量最多的外籍人士。这些标本中经他本人及其他植物学家研究后，共发现植物新科 5 个，新属 37 个，新种 1726 个(含种下等级)。

3.《华英字典》(1892 年)

《华英字典》为英国人翟理斯（Herbert Allen Giles）所著，于 1892 年陆续出版一卷至三卷，并很快成为“外国学生人手必备的日常工具书”。1911 年再版。

《华英字典》中有大量的动植物名词，几乎全部列有动植物学名，一些甚至会描述产地、学名鉴定地点、形态特征等。钟观光所著《本草疏证》在考证植物学名时便有参考《华英字典》，由此可见此书对中国早期生药学的生药基原考证有重大影响。

这本字典的主要特点有：①词汇量大。第一版共收入 10 859 个单字，达 1461 页；第二版收入 13 848 个单字，达 1813 页。②确立威 - 翟注音系统。或许《华英字典》已被遗忘，但以翟理斯名字命名的这一拼音方案可能永远被铭记，它为促进中西交流作出了不可磨灭的贡献。③注重翻译质量，凸显文化差异。④编排合理，检索方便。可以说，《华英字典》是 19 世纪末 20 世纪初最成功的汉英字典之一，同时也被认为是翟理斯“一生的最大成就”，法兰西学院因此第二次授予翟理斯“儒莲奖”。

翟理斯（1845—1935 年），是英国前驻华外交官、著名汉学家、剑桥大学第二任汉学教授。他终其一生都在为广泛传播中国语言、文学和文化而努力。他撰写了第一部英文版中国文学史、第一部英文版中国绘画史、第一部英文版中国人物传记词典。他编撰的《华英字典》影响了整整几代人，经他修改和确立后的威妥玛 - 翟理斯式拼音方案风行 80 余年而不衰。此外，他还有大量译著与语言教材行世。

4.《生药学》(第十一版)(1911 年)

《生药学》（第十一版）是下山顺一郎所著第一版《生药学》的增补版。该书出版于日本明治四十四年（1911 年），为生药学教材。下山顺一郎以

Flückiger 所著《生药学》为标准，旁参 Marmé、J. Moeller、Hager、Meyer 等诸氏的著作编著而成。分上、下两卷，上卷有 7 章，分别是隐花植物类生药、根类、球根类及葱根类、根茎类、木类、皮类、草卉类，书后附和汉药略目、稀用生药（上）、按植物分类系统排列的生药序列。下卷有 15 章，分别是叶类、花类、果实类、种子类、橡胶类、有甜味的渗出物类、混有橡胶的树脂类、含有挥发油及橡胶的树脂类、含有大量挥发油的树脂类、树脂类、香脂类、乳液及其成分类、越几斯类、粉末性生药类、来自动物界生药类，附稀用生药（下）。每个生药都有日文名、拉丁名，并在上栏列有德文、英文、法文名，后分别为基原、形状、显微镜的构造、成分、应用，附有生药原图及显微镜构造图（或手绘或摄影）。日本《生药学》对中国生药学的发展影响甚大，中国第一本生药学教科书即以日本下山顺一郎所著《生药学》为翻译蓝本。

下山顺一郎是日本生药学的奠基人，1853 年出生于日本爱知县犬山，在敬道馆修习汉学和本草学，1873 年在日本第一大学区医学校（现东京大学）学习制药学，师从柴田承桂，1879 年毕业，成为日本第一代药学生，1883 年赴德国斯特拉斯堡大学留学，师从瑞士药剂师、化学家、植物学家和生药学家 Friedrich August Flückiger（1828—1894 年），1887 年 6 月学成回国，成为东京大学首位生药学教授，并且将生药学定位为研究天然药物的学问。1888 年出任私立药学校（东京药科大学）初代校长，1889 年编著了日本第一本《生药学》，1899 年成为日本第一位药学博士。1900 年受台湾总督府的委托到台湾视察药业，为研究开发樟脑油做出贡献。1907 年为了学生实习和研究，在东京府北丰岛郡王子町下十条（东京都北区中十条）建立大型药草园，栽培日本和西洋的多种药用植物。1912 年逝世。

5.《改订植物名汇（前编 · 汉名之部）》（1915 年）

《改订植物名汇（前编 · 汉名之部）》为日本植物学家松村任三所著。该书前后共二编，前编汉名之部是植物学名与汉名的对照，后编和名之部是植物学名与和名的对照。书后列汉名索引和和名索引表。该书主要参考书籍有《本草纲目》《救荒本草》《植物名实图考》《救荒野谱》《诗经》《书经》《山海经》《尔雅》《汉英韵府》《毛诗草木鸟兽虫鱼疏广要》《广群芳谱》《秘传花镜》《台湾府志》《台湾林木志》《台湾植物目录》《本草纲目启蒙》，Bretschneider 氏的 *Botanicon Sinicum*、*Early Earopean researches into the flora of China*，Diels 的 *Die flora von Central-China*，Henry 的 *Analphabetical list of Chinese names of plants* 等。除植物学名的考证外，作者还将《本草纲目》中出现的婆罗得、阿勃勒、黎檬子、荜茇、勃梨等像外国语的名称考查出其原语是阿拉伯亚、波斯、印度、旁遮普省、孟买、泰米尔语，并与梵语有一定关系，并且对中国方言做了简单研究。

尽管《改订植物名汇（前编·汉名之部）》中有诸多错误，但其依然是我国生药基原考证的重要参考书。尤其在民国时期，我国许多生药学著作如《现代本草生药学》《本草疏证》等在编写时都参考了此书。

松村任三（1856—1928 年）是日本植物学家，曾任东京帝国大学理学部植物学科教授、东京帝国大学附属小石川植物园第一任园长。1882 年，创立了东京植物学会（今日本植物学会），1884 年撰写了《日本植物名汇》，1886 年赴德国留学学习植物分类学，1888 年回国，1906 年前往欧洲考察，1928 年逝于东京。其弟子有日本著名植物学家牧野富太郎、工藤佑舜等。《日本植物名汇》成书于 1884 年，并由东京丸善株式会社发行出版，多年后松村任三将其中一些内容作更正，于日本大正四年（1915 年）出版发行第九版时改名为《改订植物名汇》。该版的改订受益于英国植物学家 Henry 的《支那植物名汇》（*Analphabetical list of Chinese names of plants*）（1906 年松村任三考察欧洲时在英国邱园遇到 Henry，并将《支那植物名汇》的全部手稿赠予松村任三）。

6.《江苏植物名录》（1921 年）

《江苏植物名录》由祁天锡编著，钱崇澍翻译，民国十年（1921 年）由中国科学社刊行，上海大同学院科学社发行，并于1919—1921年分期发表在《科学》杂志上。

此书先已刊印单行小册，后由钱崇澍修正其中中文名又再版。书中收录江苏省植物1300余种。书中各科植物加中文注释，英文注解则根据美国的权威课本编写。后附英文及中文植物检索表，检索表按照植物分类系统编排。

祁天锡（N. Gist Gee）（1876—1937年），美国人，出生于南卡罗来纳州尤宁。早年就读于范德比尔特大学，生物学专业，获理科硕士学位。1901年来华，任东吴大学教授，主持开设生物、物理、化学、地质学混合课程。1912年任生物学系主任期间，重视学生制作动植物标本，加强直观教学，创办生物博物馆。1920年回美国。1922年至1933年在北京任洛氏基金会驻华代表，其间曾担任燕京大学副校长。1937年逝世于美国。著有《中国的鸟类尝试目录》（合）、《江苏植物目录及分类一览表》、《格致读本》、《普通植物学》、《昆虫学举偶》等。

7.《头注国译本草纲目》（1929年）

《头注国译本草纲目》是日本昭和四年（1929年）由铃木真海翻译，白井光太郎监修和校注，牧野富太郎、胁水铁五郎、冈田信利、矢野宗干、木村康一等考订。该书以《本草纲目》金陵本为底本，图据钱本，对《本草纲目》进行首次校注、全文翻译（将原书全文译成现代日本语），并附有索引，由东京春阳堂刊行。

《头注国译本草纲目》全书分为十五册，第一册翻译《本草纲目》第一、二卷，包括序、凡例、总目、药性理论等，并于书后附原文；第二册翻译《本草纲目》第三、四卷收载的全部百病主治药；第三册开始翻译药物部分，为《本草纲目》第五卷至第十一卷内容，后以此类推。

该书对《本草纲目》中所载药物作以基原考证，且标出植物学名、科名，但有部分是考证未详者，如荛花、莽草、牛扁、预知子等。在书上部有对中国的朝代年号、地理名称、中医药专有名词等的注解。

白井光太郎（1863—1932年），日本植物病理学家、真菌学家、草药师，著有《日本博物学年表》《植物渡来考》等。

牧野富太郎（1862—1957年），日本植物学家，是日本第一位使用林奈分类系统分类日本植物的植物学家，被称为“日本植物学之父”，著有《日本植物图鉴》等书。

木村康一（1901—1989年），日本药学家，历任东京帝国大学医学部副手、上海自然科学研究所研究员、大阪大学教授、京都大学教授。1965年在京都大学辞职，同年担任富山大学教授和汉药研究施设长，1968年任名城大学教授，1974年任东日本学园大学药学部部长，1989年逝世。著有《药用植物学总论》《原色日本药用植物图鉴》《药用植物学各论》等。

8.《汉药写真集成（第一辑）》（1929年）、《汉药写真集成（第二辑）》（1930年）

《汉药写真集成》是日本侵华科研机构上海自然科学研究所下设生药学科出版的部分研究内容。《汉药写真集成》由中尾万三、木村康一编著，上海自然科学研究所出版，1929年出版第一辑，1930年出版第二辑。第一辑分隐花植物和根类及根茎类两部分，共收载生药69种；第二辑分隐花植物类、根（根茎、根皮）类、茎（叶、干皮）类、花类、果实种子类五部分，接续第一辑从第70种生药开始，共收载生药30种。两辑共收生药99种，每药记载形质、记事、原植物、考定、成分等。

第一辑特别留意汉药产地，对西域药也简要记载传入途径和原产地概况，日本书籍主要引用《本草纲目启蒙》，学名参考《中国植物学》《中国植物名录》等书，以恩格勒系统分类排列，对于不明原植物的生药或者对生药原植物有怀疑的，通过解剖查对决定。

第二辑的各生药以《证类本草》为基础，参照《本草纲目》《植物名实图考》或其长编，又以《本草原始》《本草汇》等书做参考。关于生药原植物的形态以《证类本草》的绘图为基础，参考日本的本草图谱，或者《草木图说》，另收录《中国植物学》等的记载。该编旨在为初学者辨别生药品种的异同。另外，著者还强调《本草纲目》是李时珍个人撰写，其学说非一定得当，可依此尽可能纠正谬误。

中尾万三在满洲搜集汉药500余种，并委托今井冷拍摄照片，以期同之后的研究文献一起发表。1928年，中尾万三到上海集中搜集生药，一部分是北药，另一部分是南药，并依据这些标本，与木村康一一起编著了《汉药写真集成》，并加之今井冷的参与，以及曾广方的汉药整理工作。

中尾万三（1882—1936年），日本药学家，1908年任满铁中央试验场技师，1930年任上海自然科学研究所汉药部部长，从事和汉药的成分相关的研究。

9.《中国北部之药草》（1946年）

《中国北部之药草》是中国现代著名作家沐绍良对日本本草学家、药用植物学家、理学博士石户谷勉《北支那の薬草》的翻译本。石户谷勉的《北支那の薬草》日文版首刊于日本昭和六年（1931年），是《同仁会支那卫生丛书》中的一册，1946年由沐绍良译成中文，由商务印书馆出版发行，1950年6月出版修订本，1951年8月出版第3版。译者对当时受科学洗礼的国人对于“非科学”的中国医药不屑一顾的态度，以及对“其治病疗伤之价值，实有不可轻视者”的外国人接踵来华而对中医药进行科学研究的境况颇感担忧，所以译此书时即希望能对研究国药的国人有所帮助。

《中国北部之药草》收录了石户谷勉所调查的中国东北、蒙古、河北，以及朝鲜药肆中的当地和由中国南方输入的药材，共计305种，每种药记载其名称、论述沿革，并考证药材原植物科属、学名及市场交易情况。对于考证条件欠缺者，不随意下结论，如甘菊、野菊及九折草条下有“唯因标本不全，殊不能决定其种属”，马兜铃条下有“然则著者所得者未知属于何种，因无足够研究材料，殊无法判明之”，百部条下有“因材料不明，尚不能究明”等。该书“对于中国北部之药草多有阐明，虽研究犹未深入”，但其价值在于确定各种药草在其植物学上的位置，即确定科属，厘定学名。

本书植物学名考证主要参考 Diels《中国植物志》，伊氏、刘氏《本草新注》《朝鲜博物学会杂志》，勃烈特秀那特（Britshneider）《中国植物》，岩崎常正《本草图谱》《汉药摄影集成》，小野兰山《本草纲目启蒙》，松村任三《植物名汇前编》《植物名汇后编》，多纪氏《新注本草纲目》《方药合编》，虎刻（Hooker）氏《印度植物志》《东京植物学杂志》，台依而斯《中国植物志》，格依雷斯《汉英辞典》，斯查尔德（Schultes）《中国药物》，石户谷勉《朝药》，岛田充房《花汇》，科马罗夫（Komaloff）《满洲植物志》《朝鲜药学会报》，梅村氏《民间药用植物志》，旅顺关东厅博物馆《药用植物标本》《中外医事新报》，斯密司氏《中国植物》《朝鲜药学志》《上海自然科学研究所汇报》等。

石户谷勉（1884—1958 年）出生于日本青森县，1906 年毕业于札幌农学校（现北海道大学）森林科。1919 年在日本占领下的朝鲜总督府农林局林业试验场任所长。1928 年与京城帝国大学（京城帝国大学，是朝鲜日据时期，日本在 1942 年成立的九所帝国大学的第六所，是朝鲜半岛最早的综合大学，现今名为首尔大学）医学部的药理学教授杉原德行一起开始调查研究朝鲜人参，之后又继续在朝鲜半岛、旧满洲、蒙古采集调查汉药植物。1935 年任京城帝国大学医学部生药研究所讲师，1941 年获京都大学理学博士，博士论文题目为《支那本草汉药植物考》。1942 年到北京大学任医学院教授，1946 年日本战败后返回日本。第二次世界大战前石户谷勉就在做中国、朝鲜等的药用植物的广泛调查研究。其著作有《朝鲜鹭峰及汉方药科植物调查书》（1917 年，中井猛之进、石户谷勉）、《朝鲜森林树木鉴要》（1923 年，石户谷勉、郑台铉）、《同仁会支那卫生丛书·北支那之药草》（1931 年）、《支那本草汉药植物考》四卷（1933—1941 年）、《北支蒙疆地方学术调查团报告论文集》3 辑（1939—1940 年），1915 年到 1958 年发表关于汉药本草学的论文及调查报告达 100 多篇。

附录三

民国时期生药学文献汇总

（一）期刊、报纸

[1] AUGUSTINE HENERY. Chinese names of Plants [J]. Journal of the North China Branch of the Royal Asiatic Society，1888，22：233–283.
[2] 松村任三. 植物名汇·绪言 [J]. 农学报，1904(270)：1–3.
[3] 松村任三. 植物名汇·植物纲目一览 [J]. 农学报，1904(270)：5–12.
[4] 松村任三. 植物名汇·植物记者人名略字解 [J]. 农学报，1904(270)：13–16.
[5] 本草新诠：罂粟　鸦片 [J]. 医学报，1905(39)：4.
[6] 拟创中国医学会简章 [J]. 医学报，1905(36)：6–7.
[7] 山阴若霞. 药物学　麦奴 [J]. 绍兴医药学报，1909(14)：4.
[8] 本报重订略例 [J]. 绍兴医药学报，1909(15)：19–21.
[9] 专件 教育部公布药学专门学校规程 [J]. 南京医学报，1913(9)：13–14.
[10] 彭世芳. 中华中学教科书编辑大意汇录：中华中学植物学教科书 [J]. 中华教育界，1913(1)：14.
[11] 胡先骕. 说文植物古名今证（续前期）[J]. 科学，1915，1(7)：789–791.
[12] 胡先骕. 说文植物古名今证（三续）[J]. 科学，1916，2(3)：311–317.
[13] 邹秉文. 万国植物学名定名例 [J]. 科学，1916，2(9)：1015–1029.
[14] 曹炳章. 中华药学源流考 [J]. 绍兴医药学报，1917，7(1)：7–19.

[15] 周伯华. 中华药学改良说 [J]. 绍兴医药学报, 1917, 7(7-8): 37-41.
[16] 改选博物会员 [N]. 民国日报上海版, 1917-05-23(6).
[17] 曹炳章. 肉桂之栽培及制造法 [J]. 绍兴医药学报, 1918, 8(9): 1-16.
[18] 徐良宸. 中药大革新之倡导 [J]. 绍兴医药学报, 1919, 9(2): 19-23.
[19] 周小农录. 山西中医改进研究会拟定研究暂行规则 [J]. 绍兴医药学报, 1919, 百期纪念增刊: 8-12.
[20] 本报讯. 科学名词审查会开会 [N]. 民国日报上海版, 1919-07-03(11).
[21] 黄胜白. 发展中国药的入手办法 [J]. 同德医学, 1920, 1(1): 1-5.
[22] 黄胜白. 建设中国药研究会之意见 [J]. 同德医学, 1920, 1(1): 5-8.
[23] 各大学采集植物标本 [N]. 民国日报上海版, 1920-04-30(6).
[24] 赵尽臣. 参之研究 [J]. 医学杂志, 1921(1): 21-25.
[25] 赵尽臣. 参之研究（续）[J]. 医学杂志, 1921(2): 19-24.
[26] 赵尽臣. 防风之研究 [J]. 医学杂志, 1921(3): 44-46.
[27] 赵尽臣. 地黄之研究 [J]. 医学杂志, 1921(4): 49-56.
[28] 赵尽臣. 朴硝与芒硝及玄明粉之研究 [J]. 医学杂志, 1922(5): 58-62.
[29] 张树药. 提倡药物园说 [J]. 绍兴医药学报, 1922, 11(1): 93-94.
[30] 地方新闻 南京 [N]. 民国日报上海版, 1922-06-28(7).
[31] 植物学名词第一次审查本说明（附表）[J]. 博物学杂志, 1922, 1(4): 2.
[32] 高思潜. 药物之新研究 [J]. 三三医报, 1923, 1(4): 1-5.
[33] 岑铭恕. 对于植物学名词之管见 [J]. 科学, 1923, 8(11): 1204-1215.
[34] 植物学名词第一次审查稿（续前期）[J]. 博物学杂志, 1923, 2(1): 1-16.
[35] 赵燏黄. 本草纲目今释（未完）[J]. 同德医药学, 1923, 5(5): 32-42.
[36] 赵燏黄. 本草纲目今释（续）[J]. 同德医药学, 1923, 5(6): 1-9.
[37] 赵燏黄. 本草纲目今释（续）[J]. 同德医药学, 1923, 6(1): 42-48.
[38] 李春芝. 药物学游记 [J]. 医学杂志, 1924(19): 53-57.
[39] 黄国材. 防己之成分及效验 [J]. 医学杂志, 1924(21): 73-74.
[40] 王慎轩. 郁金之研究 [J]. 中医杂志, 1924(11): 13-16.

[41] 沈慎斋. 藏红花考录[J]. 三三医报，1924，1(32)：1.
[42] 赵燏黄. 浙江公立医药专门学校药科汉药目录[J]. 同德医药学，1924，7(1)：39–61.
[43] 王慎轩. 芍药之研究[J]. 中医杂志. 1925(14)：15–18.
[44] 编辑闲谈 说改良中药[J]. 沈阳医学杂志（奉天医学杂志），1925(5)：44–45.
[45] 北大教职员挽留蔡孑民议决三项办法[N]. 民国日报上海版，1926-07-12(4).
[46] 反对东方文化委员会[N]. 民国日报上海版，1926-12-08(5).
[47] 彭世芳. 北京野生植物名录[J]. 博物学杂志，1927，2(2)：92–108.
[48] 赵燏黄. 医药杂识：药学专刊序[J]. 医药学，1927，4(10)：27–29.
[49] 赵公尚. 中国药物新研究·麻黄[J]. 中医杂志，1929(29)：8–11.
[50] 余愚. 石膏之研究[J]. 医界春秋，1928，12(19)：13–16.
[51] 彭世芳. 小五台山及百花山采集植物记[J]. 博物学杂志，1928，2(4)：50–52.
[52] 上海特别市市政府卫生局管理药师及药剂士暂行章程[N]. 民国日报上海版，1928-04-25(10).
[53] 科学名词审查会十二年间已审查审定之名词一览表[J]. 中华医学杂志（上海），1928，14(3)：187–188.
[54] 科学名词审查会十二年间已审定未审定之名词一览表[J]. 中华医学杂志（上海），1928，14(3)：188–189.
[55] 钟观光. 植物学上应参考之国籍[J]. 国立浙江大学农学院周刊，1928，1(4)：2–4.
[56] 赵尽臣编，章次公补. 人参之研究[J]. 上海医报，1929(1)：9–10.
[57] 赵尽臣编，章次公补. 人参之研究[J]. 上海医报，1929(2)：17–18.
[58] 赵尽臣编，章次公补. 人参之研究[J]. 上海医报，1929(3)：26–27.
[59] 赵尽臣编，章次公补. 人参之研究[J]. 上海医报，1929(7)：66.
[60] 吴公. 白头翁之研究[J]. 上海医报，1929(41)：407–408.

[61] 高思潜. 药物之研究[J]. 上海医报，1929(50)：496–497.

[62] 章次公. 药物讲义　桃仁[J]. 上海国医学院院刊，1929(1)：42–45.

[63] 章成之. 羚羊角——原名麢羊[J]. 上海国医学院院刊，1929(2)：40–42.

[64] 章次公. 白头翁之研究[J]. 自强医学月刊，1929(1)：31–34.

[65] 章次公. 上海国医学院药物学讲义・黄芪[J]. 自强医学月刊，1929(2)：32–37.

[66] 章次公. 上海国医学院药物学讲义・人参[J]. 自强医学月刊，1929(3)：2–8.

[67] 季爱人. 徵求共同编辑中国药物学缘起[J]. 如皋医学报五周汇选，1929：357–358.

[68] 赵相如. 药物学讲义 释研究国产药物的六个信条[J]. 上海国医学院院刊，1929(1)：46–53.

[69] 北平通信. 西北科学考察团暂难出发，斯文赫定半月后再赴新疆，中国团员虽定但经费困难[N]. 民国日报上海版，1929-04-19(7).

[70] 河北留学考试第二试[N]. 民国日报上海版，1929-12-05(13).

[71] 赵燏黄. 中央研究院拟设中药研究所计划书[J]. 医药评论，1929(1)：49–52.

[72] 沈祥瑞. 中国药物形态学　人参、三棱、大蓟、山慈菇、山楂[J]. 中医指导录，1930，1(1)：1–6.

[73] 沈祥瑞. 中国药物形态学　山茶、天门冬、天南星、五加、王不留行[J]. 中医指导录，1930，1(2)：61–66.

[74] 沈祥瑞. 中国药物形态学　木通、牛蒡、牛膝、半夏、白头翁[J]. 中医指导录，1930，1(3)：93–98.

[75] 沈祥瑞. 中国药物形态学　白茅、白蔹、白檀香、石龙芮、百部、合欢、羊蹄、车前、忍冬[J]. 中医指导录，1930，1(4)：19–28.

[76] 沈祥瑞. 中国药物形态学　牡丹、芍药、防风、玫瑰、虎耳草[J]. 中医指导录，1930，1(5)：19–24.

[77] 沈祥瑞. 中国药物形态学　芫花、桔梗、牵牛子、麦门冬、贯众、常山、梨、梅、紫花地丁 [J]. 中医指导录, 1930, 1(6): 25-34.
[78] 沈祥瑞. 中国药物形态学　紫荆、紫堇、侧柏、黄精、葫芦、无花果、菝葜 [J]. 中医指导录, 1930, 1(7): 35-42.
[79] 沈祥瑞. 中国药物形态学　棕榈、萎蕤、络石、葶苈、萹蓄、榆 [J]. 中医指导录, 1930, 1(8): 43-48.
[80] 沈祥瑞. 中国药物形态学　葎草、钩吻、楝、鼠李、蜀葵 [J]. 中医指导录, 1930, 1(9): 49-54.
[81] 沈祥瑞. 中国药物形态学　远志、蒲公英、槐、银杏、酸浆、独活、灯芯草 [J]. 中医指导录, 1930, 1(10): 55-62.
[82] 沈祥瑞. 中国药物形态学　龙葵、橙 [J]. 中医指导录, 1930, 1(11): 63-64.
[83] 沈祥瑞. 中国药物形态学　蔷薇、柽柳、薏苡、荠、藿香 [J]. 中医指导录, 1930, 1(12): 75-80.
[84] 章次公. 阿胶之研究 [J]. 上海医报（二）, 1930(51): 13.
[85] 章次公. 阿胶之研究（续）[J]. 上海医报（二）, 1930(52): 33.
[86] 章次公. 牡蛎 [J]. 上海医报（二）, 1930(54): 62.
[87] 章次公. 牡蛎之研究（续）[J]. 上海医报（二）, 1930(55): 80.
[88] 章次公. 牡蛎之研究（续）[J]. 上海医报（二）, 1930(56): 96.
[89] 章次公. 石斛之研究 [J]. 上海医报（二）, 1930(59): 145.
[90] 章次公. 石斛之研究（续）[J]. 上海医报（二）, 1930(60): 158.
[91] 章次公. 皂荚 [J]. 上海医报（二）, 1930(63): 208.
[92] 章次公. 皂荚（续）[J]. 上海医报（二）, 1930(64): 224.
[93] 章次公. 犀角 [J]. 上海医报（二）, 1930(66): 256.
[94] 章次公. 山药之研究 [J]. 上海医报（二）, 1930(67): 271.
[95] 章次公. 山药（续）[J]. 上海医报（二）, 1930(68): 286.
[96] 章次公. 远志之研究 [J]. 上海医报（二）, 1930(70): 317.
[97] 章次公. 石斛 [J]. 自强医学月刊, 1930(4): 38-40.

[98] 章次公. 柴胡 [J]. 自强医学月刊, 1930(8): 36–38.
[99] 章次公. 柴胡（续）[J]. 自强医学月刊, 1930(9): 17–19.
[100] 章次公. 附子 [J]. 自强医学月刊, 1930(11): 33–38.
[101] 章次公. 附子 [J]. 自强医学月刊, 1930(12): 46–47.
[102] 季爱人. 滑石之研究 [J]. 医学杂志, 1930(54): 98–100.
[103] 季爱人. 滑石之研究（续）[J]. 医学杂志, 1930(55): 94–96.
[104] 黄渭卿. 根治吐血肺痨药草之研究 [J]. 医界春秋, 1930, 5(5): 20.
[105] 时逸人. 厚朴之研究 [J]. 医界春秋, 1930, 5(52): 21–22.
[106] 前人. 国药之科学研究 [J]. 天津新国医月编, 1930–1940(1): 7.
[107] 叶劲秋. 国药讨论 [J]. 天津新国医月编, 1930–1940(6): 1.
[108] 叶劲秋. 国药讨论（续）[J]. 天津新国医月编, 1930–1940(7): 1.
[109] 赵燏黄. 实验新本草第一集名词目录商榷之草案（本草古名及学名之考订办法）[J]. 医药评论, 1930(25): 37–42; 国立中央研究院院务月报, 1930, 1(7): 26–32.
[110] 赵燏黄. 言论: 说中药: 中央广播无线电台演讲稿 [J]. 医事汇刊, 1930(5): 12–14.
[111] 赵燏黄. 中国新本草图志自序: 历代本草变迁沿革史: 中国新本草研究编订之需要 [J]. 社会医报, 1930(132): 1510–1515.
[112] 赵燏黄. 实验新本草之一例（转载）（续二十八期）（附图）[J]. 医药评论, 1930(29): 26–34.
[113] 赵燏黄. 实验新本草之一例（续二十五期）（附图）[J]. 医药评论, 1930(28): 24–33.
[114] 赵燏黄. 贡献制药化学上之各种生药原料: 附照片 [J]. 中国建设（上海 1930）, 1930, 2(1): 82–104.
[115] 赵燏黄. 十. 特载:（甲）中国新本草图志自序: 历代本草变迁沿革史、中国新本草研究编订之需要 [J]. 国立中央研究院院务月报, 1930, 2(4): 97–102.
[116] 陈亦毅. 荆芥之研究 [J]. 医林一谔, 1931(创刊号): 12–14.

[117] 陈亦毅. 药物出产真伪录 [J]. 医林一谔, 1931, 1(2): 24–26.
[118] 程登瀛. 南洋之羚羊角 [J]. 医林一谔, 1931(创刊号): 15.
[119] 程登瀛. 番泻叶之研究 [J]. 医林一谔, 1931, 1(2): 26–27.
[120] 程登瀛. 龙涎之药效问题 [J]. 医林一谔, 1931, 1(3): 14–16.
[121] 程登瀛. 长圆形石莲子不可用 [J]. 医林一谔, 1931, 1(6): 26.
[122] 程登瀛. 药物蛇纏角 [J]. 医林一谔, 1931, 1(7): 26–28.
[123] 程登瀛. 兕与水角片问题 [J]. 医林一谔, 1931, 1(7): 28–29.
[124] 程登瀛. 豆蔻之种种 [J]. 医林一谔, 1931, 1(8): 29–31.
[125] 程登瀛. 药物几种 大鳖甲、藤黄、胡椒、番椒 [J]. 医林一谔, 1931, 1(10): 22–24.
[126] 叶橘泉. 防已之研究 [J]. 医林一谔, 1931, 1(6): 27–28.
[127] 叶橘泉. 石菖蒲之研究 [J]. 医林一谔, 1931, 1(12): 27–28.
[128] 叶橘泉. 药物 石菖蒲 郁金 [J]. 医学杂志, 1931(62): 49–53.
[129] 叶橘泉. 黄耆之研究 [J]. 医界春秋, 1931, 6(63): 21–22.
[130] 叶橘泉. 黄连考证 [J]. 医界春秋, 1931, 6(65): 19–20.
[131] 叶橘泉. 地黄考证 [J]. 自强医学月刊, 1931(18): 35–38.
[132] 张植林. 巴豆 [J]. 医林一谔, 1931, 1(11): 21–22.
[133] 杨华亭. 医学大词典考证 番红花草、藏红花 [J]. 医林一谔, 1931, 1(12): 7–8.
[134] 杨华亭. 麻蕡考证 [J]. 医界春秋, 1931, 5(56): 15–17.
[135] 杨华亭. 虾蟆草考证 [J]. 医界春秋, 1931, 5(57): 17–18.
[136] 杨华亭. 甘草考证 [J]. 医界春秋, 1931, 5(59): 9–10.
[137] 杨华亭. 防已考证 [J]. 医界春秋, 1931, 6(64): 20–21.
[138] 杨华亭. 乌头考证 [J]. 自强医学月刊, 1931(15–16): 56–59.
[139] 杨华亭. 山茱萸考证 [J]. 自强医学月刊, 1931(15–16): 60–61.
[140] 杨华亭. 溪荪与菖蒲之正误 [J]. 医界春秋, 1931, 5(59): 10–11.
[141] 顾子静. 国药之新研究数则 [J]. 医界春秋, 1931, 5(58): 17–18.
[142] 顾子静. 国药之新研究数则 [J]. 医界春秋, 1931, 5(59): 11–13.

[143] 赵式训. 龙骨考 [J]. 医界春秋, 1931, 5(59): 8–9.
[144] 晋陵下工. 大蒜之研究 [J]. 医界春秋, 1931, 5(59): 13–14.
[145] 考试院公布各种考试条例 [N]. 民国日报上海版, 1931–02–04(6).
[146] 高等及普通各种考试条例 [N]. 民国日报广州版, 1931–01–29(3).
[147] 日博士先后来沪 [N]. 民国日报上海版, 1931–03–24(7).
[148] 甘草 [J]. 中医世界, 1931, 4(19): 1–23.
[149] 黄耆 [J]. 中医世界, 1931, 4(19): 24–51.
[150] 许小士. 常山 [J]. 自强医学月刊, 1931(13): 53–47.
[151] 许小士. 常山 (续) [J]. 自强医学月刊, 1931(14): 37–39.
[152] 章次公. 大黄 [J]. 自强医学月刊, 1931(19): 29–36.
[153] 杨野鹤. 药物学研究之方法 [J]. 医界春秋, 1931, 5(57): 16–17.
[154] 杨野鹤. 五种药物之真伪辨 [J]. 医界春秋, 1931, 5(59): 15–16.
[155] 中央研究院派员报告. 中国植物学发展史及其在世界科学上地位 [N]. 民国日报天津版, 1931–07–22(7).
[156] 赵燏黄. 重刊古本草食疗本草序 [J]. 社会医报, 1931(145): 2116–2117.
[157] 廖孟培. 药物学纲要序、麻黄 [J]. 国医杂志, 1932(9): 39–41.
[158] 廖孟培. 药物学纲要 桂枝、荆芥、防风、紫苏、葛根 [J]. 国医杂志, 1932(11): 45–50.
[159] 廖孟培. 药物学纲要 石膏、黄连、黄芩、黄柏、黄栀子 [J]. 国医杂志, 1932(12): 35–41.
[160] 廖孟培. 药物学纲要 茯苓、薏苡仁、车前子 [J]. 国医杂志, 1932(12): 29–33.
[161] 杨华亭. 医学大词典考证 番红花草、藏红花 [J]. 医林一谔, 1932, 2(1): 28–29.
[162] 杨华亭. 药物图考 玉竹 [J]. 医林一谔, 1932, 2(5): 21–24.
[163] 杨华亭. 药物图考 黄精 [J]. 医林一谔, 1932, 2(6): 28–30.
[164] 杨华亭. 药物图考 钩吻 [J]. 医林一谔, 1932, 2(7): 24–28.

[165] 杨华亭. 药物图考 艾叶[J]. 医林一谔, 1932, 2(9): 23–27.
[166] 叶橘泉. 郁金 [J]. 医林一谔, 1932, 2(2): 27–28.
[167] 叶橘泉. 国产药物之研究 生姜 [J]. 医林一谔, 1932, 2(4): 25–26.
[168] 叶橘泉、黄劳逸合编. 国产药物之研究 甘草 [J]. 医林一谔, 1932, 2(4): 27–29.
[169] 叶橘泉. 国产药物之研究 淫羊藿 [J]. 医林一谔, 1932, 2(9): 29–30.
[170] 叶橘泉. 国产药物百部之研究 [J]. 国医公报, 1932, 1(3): 51–53.
[171] 叶橘泉. 药物: 国产药物之研究 淫羊藿 [J]. 医药卫生月刊, 1932(1): 8.
[172] 叶橘泉. 升麻 [J]. 医药卫生月刊, 1932(2): 13–14.
[173] 叶橘泉、沈仲圭. 国产药物之研究 淫羊藿 [J]. 医学杂志, 1932(66): 25–26.
[174] 陈应期. 羚羊角对于治疗上存废问题 [J]. 医林一谔, 1932, 2(3): 21–22.
[175] 程仁和. 南阳特产药物考察记(一)[J]. 医林一谔, 1932, 2(4): 29–31.
[176] 程仁和. 南阳特产药物考察记(二)[J]. 医林一谔, 1932, 2(5): 24–26.
[177] 程仁和. 南阳特产药物考察记(三)[J]. 医林一谔, 1932, 2(6): 31–34.
[178] 程仁和. 南阳特产药物考察记(四)[J]. 医林一谔, 1932, 2(7): 28–33.
[179] 程仁和. 南阳特产药物考察记: 珍珠贝之研究(下)[J]. 医林一谔, 1932, 2(8): 23–26.
[180] 程仁和. 南阳特产药物考察记(六)[J]. 医林一谔, 1932, 2(9): 28–29.
[181] 程仁和. 南阳特产药物考察记(七)[J]. 医林一谔, 1932, 2(10): 21–24.

[182] 黄渭清. 神秘的吐血肺痨药草 [J]. 医林一谔, 1932, 2(10): 22–23.
[183] 张体元. 崇旋覆 [J]. 国医杂志, 1932(4): 41–42.
[184] 张天翼. 蛰即土鳖之确证 [J]. 国医杂志, 1932(4): 42.
[185] 章次公. 山药之研究 [J]. 国医杂志, 1932(4): 45–47.
[186] 张精一. 茵陈青蒿非一物 [J]. 神州国医学报, 1932, 1(1): 25.
[187] 张始生讲, 谢诵穆记. 药物学笔记 (一) 参 [J]. 神州国医学报, 1932, 1(1): 25–27.
[188] 刘行方. 学生成绩: 薏苡仁之研究 [J]. 中国医学院月刊, 1932(4): 20–21.
[189] 章次公. 柴胡 [J]. 上海国医学院院刊, 1932(3): 22–26.
[190] 沈仲圭. 大枣之研究 [J]. 医学杂志, 1932(65): 14–17.
[191] 时逸人. 党参效用之考证 [J]. 医学杂志, 1932(67): 20–23.
[192] 翟冷仙. 当归之研究 [J]. 医学杂志, 1932(72): 10–13.
[193] 翟冷仙. 延胡索之研究 [J]. 医学杂志, 1932(72): 13–15.
[194] 黄劳逸、叶橘泉. 国产药物「甘草」之研究 [J]. 医界春秋, 1932, 6(68): 28–30.
[195] 朱寿朋. 砒霜之研究 [J]. 医界春秋, 1932, 7(74): 25–27.
[196] 朱寿朋. 民间药——万年青略述 [J]. 中医世界, 1932, 4(22): 28–31.
[197] 朱寿朋. 茱萸考 [J]. 中医世界, 1932, 4(24): 22–24.
[198] 朱寿朋. 民间奇药——一点白述略 [J]. 中医世界, 1932, 5(1): 22–24.
[199] 陈璞. 国产药材科学研究之意见 [J]. 医学杂志, 1932(66): 23–25.
[200] 叶劲秋. 什么叫国医什么叫国药 [J]. 医界春秋, 1932, 7(80): 4–5.
[201] 张益谦. 国医应化验药物另编新本草 [J]. 国医杂志, 1932(8): 55–56.
[202] 治血草之说明 [J]. 医界春秋, 1932, 7(74): 27–28.
[203] 中央国医馆整理国医药学术标准大纲草案 [J]. 国医公报, 1932, 1(2): 1–6.

[204] 季爱人，丁绿溪. 国药刍言[J]. 国医公报, 1932, 1(3): 47–50.
[205] 陈守真. 中央国医馆整理国医药学术标准大纲草案签注 [J]. 国医公报, 1932, 1(3): 61–68.
[206] 王苇生. 辨中药之真伪 [J]. 中医杂志, 1922(4): 1–5.
[207] 沈绣章. 瓜蒂考证 [J]. 医界春秋, 1932, 6(71): 26–29.
[208] 赵熻黄. 说中药 [N]. 民国日报云南版, 1932–01–27(7).
[209] 钟观光. 科学名词审查会植物学名词审查本植物属名之校订 [J]. 国立中央研究院自然历史博物馆丛刊, 1932, 3(1): 9–52.
[210] 钟观光. 论植物邦名之重要及其整理法 [J]. 国立中央研究院自然历史博物馆丛刊, 1932, 3(1): 1–8.
[211] 黄劳逸. 汉药鹧鸪菜之研究 [J]. 医林一谔, 1933, 3(2): 31–33.
[212] 郭若定. 汉药新觉 [J]. 医林一谔, 1933, 3(2): 24–29.
[213] 郭若定. 汉药新觉（二）[J]. 医林一谔, 1933, 3(3): 20–25.
[214] 郭若定. 汉药新觉（三）[J]. 医林一谔, 1933, 3(4): 36–40.
[215] 郭若定. 汉药新觉（四）[J]. 医林一谔, 1933, 3(5): 24–27.
[216] 郭若定. 汉药新觉（四）[J]. 医林一谔, 1933, 3(6): 28–32.
[217] 郭若定. 汉药新觉（五）[J]. 医林一谔, 1933, 3(9): 22–26.
[218] 郭若定. 汉药新觉（六）[J]. 医林一谔, 1933, 3(10): 27–31.
[219] 郭若定. 汉药新觉（七）[J]. 医林一谔, 1933, 3(11): 21–24.
[220] 郭若定. 汉药新觉（八）[J]. 医林一谔, 1933, 3(12): 22–25.
[221] 翟冷仙. 当归之研究 [J]. 中医世界, 1933, 5(4): 56–64.
[222] 翟冷仙. 延胡索之研究 [J]. 现代医药月刊, 1933, 1(3): 11–16.
[223] 久保田晴光. 汉药之科学的研究 [J]. 卢励俭，译. 医林一谔, 1933, 3(9): 20–27.
[224] 何心余. 鹿茸麋茸出产辨 [J]. 医林一谔, 1933, 3(11): 24–26.
[225] 徐同江. 薏苡仁之研究 [J]. 医林一谔, 1933, 3(11)26–28.
[226] 张益谦. 人参之研究 [J]. 国医杂志, 1933(8): 49–52.
[227] 张益谦. 人参研究（续）[J]. 国医杂志, 1933(9): 43–46.

[228] 张益谦. 贝母之研究 [J]. 国医杂志，1933(11): 61–67.
[229] 张蓝田. 玉竹之研究 [J]. 国医杂志，1933(12): 55–59.
[230] 叶橘泉. 中华药物学(甲)强壮剂 黄芪[J]. 神州国医学报，1933，2(9): 23–27.
[231] 叶橘泉. 中华药物学(续)[J]. 神州国医学报，1933，2(12): 21–25.
[232] 叶橘泉. 国产药物之研究 甘草 [J]. 国医公报，1933，1(11): 25–32.
[233] 叶橘泉. 石膏是什么东西 [J]. 光华医药杂志，1933，1(2): 29.
[234] 叶橘泉. 苦参之研究 [J]. 医药卫生月刊，1933(7): 18–19.
[235] 叶橘泉. 茶之研究 [J]. 医药卫生月刊，1933(8): 12–13.
[236] 姚贻春. 豪猪枣之特效 [J]. 国医公报，1933，1(12): 56–57.
[237] 俞谨. 国药新研究 麻黄 [J]. 现代医药月刊，1933，1(8–9): 25–27.
[238] 沈仲圭、黄劳逸、叶橘泉. 远志之研究 [J]. 光华医药杂志，1933，1(1): 34–35.
[239] 王治华. 药物研究——脔 [J]. 浙江中医专门学校校友会会刊，1933(2): 7–12.
[240] 时逸人. 潞党参考证 [J]. 医药卫生月刊，1933(7): 11–18.
[241] 李乃贤. 药物：国药浅说(黄柏)[J]. 医药卫生月刊，1933(14/15): 10–11.
[242] 朱寿朋. 治痛特效药——独灵草之研究与治验[J]. 医学杂志，1933(73): 70–74.
[243] 朱寿朋. 砒霜之研究(二)[J]. 医界春秋，1933，7(75): 27–29.
[244] 朱寿朋. 砒霜之研究(三)[J]. 医界春秋，1933，7(76): 21–23.
[245] 朱寿朋. 砒霜之研究(四)[J]. 医界春秋，1933，7(77): 21–23.
[246] 朱寿朋. 砒霜之研究(五宗)[J]. 医界春秋，1933，7(78): 20–21.
[247] 朱寿朋. 水肿神效药——金华龙之研究 [J]. 中医世界，1933，5(2): 15–21.
[248] 朱寿朋. 鱼腥草之研究 [J]. 中医世界，1933，6(1): 71–73.
[249] 叶朗清. 麻黄考 [J]. 中医世界，1933，9(1): 34–36.

[250] 周梦白. 中药西用（续）·（十七）高良姜 Galanga [N]. 申报，1933-12-04(14).

[251] 马云翔. 上海龙华生药采集记 水蓼、苍耳、三棱草 [J]. 光华医药杂志，1933，1(2)：43-46.

[252] 陈存仁. 全世界注意中国医药记 [J]. 中医世界，1933，5(3)：83-21.

[253] 陈璞. 国产药材科学研究之意见 [J]. 医林一谔，1933，3(1)：24-26.

[254] 中国的医学教育 [J]. 中华医学杂志（二），1933，19(2)：197-215.

[255] 欧阳秉钧. 对于日本奖励栽培 [J]. 现代医药月刊，1933，1(5)：1-4.

[256] 朱殿. 象贝产地调查经过 [J]. 光华医药杂志，1933，1(1)：47-51.

[257] 宇治田直义. 列强对华文化侵略之观察（续）[N]. 潭之良，译. 民国日报广州版，1933-11-03(11).

[258] 钟观光. 中日两国植物学家之异趣 [J]. 科学的中国，1933，1(4)：5-7.

[259] 赵燏黄. 最近日本准药局方采用之汉药（待续）[J]. 社会医报，1933(184)：3692-3699.

[260] 赵燏黄. 宣言：本刊扩充引言：医与药，其关系于民生及民命者至钜……[J]. 新医药刊，1933(6)：21.

[261] 赵燏黄. 历代本草沿革史论（附表）[J]. 社会医报，1933(184)：3648-3653.

[262] 赵燏黄. 言论：在国立中央研究院纪念周报告中药研究概况 [J]. 新医药刊，1933(9)：10-14.

[263] 赵燏黄. 历代本草沿革史论：附本草发达史年谱及本草正统旁出谱系表 [J]. 医药评论，1933(101)：28-33.

[264] 赵燏黄. 国药之研究本草实物摄影图说（附照片）[J]. 科学，1933，17(9)：1343-1376.

[265] 赵燏黄. 改良国药与名人之意见：国产药物之科学的研究（附书法）[J]. 科学国药，1933(2)：13-16.

[266] 郭若定. 汉药新觉（九）橙皮、砂仁、白豆蔻、肉豆蔻 [J]. 医林一

谔, 1934, 4(1): 21–27.
[267] 郭若定. 汉药新觉（十）[J]. 医林一谔, 1934, 4(2): 25–32.
[268] 郭若定. 汉药新觉（十一）[J]. 医林一谔, 1934, 4(3): 24–28.
[269] 郭若定. 汉药新觉（十二）莱菔子、半夏 [J]. 医林一谔, 1934, 4(4): 38–42.
[270] 郭若定. 汉药新觉 发汗药类 麻黄 [J]. 谭次仲, 校订. 医林一谔, 1934, 4(6): 34–40.
[271] 郭若定. 汉药新觉 香薷 [J]. 谭次仲, 校订. 医林一谔, 1934, 4(7): 15–20.
[272] 郭若定. 汉药新觉 浮萍 [J]. 谭次仲, 校订. 医林一谔, 1934, 4(8): 27–31.
[273] 郭若定. 汉药新觉 蔓荆子 [J]. 谭次仲, 校订. 医林一谔, 1934, 4(9): 14–19.
[274] 郭若定. 汉药新觉 五加皮 [J]. 谭次仲, 校订. 医林一谔, 1934, 4(10): 25–31.
[275] 郭若定. 汉药新觉 [J]. 谭次仲, 校订. 医林一谔, 1934, 4(11): 25–29.
[276] 郭若定. 汉药新觉 [J]. 谭次仲, 校订. 医林一谔, 1934, 4(12): 28–34.
[277] 鞠前. 石斛之种类谈 [J]. 医林一谔, 1934, 4(6): 41.
[278] 丰山静迩. 日本药理学会演说中关于中药的研究报告 [J]. 小帆, 译. 医林一谔, 1934, 4(8): 34–38.
[279] 王念兹. 薄荷之研究 [J]. 医林一谔, 1934, 4(12): 34–35.
[280] 何海筹. 牡蛎 [J]. 神州国医学报, 1934, 3(12): 16–21.
[281] 翟冷仙. 国药之研究 补剂 当归 [J]. 国医公报, 1934, 2(1): 29–34.
[282] 杨华亭. 药物图考 人参 党参 甘草 [J]. 国医公报, 1934, 2(2): 63–72.
[283] 杨华亭. 整理药物方案 [J]. 国医公报, 1934, 2(2): 61–63.

［284］俞慎初. 国药新研究 防已［J］. 现代医药月刊，1934，1（12）：27–29.
［285］俞慎初. 药物：琥珀之研究［J］. 医药卫生月刊，1934（21/22）：11–12.
［286］温敬修. 药用植物学 安石榴、乌蔹莓、木莲、水绵、仙人掌、紫金牛、罗汉松［J］. 现代医药月刊，1934，2（1）：16–18.
［287］温敬修. 药用植物学 石龙芮、狗尾草、建兰、秋海棠［J］. 现代医药月刊，1934，2（2）：8–9.
［288］温敬修. 药用植物学 秋胡颓子 苎麻 桃金娘 金粟兰、臭海州常山［J］. 现代医药月刊，1934，2（3）：4–5.
［289］章次公. 白芍药研究［J］. 光华医药杂志，1934，1（4）：20–25.
［290］章次公. 吴茱萸研究［J］. 光华医药杂志，1934，1（7）：30–33.
［291］章次公. 甘草［J］. 光华医药杂志，1934，1（8）：22–25.
［292］章次公. 黄连［J］. 光华医药杂志，1934，1（9）：24–26.
［293］章次公. 黄连（续）［J］. 光华医药杂志，1934，1（10）：15–16.
［294］章次公. 桔梗［J］. 光华医药杂志，1934，1（11）：23–26.
［295］章次公. 防风［J］. 光华医药杂志，1934，2（2）：27–29.
［296］章次公. 芎窮［J］. 光华医药杂志，1934，2（3）：24–28.
［297］叶橘泉. 胡桃［J］. 光华医药杂志，1934，1（7）：28–30.
［298］叶橘泉. 中华药物学 强壮剂 人参［J］. 光华医药杂志，1934，1（11）：26–29.
［299］叶橘泉. 中华药物学 强壮剂 胡麻［J］. 光华医药杂志，1934，2（1）：51–53.
［300］舒啸. 亟应纠正之白薇与白前之混乱问题［J］. 光华医药杂志，1934，2（1）：56.
［301］李慎五. 山东东阿特产阿胶之调查［J］. 光华医药杂志，1934，2（1）：66–67.
［302］盛养真. 太仓薄荷记载［J］. 光华医药杂志，1934，2（1）：67–68.
［303］盛养真. 太仓薄荷记载（续）［J］. 光华医药杂志，1934，2（2）：35–36.
［304］刘行方. 学生成绩：半夏之研究［J］. 中国医学院月刊，1934（7）：6–8.

[305] 邱允珍. 学生成绩：牛蒡［J］. 中国医学院月刊，1934(7)：8–9.
[306] 苏锦全[①]. 地黄论要［J］. 医界春秋，1934，8(91)：27–29.
[307] 高总岳. 泰山特产何首乌之考证［J］. 医界春秋，1934，8(96)：18.
[308] 马云翔. 上海龙华生药采集记（续）［J］. 光华医药杂志，1934，1(3)：50–53.
[309] 马云翔. 上海龙华生药采集记（续）［J］. 光华医药杂志，1934，1(4)：32–34.
[310] 马云翔. 上海龙华生药采集记（续）［J］. 光华医药杂志，1934，1(5)：40–42.
[311] 驻商城记者. 河南商城之药用植物［J］. 光华医药杂志，1934，1(7)：47–49.
[312] 驻南洋记者. 南洋槟城中国药材业调查［J］. 光华医药杂志，1934，1(8)：43–44.
[313] 白宪章. 上太原经济统制处改良国药意见书［J］. 医林一谔，1934，4(12)：8–15.
[314] 曾广方. 中国本草科学之研究［J］. 医林一谔，1934，5(6)：15–18.
[315] 董志仁. 由沪医药届抵制象贝蜂巢而瞻望国医药之前途［J］. 现代医药月刊，1934，2(1)：8–11.
[316] 周柳亭. 读"上海国医四团体联合通告全市国医届认同不用象贝之文"感言［J］. 现代医药月刊，1934，2(3)：2–3.
[317] 北平通信. 庐山含鄱口设大植物园，胡先骕谈该园计划及将来贡献［N］. 民国日报江西版，1934–09–16(3).
[318] 管光地. 生药：药用植物栽培之文献［J］. 药讯期刊，1943(2)：44–47.
[319] 管光地. 药用生物标本［J］. 科学世界（南京），1934，3(12)；1170–1187.

① 苏锦全为《台湾皇汉医报》主编。

[320] 谢南息，顾学裘. 汉药大黄之科学观（附图表、照片）[J]. 科学世界（南京），1934，3（4）：367–376.
[321] 赵燏黄. 本草实物摄影图说：生药：本品大抵采集……（附照片）[J]. 新医药杂志，1934，2（5）：11–14.
[322] 赵燏黄. 本草实物摄影图说：（四）防已科 Menispermaceae（3）：木防已（甲）Cocculus Trilobus，DC [J]. 新医药杂志，1934，2（9）：8.
[323] 赵燏黄. 中药研究的步骤 [J]. 新医药杂志，1934，2（4）：16–19.
[324] 赵燏黄. 本草实物摄影图说：（一）五加科 Araliaceae（附照片）[J]. 新医药杂志，1934，2（3）：10–11.
[325] 赵燏黄. 本草实物摄影图说：（四）防已科 Menispermaceae（4）：木已防（粉寸已）Lignum Cocouli Trilobi（附照片）[J]. 新医药杂志，1934，2（10）：8–12.
[326] 赵燏黄. 本草实物摄影图说：（四）防已科 Menispermaceae（2）（附照片）[J]. 新医药杂志，1934，2（8）：8–11.
[327] 赵燏黄. 生药：本品系采集川黄连……（附照片）[J]. 新医药杂志，1934，2（7）：12–15.
[328] 赵燏黄. 本草实物摄影图说：（三）毛茛科（2）：川黄连 Rhizoma Coptidis（雅连）（原形 1/3）[J]. 新医药杂志，1934，2（7）：12.
[329] 赵燏黄. 采药旅行记（附照片、图）[J]. 科学画报，1934，2（9）：326–329.
[330] 郭若定. 汉药新觉 桃仁、水蛭 [J]. 谭次仲，校. 医林一谔，1935，5（1）：22–29.
[331] 郭若定. 汉药新觉 夏枯草、地丁草、蒲公英 [J]. 谭次仲，校. 医林一谔，1935，5（2）：31–35.
[332] 郭若定. 汉药新觉 朱砂 [J]. 谭次仲，校. 医林一谔，1935，5（3）：23–27.
[333] 郭若定. 汉药新觉 催吐药 [J]. 谭次仲，校. 医林一谔，1935，5（4）：30–34.
[334] 郭若定. 汉药新觉 [J]. 谭次仲，校. 医林一谔，1935，5（5）：25–31.

[335] 王合三. 使君子之研究 [J]. 医林一谔, 1935, 5(5): 23–24.
[336] 徐相任. 地鳖虫、伪䗪虫、紫草、紫草茸之实地审查意见 [J]. 神州国医学报, 1935, 4(8): 4–5.
[337] 上海市国医工会. 䗪虫与紫草之正误 [J]. 神州国医学报, 1935, 4(8): 5–7.
[338] 杨彦和. 䗪虫紫草之研究之结果 [J]. 神州国医学报, 1935, 4(8): 7–8.
[339] 黄仲贤. 人尿之科学观 [J]. 神州国医学报, 1935, 4(8): 11–13.
[340] 傅文越. 曲之种种 [J]. 神州国医学报, 1935, 4(12): 13–17.
[341] 杨华亭. 药物图考(续) 术 芍药 干地黄 [J]. 国医公报, 1935, 2(3): 55–63.
[342] 杨华亭. 药物图考(续前) 细辛 菖蒲 橘皮 [J]. 国医公报, 1935, 2(4): 49–55.
[343] 杨华亭. 药物图考(续前) 木香、牡桂、桂枝 [J]. 国医公报, 1935, 2(5): 47–53.
[344] 周禹锡(中央国医馆特约撰述员). 九香虫 [J]. 国医公报, 1935, 2(7): 62–64.
[345] 许小士. 白芍药之研究 [J]. 国医公报, 1935, 2(8): 62–64.
[346] 许小士. 白芍药之研究(续前) [J]. 国医公报, 1935, 2(9): 59–64.
[347] 许小士. 白芍药之研究(续前) [J]. 国医公报, 1935, 2(10): 65–68.
[348] 温敬修. 药用植物学 鬼针草、醉鱼草 [J]. 现代医药月刊, 1935, 2(4): 3–4.
[349] 温敬修. 药用矿物学石钟乳、铁粉、磁石 [J]. 现代医药月刊, 1935, 2(5): 3–4.
[350] 温敬修. 药用矿物学 紫石英、方解石、朴消 [J]. 现代医药月刊, 1935, 2(6): 5–6.
[351] 温敬修. 药用矿物学 滑石 [J]. 现代医药月刊, 1935, 2(7): 4–5.
[352] 温敬修. 药用矿物学 明矾、禹余粮 [J]. 现代医药月刊, 1935, 2(8):

3–4.
[353] 邱治中. 人参考 [J]. 光华医药杂志, 1935, 2(3): 28–29.
[354] 章次公. 麻黄 [J]. 光华医药杂志, 1935, 2(4): 47–49.
[355] 章次公. 麻黄(续)[J]. 光华医药杂志, 1935, 2(5): 38–40.
[356] 章次公. 黄檗 [J]. 光华医药杂志, 1935, 2(6): 49–52.
[357] 章次公. 杏仁 [J]. 光华医药杂志, 1935, 2(7): 41–42.
[358] 章次公. 杏仁(续)[J]. 光华医药杂志, 1935, 2(8): 35–37.
[359] 章次公. 防己 [J]. 光华医药杂志, 1935, 2(10): 16–18.
[360] 章次公. 防己(续完)[J]. 光华医药杂志, 1935, 2(11): 18–21.
[361] 华志伟. 甘草之研究 [J]. 光华医药杂志, 1935, 2(10): 18–19.
[362] 叶橘泉. 整理国药学术刍议 [J]. 国医公报, 1935, 2(4): 56–61.
[363] 刘仲农. 枳实枳壳辨 [J]. 光华医药杂志, 1935, 2(11): 18.
[364] 郑轩渠. 中国的麻醉药 [J]. 光华医药杂志, 1935, 3(1): 68–70.
[365] 郑轩渠. 中国的麻醉药(续)[J]. 光华医药杂志, 1935, 3(2): 48–49.
[366] 现代本草 [J]. 张锡君, 译. 光华医药杂志, 1935, 3(1): 83–85.
[367] 现代本草(二)[J]. 张锡君, 译. 光华医药杂志, 1935, 3(2): 50–52.
[368] 方六书. 茶之研究 [J]. 昌明医刊, 1935(创刊号): 2–3.
[369] 刘行方. 附子之研究 [J]. 昌明医刊, 1935(创刊号): 10–13.
[370] 刘行方. 滑石之研究 [J]. 昌明医刊, 1935, 1(2): 12–15.
[371] 刘国辅. 石膏之研究 [J]. 昌明医刊, 1935, 1(2): 5–12.
[372] 华志伟. 黄芪(即黄耆)之研究 [J]. 昌明医刊, 1935, 1(2): 15–18.
[373] 李徵韶. 茜草考证 [J]. 医界春秋, 1935, 9(106): 25–26.
[374] 周梦白, 王历夫. 本草之新药理 [J]. 中医世界, 1935, 9(1): 37–36.
[375] 周梦白. 用科学方法整理过的几种中药 [J]. 中医世界, 1935, 9(2): 55–58.
[376] 周梦白. 用科学方法整理过的几种中药(续二)[J]. 中医世界, 1935, 9(3): 57–62.
[377] 叶朗清. 人参 [J]. 中医世界, 1935, 9(2): 67–70.

[378] 沈沁芳. 阿胶[J]. 中医世界, 1935, 9(3): 63-66.
[379] 陆世益. 江苏出产国药调查[J]. 光华医药杂志, 1935, 2(10): 43-45.
[380] 陆世益. 江苏出产国药调查(续)[J]. 光华医药杂志, 1935, 2(11): 34-37.
[381] 陆世益. 江苏出产国药调查(续)[J]. 光华医药杂志, 1935, 2(12): 42-46.
[382] 陆世益. 江苏出产国药调查(续)[J]. 光华医药杂志, 1935, 3(1): 95-96.
[383] 黎伯慨. 中药整理运用谈[J]. 现代医药月刊, 1935, 2(9): 1-2.
[384] 黎伯慨. 中药整理运用谈(续)[J]. 现代医药月刊, 1935, 2(9): 1-4.
[385] 张恭文撰, 俞慎初编注. 中国制药学[J]. 现代医药月刊, 1935, 2(9): 3-4.
[386] 赵燏黄. 汉药摘要(未完)[J]. 广济医刊, 1935, 12(12): 12-20.
[387] 赵燏黄, 徐伯鋆. 书评: 驳斥赵幼祥君关于"现代本草生药学上编"之批评[J]. 明日医药, 1935, 1(3): 259-278.
[388] 赵燏黄. 本草实物摄影图说(续)(附照片)[J]. 新医药杂志, 1935, 3(11): 3-4.
[389] 赵燏黄. 记事: 采药旅行记[J]. 药报, 1935(42): 75-78.
[390] 赵燏黄. 浙东采药记[J]. 东南揽胜, 1935: 241.
[391] 赵燏黄. 本草实物摄影图说(附照片)[J]. 新医药杂志, 1935, 3(2): 3-4.
[392] 赵燏黄. 本草实物摄影图说(续)(附照片)[J]. 新医药杂志, 1935, 3(4): 3-4.
[393] 李观明. 苏州国医学校参观记[J]. 医界春秋, 1935, 9(102): 36-38.
[394] 医讯 日本汉医家来华搜集医药资料[J]. 医界春秋, 1935, 9(103): 21.
[395] 朱松. 中药杂志 巴豆[J]. 中医科学, 1936, 1(1): 34-35.
[396] 朱松. 中药杂志 丹砂[J]. 中医科学, 1936, 1(1): 34-35.
[397] 朱松. 中药杂志 雷公藤[J]. 中医科学, 1936, 1(2): 95-96.

[398] 朱松. 中药杂志 汞 [J]. 中医科学, 1936, 1(3): 185–187.
[399] 朱松. 中药杂志 枸杞[J]. 中医科学, 1936, 1(4): 255–256.
[400] 朱松. 中药杂志 相思子 [J]. 中医科学, 1936, 1(4): 255–256.
[401] 朱松. 中药杂志 益母草 [J]. 中医科学, 1936, 1(5): 319–320.
[402] 朱松. 中药杂志 百草霜 [J]. 中医科学, 1936, 1(5): 319–320.
[403] 朱松. 中药杂志 薄荷 [J]. 中医科学, 1936, 1(6): 394–395.
[404] 裴鉴. 中国药用植物图志 半夏 [J]. 科学, 1936, 20(6): 480–493.
[405] 裴鉴. 中国药用植物图志 楝 [J]. 科学, 1936, 20(12): 1037–1040.
[406] 栗原爱塔. 和汉医药学研究：汉方药典 人参 [J]. 沈石顽，译. 中医科学, 1936, 1(2): 53–56.
[407] 栗原爱塔. 和汉医药学研究：汉方药典 丁香[J]. 沈石顽，译. 中医科学, 1936, 1(2): 115–116.
[408] 栗原爱塔. 和汉医药学研究：汉方药典 土茯苓 [J]. 沈石顽，译. 中医科学, 1936, 1(3): 200.
[409] 唐铁花. 药学研究——鸡冠花、凤仙花研究 [J]. 中医科学, 1936, 1(2): 100–101.
[410] 朱沛然. 中国简明药物学 人参 黄精 葳蕤 [J]. 国医公报, 1936, 3(3): 51–56.
[411] 现代本草（三）[J]. 张锡君，译. 光华医药杂志, 1936, 3(3): 51–52.
[412] 现代本草（四）[J]. 张锡君，译. 光华医药杂志, 1936, 3(5): 43–44.
[413] 郑轩渠. 中国的麻醉药（续）[J]. 光华医药杂志, 1936, 3(4): 41–42.
[414] 陈震异. 水蛭之研究 [J]. 光华医药杂志, 1936, 3(10): 25–26.
[415] 宋修阜. 珍珠之养殖 [J]. 光华医药杂志, 1936, 3(10): 46–48.
[416] 叶橘泉. 药典亟应纠正之一问题 赤小豆与红豆[J]. 光华医药杂志, 1936, 3(11): 18–19.
[417] 李培生. 葶苈之研究 [J]. 光华医药杂志, 1936, 3(11): 22–23.
[418] 王慎轩. 新编药物讲义 麻黄 [J]. 苏州国医杂志, 1936(7): 101–105.
[419] 王慎轩. 新编药物讲义 麻黄（续）[J]. 苏州国医杂志, 1936(8):

55–71.
［420］杨梦麒. 药名新考［J］. 苏州国医杂志，1936(9)：43–45.
［421］伊博恩. 中国药用植物考证［J］. 宋大仁，译. 中西医药，1936，2(11)：57–82.
［422］药学研究会编. 国药苦参之研究［J］. 文医半月刊，1936，1(12)：11.
［423］杨叔澄. 用药须知(第一卷 流传失真类) 禹余粮 鸡苏［J］. 文医半月刊，1936，1(12)：10–11.
［424］杨叔澄. 用药须知 益母草 鲜石斛［J］. 文医半月刊，1936，2(2)：13.
［425］杨叔澄. 用药须知　牛黄 枳实 桔梗 象皮 赤芍 桑寄生 马兜铃［J］. 文医半月刊，1936，2(3)：14.
［426］杨叔澄. 用药须知　赤小豆 石莲子 银柴胡 明党参 紫草茸［J］. 文医半月刊，1936，2(4)：12.
［427］黄子衡. 药物学“雄黄”之研究［J］. 文医半月刊，1936，2(10)：13.
［428］王念兹. 国药别名选录［J］. 文医半月刊，1936，2(12)：14.
［429］周梦白. 用科学方法整理过的几种中药(续三)［J］. 中医世界，1936，9(4)：71–75.
［430］叶朗清. 桃仁［J］. 中医世界，1936，9(4)：75–76.
［431］江昌绪. 四川药材之产销概况［J］. 光华医药杂志，1936，3(10)：55–62.
［432］张又良. 本校添设药物试植厂之经过与现况［J］. 苏州国医杂志，1936(10)：28–29.
［433］李静子. 鲜药展览会开幕前奏［J］. 苏州国医杂志，1936(10)：29–30.
［434］袁云瑞. 本校鲜药展览会之意义［J］. 苏州国医杂志，1936(10)：30–32.
［435］何剑魂. 国医学校展览会给我的印象［J］. 苏州国医杂志，1936(10)：32–33.
［436］朱君宜. 鲜药展览会归来［J］. 苏州国医杂志，1936(10)：34.
［437］李生墀. 生药与化学药在治疗上之利弊［J］. 医学杂志，1936(90)：58.

[438] 胡德茂. 生药与化学药在治疗上之利弊 [J]. 医学杂志, 1936(90): 59.
[439] 叶劲秋. 讨论 [J]. 光华医药杂志, 1936, 4(2): 1–22.
[440] 胡先骕. 中西医药研究社一周纪念 [J]. 中西医药, 1936, 2(1): 1–2.
[441] 管光地. 科学教材：药用植物粉末之显微镜检定法 [J]. 科学世界(南京), 1936, 5(9): 809–811.
[442] 顾学裘. 中国本草学史略(附图表)[J]. 科学世界(南京), 1936, 5(9): 754–760.
[443] 伊博恩, 宋大仁. 中国药用植物考证 [J]. 中西医药, 1936, 2(11): 759–784.
[444] 赵燏黄, 徐伯鋆, 赵幼祥. 来件：关于生药学之学术探讨 [J]. 新医药杂志, 1936, 4(1): 90–116.
[445] 赵燏黄, 徐伯钧. 专件：关于生药学之学术探讨(续完)[J]. 医药评论, 1936(136): 56–62.
[446] 赵燏黄, 徐伯钧. 专件：关于生药学之学术探讨(续)[J]. 医药评论, 1936(134): 52–60.
[447] 赵燏黄, 朱晟. 专著：华北药材初步之观察 [J]. 中华药学杂志(上海), 1936, 1(4): 329–363.
[448] 陈蓉先. 药学研究——莲的新研究 [J]. 中医科学, 1937, 1(8): 554–555.
[449] 陈蓉先. 药学研究——莲的新研究(续)1[J]. 中医科学, 1937, 1(9): 644–646.
[450] 陈蓉先. 药学研究——莲的新研究(续)2[J]. 中医科学, 1937, 1(10): 716–717.
[451] 张若霞. 药学研究——牛黄之研究 [J]. 中医科学, 1937, 1(7): 41.
[452] 张若霞. 药学研究——牛黄之研究(续)[J]. 中医科学, 1937, 1(8): 45–46.
[453] 张若霞. 药学研究——钩吻之研究及其中毒救急法[J]. 中医科学, 1937, 1(11): 43–45.
[454] 张若霞. 药学研究——钩吻之研究及其中毒救急法(续)[J]. 中医科

学, 1937, 1(12): 54–55.
[455] 夏以煌. 论龙芽草与龙牙草之区别[J]. 中西医药, 1937, 3(4): 57–59.
[456] 本草学委员会. 现代本草纂要 黄精[J]. 中西医药, 1937, 2(29): 4–6.
[457] 本草学委员会. 现代本草纂要 葳蕤[J]. 中西医药, 1937(31): 5–7.
[458] 宋大仁. 灵芝考[J]. 中西医药, 1937(31): 6–7.
[459] 王念兹. 国药别名选录(续)[J]. 文医半月刊, 1937, 3(1): 20.
[460] 华志伟. 甘草之研究[J]. 中医世界, 1937, 11(4): 35–36.
[461] 周梦白. 用科学方法整理过的几种中药(续四)[J]. 中医世界, 1937, 11(6): 45–47.
[462] 裴鉴. 鸦胆子(附图)[J]. 科学世界(南京), 1947, 16(2): 62–63.
[463] 伊博恩. 十年来中国药物学之研究[J]. 中华医学杂志(上海), 1937, 23(5): 764–765.
[464] 赵燏黄. 言论: 采用国药应付非常时期之代用西药论[J]. 新医药刊, 1937(50): 24–26.
[465] 赵燏黄. 言论: 序黄劳逸氏本草学[J]. 新医药刊, 1937(53): 34–35.
[466] 赵燏黄, 朱晟. 华北药材初步之观察[J]. 生物学杂志(北平), 1937, 1(4): 1, 93–137.
[467] 赵燏黄. 祁州药材之初步观察: 菊科及川续断科(=山萝卜科)之生药研究[J]. 生物学杂志(北平), 1937, 1(3): 49–70.
[468] 盛展能. 中国大黄新研究[J]. 中西医药, 1938(31): 5–7.
[469] 杨梦麒. 曼陀罗与山茶考[J]. 国医砥柱月刊, 1938(7): 40.
[470] 杨医亚. 近世中医药物学[J]. 国医砥柱月刊, 1938(10): 34.
[471] 杨医亚. 近世中医药物学(续)[J]. 国医砥柱月刊, 1938(11/12): 55–61.
[472] 心痕女士. 别直参辨伪[J]. 国医砥柱月刊, 1938(11/12): 63.
[473] 章次公. 玉竹[J]. 新中医刊, 1938(创刊号): 13.

[474] 章次公. 乌头 [J]. 新中医刊，1938(2): 14.
[475] 章次公. 远志 [J]. 新中医刊，1938(3): 15.
[476] 章次公. 黄芩 [J]. 新中医刊，1938(4): 19.
[477] 木村康一. 汉药之研究 [J]. 王一木，译. 瀚堂近代报刊，1938，1(1): 74–77.
[478] 王念兹. 国产植物性生药一览 [J]. 国医砥柱月刊，1939(13/14): 67–68.
[479] 王念兹. 国产植物性生药一览（二）[J]. 国医砥柱月刊，1939(17/18): 65–66.
[480] 汪慎之. 简明国药新编 石斛 [J]. 国医砥柱月刊，1939(25): 26–27.
[481] 朱沫. 蚯蚓 [J]. 新中医刊，1939(7): 20–21.
[482] 朱沫. 仙鹤草 [J]. 新中医刊，1939(8): 22–23.
[483] 朱沫. 雷丸 [J]. 新中医刊，1939(9): 20–21.
[484] 朱沫. 闹羊花 [J]. 新中医刊，1939(10): 18–19.
[485] 朱沫. 汉防已 [J]. 新中医刊，1939(10): 20–22.
[486] 朱沫. 中国水银剂的研究 [J]. 新中医刊，1939(11): 16–21.
[487] 静庵. 蟾酥 [J]. 新中医刊，1939(12): 21–23.
[488] 傅旭初. 伪药漫抄 [J]. 新中医刊，1939，2(1): 37–41.
[489] 章次公. 芍药 [J]. 新中医刊，1939，2(7): 17–22.
[490] 周蔚岑. 白头翁之真伪考 [J]. 北京医药月刊，1939(2): 14–15.
[491] 北平药物研究社. 羚羊角之代用品 [J]. 北京医药月刊，1939(3): 26.
[492] 黄劳逸. 国药乌头之研究 [J]. 国药新声，1939(3): 11–25.
[493] 黄劳逸. 国药大黄之研究 [J]. 国药新声，1939(4): 18–29.
[494] 黄劳逸. 国产药物麻黄之研究 [J]. 国药新声，1939(5): 12–25.
[495] 黄劳逸. 国药槟榔之研究 [J]. 国药新声，1939(6): 12–19.
[496] 黄劳逸. 国药钩吻之研究 [J]. 国药新声，1939(7): 17–25.
[497] 黄劳逸. 国药万年青之研究 [J]. 国药新声，1939(8): 20–31.
[498] 陈億智. 国药（麻黄）之科学整理 [J]. 国药新声，1939(2): 19–22.

[499] 陈僡智. 国药（肉桂）之科学整理 [J]. 国药新声, 1939(5): 26–28.

[500] 陈僡智. 国药之科学整理 人参 [J]. 国药新声, 1939(9): 34–37.

[501] 盖波. 改良今日药育之意见 [N]. 申报, 1939-01-17(12).

[502] 顾学裘. 西康药材调查报告（续）[J]. 医育, 1939, 3(4): 18–45.

[503] 顾学裘. 西康之药材 [J]. 科学世界（南京）, 1939, 8(1): 22–27.

[504] 赵燏黄. 纠正国药钩吻之研究 [J]. 国药新声, 1939(9): 37.

[505] 赵燏黄. 五加皮与五加皮酒之中毒论 [J]. 国医新声, 1939(创刊号): 87–90.

[506] 赵燏黄. 整理本草研究国药之方法及其实例（未完）[J]. 新科学, 1939, 1(5): 35–49.

[507] 赵燏黄. 整理本草研究国药之方法及其实例（续）（附表）[J]. 新科学, 1939, 2(2): 41–59.

[508] 赵燏黄. 著述：近年整理本草研究国药之方案及其实例（二续）[J]. 中华药刊, 1939, 1(3): 80–97.

[509] 赵燏黄. 专著：国药沙参对于古本草上之辨惑及质疑 [J]. 上海市药师公会年报, 1939(3): 23–31.

[510] 赵燏黄. 整理本草研究国药之方法及其实例（续）（未完）[J]. 新科学, 1939, 1(6): 37–49.

[511] 赵燏黄. 著述：近年整理本草研究国药之方案及其实例 [J]. 中华药刊, 1939, 1(1): 6–24.

[512] 章次公. 栀子 [J]. 新中医刊, 1940, 2(8): 19–21.

[513] 章次公. 豆豉 [J]. 新中医刊, 1940, 2(8): 22–23.

[514] 章次公. 山药 [J]. 新中医刊, 1940, 2(9): 33–37.

[515] 章次公. 地黄 [J]. 新中医刊, 1940, 2(9): 38–41.

[516] 章次公. 龙骨、龙齿 [J]. 新中医刊, 1940, 2(10): 29–30.

[517] 章次公. 石钟乳 [J]. 新中医刊, 1940, 2(10): 31–33.

[518] 章次公. 何首乌 [J]. 新中医刊, 1940, 2(10): 34–37.

[519] 章次公. 麻黄 [J]. 新中医刊, 1940, 2(11/12): 33–39.

[520] 章次公. 细辛 [J]. 新中医刊, 1940, 2(11/12): 40–42.
[521] 章次公. 柴胡 [J]. 新中医刊, 1940, 2(11/12): 43–44.
[522] 章次公. 柴胡（续）[J]. 新中医刊, 1940, 3(1): 31–37.
[523] 章次公. 黄连 [J]. 新中医刊, 1940, 3(3): 28–31.
[524] 黄英. 薄荷之研究 [J]. 国药新声, 1940(12): 18–26.
[525] 吴其尹. 国药石蒜在药化学上之研究 [J]. 国药新声, 1940(13): 12–19.
[526] 黄劳逸. 蟾酥 [J]. 国药新声, 1940(11): 21–24.
[527] 黄劳逸. 燕窝 [J]. 复兴中医, 1940, 1(5): 7–9.
[528] 伊博恩. 中华国产药物 [J]. 中华健康杂志, 1940, 2(5): 25–42.
[529] 伊博恩. 中华国产药物（续）附表 [J]. 中华健康杂志, 1940, 2(6): 29–38.
[530] 赵燏黄. 科学论文：华北药材对于本草上之辩难及质疑（续）[J]. 新科学, 1940, 2(5): 33–44.
[531] 赵燏黄. 学术：国药防己在历代本草上古今异同之研究 [J]. 澄光医药季刊, 1940(1): 20–26.
[532] 赵燏黄. 消息：呈教育部请于北平开办国立药学专科学校或独立药学院 [J]. 中华药学杂志（上海）, 1940, 2(1): 95–101.
[533] 赵燏黄. 华北药材对于本草上之辩难及质疑（续）[J]. 新科学, 1940, 3(4): 15–23.
[534] 赵燏黄. 华北药材研究补遗（续）[J]. 新科学, 1940, 4(2): 38–48.
[535] 赵燏黄. 著述：近年整理本草研究国药之方案及其实例（三续完）[J]. 中华药刊, 1940, 2(1): 6–15.
[536] 一心. 麦芽与曲 [J]. 新中医刊, 1941, 3(4): 47–49.
[537] 金孝仁. 柳枝和万年青 [J]. 新中医刊, 1941, 3(5): 30–31.
[538] 章次公. 黄柏 [J]. 新中医刊, 1941, 3(6): 26–27.
[539] 章次公. 滑石 [J]. 新中医刊, 1941, 3(7/8): 30–31.
[540] 章次公. 鸡卵 [J]. 新中医刊, 1941, 3(9/10): 32–34.

[541] 章次公. 中华药物学 升麻、滑石 [J]. 中国医药月刊, 1941, 1(11): 14–15.
[542] 章次公. 中华药物学 牡丹皮、朴硝、芒硝 [J]. 中国医药月刊, 1941, 1(12): 21–22.
[543] 章次公. 中华药物学 麻黄 [J]. 中国医药月刊, 1941, 2(1): 21–23.
[544] 章次公. 中华药物学 阿胶 [J]. 中国医药月刊, 1941, 2(2): 19–20.
[545] 章次公. 中华药物学 芍药 [J]. 中国医药月刊, 1941, 2(3): 20–22.
[546] 章次公. 中华药物学 黄芩 [J]. 中国医药月刊, 1941, 2(4): 22.
[547] 章次公. 中华药物学 山药 [J]. 中国医药月刊, 1941, 2(5): 24–25.
[548] 章次公. 中华药物学 何首乌 [J]. 中国医药月刊, 1941, 2(6): 23–24.
[549] 汪浩权. 牡蛎 [J]. 中国医药月刊, 1941, 1(10): 9–11.
[550] 车前 [J]. 新中医刊, 1941, 3(5): 32.
[551] 国府命令. 褒扬于恩波钟观光 [N]. 民国日报江西版, 1941-05-13(2).
[552] 庄兆祥. 日译本草物名之谬误及其纠正法 [J]. 东方杂志, 1941, 38(150): 25–30.
[553] 赵燏黄, 石户谷勉. 蒙古本草药之原植物 [J]. 国立北京大学医学杂志, 1941, 3(2): 115–125.
[554] 章次公. 中华药物学 山栀、常山 [J]. 中国医药月刊, 1942, 2(7): 24–25.
[555] 章次公. 中华药物学 地黄 [J]. 中国医药月刊, 1942, 2(80): 16–17.
[556] 章次公. 中华药物学 茵陈蒿、栀子、石钟乳 [J]. 中国医药月刊, 1942, 2(9/10): 12–14.
[557] 章次公. 中华药物学 黄蘗、吴茱萸 [J]. 中国医药月刊, 1942, 2(11): 19–20.
[558] 章次公. 中华药物学 吴茱萸(续) [J]. 中国医药月刊, 1942, 2(12): 18.
[559] 章次公. 中华药物学 桔梗 [J]. 中国医药月刊, 1942, 3(2): 18.
[560] 章次公. 中华药物学 黄连 [J]. 中国医药月刊, 1942, 3(30): 17.
[561] 章次公. 中华药物学 赤石脂 [J]. 中国医药月刊, 1942, 3(5): 19.

[562] 朱正馥. 草红花 [J]. 中国医药月刊, 1942, 2(8): 19–20.
[563] 朱正馥. 草红花（续）[J]. 中国医药月刊, 1942, 2(9/10): 14.
[564] 周太炎, 徐国钧. 本校概况：峨眉山采集药物记 [J]. 药讯期刊, 1942(1): 73–79.
[565] 赵燏黄, 石户谷勉, 米景森. 蒙疆所产本草药材关于其原植物之考察（附图）[J]. 国立北京大学医学杂志, 1942, 4(2): 193–199.
[566] 赵燏黄, 石户谷勉, 米景森. 北京市场所见食用干菜类之研究（附图）[J]. 国立北京大学医学杂志, 1942, 3(4): 213–252.
[567] 赵燏黄, 石户谷勉, 关克俭. 北京市场所见食用干菜之研究（附图表）[J]. 国立北京大学医学杂志, 1942, 5(5): 344–363.
[568] 王浩权. 羚羊角 [J]. 中国医药月刊, 1943, 4(2): 7.
[569] 伊博恩. 荒年可食之植物 [J]. 中华医学杂志（上海）, 1943, 29(1): 40–46.
[570] 伊博恩. 荒年可食之植物（续）[J]. 中华医学杂志（上海）, 1943, 29(2): 70–77.
[571] 伊博恩. 荒年可食之植物（续完）[J]. 中华医学杂志（上海）, 1943, 29(3): 148–156.
[572] 周太炎. 生药：药专药圃植物名录 [J]. 药讯期刊, 1943(2): 36–44.
[573] 汪慎之. 贝母之研究 [J]. 国医砥柱月刊, 1944, 3(7): 9–10.
[574] 刘民叔. 附子乌头天雄辨 [J]. 国医砥柱月刊, 1944, 3(8): 6–7.
[575] 管光地. 日本本草史 [J]. 药学季刊, 1944(6): 9–11.
[576] 管光地. 论述报告：闹羊花与莨菪 [J]. 药学季刊, 1944(7–8): 13–16.
[577] 裴鉴. 谈常山 [J]. 青年与科学, 1945, 2(2): 85–88.
[578] 汪浩权. 石膏 [J]. 华西医药杂志, 1946, 1(3): 23–26.
[579] 张长民. 半边莲（上）瀚海室民间药物学丛稿之一 [J]. 华西医药杂志, 1946, 1(5): 23–25.
[580] 张长民. 半边莲（下）[J]. 华西医药杂志, 1946, 1(6): 32–35.

[581] 陈郁. 川省药材之出产应用与整理 [J]. 华西医药杂志, 1946, 1(9): 28–30.

[582] 规模宏大的中国医学府, 介绍沈阳医学院 [N]. 民国日报上海版, 1946–09–05(4).

[583] 管光地. 生药研究建议 [J]. 药讯期刊, 1946(4): 16–25.

[584] 周振汉. 四川之附子 [J]. 华西医药杂志, 1947, 1(10): 25–27.

[585] 周振汉. 四川之附子(续完)[J]. 华西医药杂志, 1947, 1(11/12): 28–30.

[586] 周振汉. 五倍子之研究 [J]. 华西医药杂志, 1947, 2(4–5): 41–44.

[587] 周振汉. 四川之姜黄 [J]. 华西医药杂志, 1947, 2(6–7): 33–35.

[588] 曹炳章. 蜇虫辨正 [J]. 华西医药杂志, 1947, 1(10): 28–29.

[589] 曹炳章. 燕窝考 [J]. 华西医药杂志, 1947, 2(1): 36–42.

[590] 杨鸿钧. 虎杖之形态和效能 [J]. 华西医药杂志, 1947, 1(11–12): 30–32.

[591] 杨鸿钧. 五叶草之考证和效能 [J]. 华西医药杂志, 1947, 2(6–7): 31–33.

[592] 刘仲良、盛展能. 当归 [J]. 华西医药杂志, 1947, 2(8): 36–38.

[593] 汪良寄. 国药别名举隅 [J]. 医史杂志, 1947, 1(2): 27–34.

[594] 管光地. 当归生药源考 [J]. 药讯期刊, 1947(5): 52–57.

[595] BERNARD E READ. The identity of Ch'iao yao 翘摇 [J]. 医史杂志, 1948, 2(3–4): 1.

[596] 周振汉. 四川之郁金 [J]. 华西医药杂志, 1948, 2(9/10): 24–26.

[597] 周振汉. 白木耳之研究 [J]. 华西医药杂志, 1948, 3(4/5/6): 31–33.

[598] 周振汉. 当归考 [J]. 华西医药杂志, 1948, 3(7/8/9): 18–20.

[599] 曹炳章. 哈士蟆考 [J]. 华西医药杂志, 1948, 3(1/2/3): 10–11.

[600] 岛野武. 水产类的民间药 [J]. 叶橘泉, 译. 华西医药杂志, 1948, 3(4–6): 33–36.

[601] 黎志宁. 砂挼子 [J]. 华西医药杂志, 1948, 3(10–12): 2.

[602] 郁立仁. 药物研究：泻下剂 大黄[J]. 中医药导报，1948(9-10)：4-6.
[603] 管光地. 论文：本草植物源考（一）[J]. 药讯期刊，1948(6)：43-60.
[604] 管光地. 论文：保险子生药研究（附图）[J]. 药讯期刊，1948(6)：39-41.

（二）书籍

[1] EMIL BRESTCHNEIDER M D. Botanicum Sinicum [M]. London：[s.n.]，1882.
[2] EMIL BRESTCHNEIDER M D. Botanicum Sinicum [M]. Shanghai：Kelly&Walsh，Limited，1892.
[3] EMIL BRESTCHNEIDER M D. Botanicum Sinicum [M]. Shanghai：Kelly&Walsh，Limited，1895.
[4] HERBERT ALLEN GILES. Chinese-English Dictionary [M]. London：Kelly&Walsh，Limited，1892.
[5] 小泉荣次郎. 新本草纲目 [M]. 晋陵下工，译. 上海：上海医学书局，1893.(现存1930年、1933年上海医学书局铅印本)
[6] 下山顺一郎. 生药学 [M]. 东京：苍虬堂，1901.
[7] 丁福保. 化学实验新本草 [M]. 上海：文明书局，1909.
[8] 松村任三. 改订植物名汇（前编）[M]. 东京：丸善株式会社，1915.
[9] 裘庆元. 草药图考 [M].[出版地不详]:[出版者不详]，1915.
[10] 张若霞. 草药新纂 [M]. 绍兴：天元堂药局，1917.
[11] 石户谷勉. 朝鲜汉方药料植物调查书 [M]. 东京：同仁会，1917.
[12] 曹瀛宾. 药味别名录 [M]. 北京：京师药行商会，1919.
[13] 张宗绪. 植物名汇拾遗 [M]. 上海：商务印书馆，1920.
[14] 王通声. 药用植物图考 [M]. 杭州：浙江第七中学石印，1920.
[15] 祁天锡. 江苏植物名录 [M]. 钱崇澍，译. 上海：大同学院科学社，1921.

[16] 北京药行商会. 药味别名续录 [M]. 北京：京师药行商会, 1922.
[17] 钱崇澍，邹秉文，胡先骕. 高等植物学 [M]. 上海：商务印书馆, 1923.
[18] 伊博恩，刘汝强. 本草新注 [M]. 2 版. 北京：京协和医学院药理学系与北平博物学试验所, 1927.
[19] 胡先骕，陈焕镛. 中国植物图谱 [M]. 上海：商务印书馆；北平：静生生物所, 1927—1937. [第一卷(1927)和第二卷(1929)在印行，第三卷(1933)、第四卷和第五卷(1937)改由印行]
[20] 曹炳章. 增订伪药条辨 [M]. 绍城：和济药局, 1928.
[21] 赵荩臣. 党参新研究 [M]. 太原：靴巷书业, 1929.
[22] 中尾万三，木村康一合. 汉药写真集成 第 1 辑 [M]. 上海：上海自然科学研究所, 1929.
[23] 黄劳逸. 新中药 [M]. 上海：医学书局, 1930.
[24] 中尾万三，木村康一合. 汉药写真集成 第 2 辑 [M]. 上海：上海自然科学研究所, 1930.
[25] 中央卫生部. 中华药典 [M]. 南京：内政部卫生署, 1930.
[26] 丁福保. 中药浅说 [M]. 上海：商务印书馆, 1930.
[27] 赵燏黄. 中国新本草图志 [M]. 上海：国立中央研究院化学研究所, 1930.
[28] 沈嘉征. 中国药物形态学 [M]. 上海：国医书局, 1930.
[29] 江忍庵. 中国药物新字典 [M]. 上海：广益书局, 1931.
[30] 久保田晴光，冈西为人. 和汉药标本目录 [M]. 满洲医科大学, 1931.
[31] 李时珍. 头注国译本草纲目 [M]. 白井光太郎，校注，铃木真海，译. 东京：春阳堂, 1933.
[32] 中尾万三. 朝鲜汉药之调查 [M]. [出版地不详]: [出版者不详], 1933.
[33] 重庆中国银行编辑. 四川省之山货 上 [M]. 重庆：重庆中国银行, 1934.
[34] 赵燏黄，徐伯鋆. 现代本草生药学 [M]. 上海：中华民国药学会, 1934.

[35] 章鹤年. 本草概要 [M]. 上海：新中医研究社, 1934.
[36] 吴卫尔. 中华新药物学大辞典 [M]. 天津：中国新医学研究会, 1934.
[37] 陈存仁. 中国药学大辞典 [M]. 上海：世界书局, 1934.
[38] 虞哲夫. 药名汇考 [M]. 上海：千顷堂书局, 1935.
[39] 钟观光. 本草疏证 [M] // 鲁军. 中国本草全书：第 157 卷 . 北京：华夏出版社, 1999.
[40] 陈存仁. 中国药物标本图影 [M]. 上海：世界书局, 1935.
[41] 杨华亭. 药物图考 [M]. 上海：中央国医馆, 1935.
[42] 江苏省立医学院药物试植厂. 药物试植报告 [M]. 镇江：江苏省立医政学院附设药物试植场, 1935.
[43] 温敬修. 最新实验药物学正编 [M]. 上海：中医书局, 1935.
[44] 王云五，周建人. 药用植物及其他 [M]. 乐文，译. 上海：商务印书馆, 1936.
[45] 赵燏黄. 祁州药志 第 1 集 [M]. 北平：国立北平研究院, 1936.
[46] 王雪轩，杨真如，姚笔枚，等. 鉴选国药常识 [M]. 朱吟声，校. 上海：灵学会国药研究部, 1936.
[47] 刘亚农编. 古今药物别名考 [M]. 张纪昶，吉荫熙，校. 北平：聚珍阁印刷局, 1936.
[48] 郭若定. 汉药新觉 上集 第 1 册 [M]. 王药雨，校，谭次仲，叶桔泉，参阅. [出版地不详]：郭氏医所浙江嵊县石飞邨杏庐, 1937.
[49] 赵燏黄. 本草药品实地之观察 华北之部（别集之一、二）[M]. 北平：国立北平研究院生理学研究, 1937.
[50] 裴鉴. 中国药用植物志 第 1 册 [M]. 南京：中国科学社生物研究所, 1939.
[51] 赵燏黄，石戸谷勉. 蒙古本草药之原植物 [M]. 北京：国立北京大学医学院, 1941.
[52] 赵燏黄. 整理本草研究国药之方案及其实例 中英文对照 [M]. 北京：国立北京大学医学院中药研究所生药学部, 1941.

[53] 向坂正次. 满洲野生使用植物图说 [M]. 哈尔滨：千叶书店, 1942.
[54] 赵燏黄，石戸谷勉，米景森. 蒙疆所产本草药材关于其原植物之考察 [M]. 北京：国立北京大学医学院, 1942.
[55] 经利彬，吴征镒，匡可任，等. 滇南本草图谱 [M]. 昆明：国立中国医药研究所, 1945.
[56] 石户谷勉. 中国北部之药草 [M]. 沐绍良，译. 上海：商务印书馆, 1946.
[57] 曹炳章. 药品辨验录 [M]. [出版地不详]: [出版者不详], 1946.
[58] 高德明. 国产药物提纲 [M]. 重庆：新中华医药月刊社, 1946.
[59] 赵燏黄. 生药学讲义 [M]. 北平：北平市立药学讲习所, 1948.
[60] 顾学裘. 实验药物学 [M]. 上海：上海新医研究会增订, 1949.
[61] 李承祜. 药用植物学 [M]. 上海：中国科学图书仪器公司, 1949.

附录四

民国时期部分书籍所载药物种类及其学名统计

1.《植物名汇拾遗》(张宗绪，1920年)

附表1 《植物名汇拾遗》药物名及学名统计

药物名	基原学名
相思子、红豆（本草纲目、资暇录、觚剩）	*Abrus precatorius*, L.
洋槐（通称）	*Acacia armata*, R. Br.
黄麻叶（本草纲目拾遗）	*Acalypha anstralis*, L.
蓍（本草纲目）	*Achillea sibirica*, Ledeb.
僧鞋菊（花镜）、浙乌头（本草纲目拾遗）	*Aconitum uncinatum*, L.
猕猴梨（本草纲目）	*Actinidia arguta*, Pl.
猕猴桃（本草纲目、植物名实图考）	*Actinidia chinensis*, Pl.
沙参（本草纲目）、南沙参（本草纲目拾遗）	*Adenophora latifolia*, Fisch.
鬼扇草（本草纲目拾遗）	*Adiantum pedatum*, L.
水团花（本草纲目拾遗）	*Adina globiflora*, Salisb.
天师栗（本草纲目拾遗）、七叶树（留青日札）	*Aesculus chinensis*, Bge.
樹兰（台湾府志）、夜兰（本草纲目拾遗）	*Aglaia odorata*, Lour.
沙米（本草纲目拾遗）	*Agriophyllum arenarium*, Bieb.
兔耳一枝箭（本草纲目拾遗）	*Ainsliaea fragrans*, Champ.
雪里青（本草纲目拾遗引百草镜）	*Ajuga ciliata*, Bge.
白毛夏枯草（本草纲目拾遗）	*Ajuga decumbens*, Th.

续表

药物名	基原学名
白毛冬青（吴兴方言）	*Ajuga reptans*, L.
楼葱（本草纲目）	*Allium fistulosum*, L.var. viviparum, Mak.
桤木（广群芳谱）	*Alnus lanata*, Duthie.
杜若（本草纲目、植物名实图考）	*Alpinia japonica*, Miq.
高良姜（本草纲目）	*Alpinia officinarum*, Hance.
白苋（本草纲目）	*Amarantus mangostanus*, L. f. viridis, Mak.
红苋（本草纲目）	*f. rubrus*, Mak.
紫苋（本草纲目）	*f. purpureus*, Mak.
五色苋（本草纲目）	*f. virsicolor*, Mak.
雪里花（本草纲目拾遗）	*Androsace saxifragaefolia*, Bge.
地椹花（皇朝通志、人海记）	*Anemone japonica*, S. et Z. var. tomentosa, Max.
独活（本草纲目）	*Angelica*, *grosseserrata*, Max.
三七（本草纲目图）	*Aralia bipinnatifida*, C. B. Clark.
槟榔（本草纲目、药肆通称）	*Areca Catechu*, Willd.
糖樹（两般秋雨盦随笔）	*Arenga saccharifera*, Labil.
茵陈蒿（本草纲目、药肆通称）	*Artemisia capillaris*, Th.
六月霜（本草纲目拾遗）	*Artemisia integrifolia*, L.
金锁银开（本草纲目拾遗）	*Asparagus filicinus*, Hamilt.
野马兰（本草纲目拾遗）	*Aster fastigiatus*, Fisch. et Mey.
马兰（救荒本草、本草纲目）	*Aster indica*, L.
白蒺藜、沙苑蒺藜（本草原始）	*Astragalus complanatus*, R. Br.
紫云英（芥子园书传）	*Astragalus sinicus*, L.
白牛膝（安吉方言）	*Asystasia chinensis*, S. Moore.
术（尔雅、本草经）	*Atractylis ovata*, Th.
癫茄（西药大成）	*Atropa belladonna*, L.
三敛（本草纲目拾遗）	*Averrhoa Bilimbi*, L.
五敛子、羊桃（本草纲目）	*Averrhoa Carambola*, L.

续表

药物名	基原学名
涩勒（苏诗合注）	*Bambusa flexuosa*, Munro.
阳目花（植物学启蒙）	*Bellis perennis*, L.
鸟不宿（本草纲目拾遗）	*Berberis sinensis*, Desf.
糖红萝卜（植物学启蒙）	*Beta vulgaris*, L. var. rapacea, Koch.
铁筅帚（本草纲目拾遗）	*Bidens bipinnata*, L.
九鼎连环草（本草纲目拾遗）	*Bidens parviflora*, Willd.
野苧麻（本草纲目拾遗）	*Boehmeria grandifolia*, Wedd.
木绵（本草纲目、花镜、广群芳谱）	*Bombax malabrium*, DC.
芜菁、蔓菁（本草纲目）	*Brassica campestris*, L. var. rapifera, Metz.
雪里蕻（广群芳谱）	*Brassica cernua*, Th.
芥（本草纲目）	*Brassica juncea*, Hook. f. et Thoms.
贝多樹（酉阳杂俎、广群芳谱）	*Borassus flabelliformis*, Murr.
夏枯草（本草纲目图、药肆通称）	*Brunella vulgaris*, L.
蜜蒙花（本草纲目）	*Buddleia officinalis*, Max.
柴胡（本草纲目）	*Bupleurum falcatum*, L.
箬兰（浙江方言）	*Calanthe discolor*, Lindl?
葍（毛诗疏、尔雅注疏）葍苗（遯垒偶笔）葍子苗（尔雅义疏）葍子根（救荒本草）	*Calystegia hederacea*, Wall.
橄榄（本草纲目）青果（本草纲目拾遗）	*Canarium album*, Raeusch.
美人蕉（浙江方言）	*Canna gigantea*, Dest.
朝天辣茄（湖雅）	*Capsicum aunuum*, L.
象牙辣茄（本草纲目拾遗）引线辣茄（湖雅）	*var. acuminatum*, Fingh.
灯笼辣茄（湖雅）	*var. angulatum*, Fingh.
金雀花（药肆通称）	*Caragana frutescens*, DC.
鸡鸭脚艾（本草纲目拾遗）	*Carum Neurophyllum*, Fr. et Sav.
鸡虱草（本草纲目拾遗）	*Caryopteris divaricata*, Max.
石将军（本草纲目拾遗）兰香草（植物名实图考）	*Caryopteris mastacanthus*, Schauer.
番泻叶（药肆通称）	*Cassia acutifolia*, Del.

续表

药物名	基原学名
决明、马蹄决明（本草纲目）	*Cassia Tora*, L.
梓（毛诗疏、齐民要术、六书故、本草纲目、花镜、植物名实图考）	*Catalpa Bungei*, C. A. Mey.
楸（本草纲目）楸树（救荒本草）	*Catalpa Kaempferi*, S. et Z.
青葙（本草纲目、植物名实图考）	*Ceosia argentea*, L. = C. margaritacea, L.
落得打（药肆通称）	*Centella asiatica*, Urb.=Hydrocothle asiatica, L.
薀草（湖属方言）	*Ceratophyllum demersum*, L.
水蕨（本草纲目）	*Ceratopteris thalictroides*, Brongn.
刺梨（本草纲目拾遗）	*Chaenomeles cardinalis*, Nakai.
樝子（本草纲目）	*Chaenomeles*, *lagenaria*, Koidz.=Cydonia japonica, Pers.
棕榈（通称）	*Chamaerops Fortunei*, Lindl.
独脚一枝莲（本草纲目拾遗）	*Chirita sinensis*, Lindl.
催生兰（本草纲目拾遗）	*Chlorophytum comosum*, Bak.
金铃菊（本草纲目拾遗）	*Chrysanthemum lavandulaefolium*, Mak.
蒿菜（浙江方言）	*Chrysanthemum segetum*, L.
金鸡哪（植物学启蒙）、金鸡勒（本草纲目拾遗）	*Cinchona succirbra*, Pav.
桂（本草纲目）	*Cinnamomum Cassia*, Bl.
代代花（江浙方言）	*Citrus Aurantium*, L. subp. Amara, Eugl.
广橘（江浙方言）	*subsp. sinensis*, Engl.
文旦（江浙方言）、文蛋（广群芳谱）	*var.decumana*, Bonav.
橙（江浙方言）	*subsp.Junos*, Mak.
橘（江浙方言）	*subsp. nobilis*, Mak.
枸橼（植物名实图考）、香橼（江浙方言）	*Citrus medica*, L. subsp. genuina, Engl.
宜母果（岭南杂记）、黎檬子（广东新语）	*subsp. Limonum*, Hook. f.
佛手柑（花镜、广东新语、广群芳谱）	*var. digitata*, Riss.
臭梧桐（本草纲目拾遗）	*Clerodendron trichotomum*, Th.

续表

药物名	基原学名
蛇床（药肆通称）	*Cnidium Monnieri*, Cuss.
防己（本草纲目图）	*Cocculus trilobus*, DC.
辣根（西药大成）	*Cochlearia Armoracia*, L.
白芋（湖雅）	*Colocasia indica*, Kunth.
凤了草（植物名实图考）	*Coniogramme japonica*, Diels
川芎（本草纲目、药肆通称）	*Conioselinum univittatum*, Turcz.
山茱萸（本草纲目、药肆通称）	*Cornus officinalis*, S. et Z.
一粒金丹（本草纲目拾遗）	*Corydalis Sheareri*, S. Moore.
佛手草，百合草（本草纲目拾遗）	*Cotyledon japonica*, Max.
山里果（救荒本草）	*Crataegus cuneata*, S. et Z.
山楂（本草纲目）	*Crataegus pinnatifida*, Bge.
温杉（说文义证、孝丰县志）	*Cryptomeria japonica*, Don.
当归（本草纲目、植物名实图考）	*Cryptotaenia japonica*, Hassk.
甜瓜（本草纲目）	*Cucumis Melo*, L.
越瓜（本草纲目）菜瓜（通称）	*var.conomon*, Mak.
柘树（救荒本草）	*Cudrania triloba*, Hance.
杉（本草纲目、通称）	*Cunninghamia lanceolata*, Hook.
兔丝（毛诗疏、名医别录、急就篇注、本草纲目拾遗、植物名实图考）	*Cuscuta chinensis*, Lam.
兔虆（名医别录、急就篇注）	*Cuscuta japonica*, Chois.
石韦（本草纲目）	*Cyclophorus Drakeanus*, C. Chr. ?
木瓜（本草纲目、花镜、本草纲目拾遗）	*Cydonia sinensis*, Thouin. =Pyrus cathayensis, Hemsl.
惠兰，九节兰（花镜、本草纲目拾遗）	*Cymbidium ensifolium*, Sw.
春兰（本草纲目拾遗）	*Cymbidium virens*, Lindl.
报春先，朵朵香（植物名实图考）	*Cymbidium viresens*, Lindl. var. sinense, Nakai.
女青（本草纲目）	*Cynanchum sibirium*, R. Br.
锁阳（本草纲目、药肆通称）	*Cynomorium coccineum*, L.

续表

药物名	基原学名
檀（救荒本草、广群芳谱、植物名实图考）	*Dalbergia hupeana*, Hance.
洋牡丹（江浙方言）	*Dahlia variabilis*, Dest.
芫花（本草纲目、植物名实图考）	*Daphne Genkwa*, S. et Z.
曼陀罗花（本草纲目）	*Datura alba*, Nees.
醉仙桃（西药大成）	*Datura Stramonium*, L.
九龙草（本草纲目拾遗）	*Davallia Griffethana*, Hook.
川石斛（药肆通称）	*Dendrobium Caraia*, Lindl.
金石斛，扁石斛（药肆通称）	*Dendrobium nobile*, Lindl.
常山（本草纲目）	*Dichroa febrifuga*, Lour.
毛地黄（西药大成）	*Digitalis purpurea*, L.
食蝇草（国粹学报）	*Dionaea muscipula.*
山荷叶（本草纲目苏恭说）	*Diphylleia Grayi*, Fr. Schm.
鱼鳖金星（本草纲目拾遗）	*Drymoglossum carnosum*, Hook.
仙人拳（浙江方言）	*Echinopsis tubiflora*, Zuce.?
野荷花（浙江方言）	*Eichhornia crassipes*, Solms.
野荸荠、野葧脐（救荒野谱）（尔雅义疏）	*Eleocharis plantaginea*, R. Br.
荸荠、葧脐（通称）	*Eleocharis tuberosa*, Schult.
穇子（本草纲目、植物名实图考）	*Eleusine coracana*, Gaertn.
牛筋草（本草纲目拾遗）	*Eleusine indica*, Gaernt.
大叶香薷（本草纲目）	*Elshotzia Oldhami*, Hemsl.
淫羊藿（药肆通称）	*Epimedium macranthum*, Morr. et Decne.
杜仲（通称）	*Eucommia ulmoies*, Oliv.
泽兰（本草纲目、药肆通称）	*Eupatorium Kirilowii*, Turcz.
人戟（植物名实图考）	*Euphorbia Esula*, L.
紫大戟（本草纲目、本草原始）	*Euphorbia pekinensis*, Rupr.
茧子花（安吉方言）	*Exochorda rasemosa*, Rehd. = E. grandiflora, Lindl.
赤地利（本草纲目）	*Fagopyrum cymosum*, Meissn.

续表

药物名	基原学名
无花果（救荒本草、本草纲目图）	*Ficus Carica*, L.
野木莲（吴兴方言）	*Ficus formosana*, Max.
珍珠莲（吴兴方言）	*Ficus foveolata*, Wall.
薜荔（本草纲目）	*Ficus pumila*, L.
金豆（花镜）	*Fortunella Hindsii*, Swingle.
金柑、金橘（花镜）	*Fortunella japonica*, Swingle=Citrus japonica, Th.
牛奶柑（花镜）	*Fortunella margarita*, Swingle=Citrus margarita, Lour.
地杨梅（本草纲目图）	*Fragaria elatior*, Fhrh.
甘露蜜（西药大成）	*Fraxinus Ornus*, L.
电灯花（吴兴方言）	*Fuchsia globosa*, Lindl.
金钱菊（吴兴方言）	*Gailladia pulchella*, Foug.
小将军（本草纲目拾遗）	*Galium gracile*, Bge.
狗卵草（本草纲目拾遗）	*Galium trifidum*, L.
胡蔓草（酉阳杂俎）	*Gelsemium elegans*, Benth.
水杨梅（本草纲目拾遗）	*Geum japonicum*, Th.
菖兰（吴兴方言）	*Gladiolus gandavensis*, S. et Z.
野皂荚（北京方言）	*Gleditschia heterophylla*, Bge.
鹿藿（本草纲目、植物名实图考）	*Glycine ussuriensis*, Reg. et Maack.
甘草（本草纲目）	*Glycyrrhiza glabra*, L.
活鹿草、鹿衔草（湖雅引溪逸志）	*Goodyera Schlechtendalium*, Reichb.f.
地丁、紫花地丁（本草原始）	*Gueldenstedtia multiflora*, Bge.
米布袋（救荒本草）	*Gueldenstedtia pauciflora*, Fisch.
独叶金枪（天目山方言）	*Gymnadenia gracilis*, Miq.
见肿消、土三七（本草纲目拾遗）	*Gynura pinnatifida*, DC.
洋苏木（西药大成）	*Haematoxylon campechianum*, L.
含春藤（本草纲目图）	*Hedera Helix*, L.
鹿葱（花镜）	*Hemerocallis flava*, L.

续表

药物名	基原学名
萱草（救荒本草、花镜、广群芳谱）	*Hemerocallis fulva*, L.
雄黄杯（湖雅）	*var. longituba*, Max.
紫玉簪（花镜）	*Hosta coerulea*, Tratt. f. albomarginata, Matsum.
玉簪花（通称）	*Hosta plantaginea*, Aschers.
绣球花（植物名实图考、湖雅）、洋粉团（本草纲目拾遗）、吗哩花（漳州府志）	*Hydrangea Hortensia*, DC. var. Hortensia, Max.
蜈蚣萍（本草纲目拾遗）	*Hydrilla verticillata*, Casp.
白萍（湖雅）	*Hydrocharis morsus-ranae*, L.
地光钱草（邵武府志）	*Hydrocotyle rotundifolia*, Roxb.
镜面草（本草纲目拾遗）	*Hydrocotyle Wilforda*, Max.
乌韭（本草纲目）？	*Hymenophyllum polyanthos*, Sw.
金丝桃（皇朝通志）	*Hypericum chinense*, L.
莨菪（本草纲目）	*Hyoscyamus niger*, L.
枸骨（本草纲目）、狗骨（本草从新）	*Ilex cornuta*, Lindl.
蝴蝶花（花镜、遵生八笺）	*Iris japonica*, Th.
紫背天葵，千年老鼠屎（本草纲目拾遗）	*Isopyrum adoxoies*, DC.
龙头草（浙江方言）	*Jacobinia magnifica*, Benth. et Hook.
黄馨（小山画谱）	*Jasminum odoratissimum*, L.
小青草（本草纲目拾遗、药肆通称）	*Justicia procumbns*, L.

注：药物名列括号中为《植物名汇拾遗》所载药物名出处。

2.《汉药写真集成（第一辑）》（中尾万三、木村康一，1929 年）

附表 2 《汉药写真集成（第一辑）》药物名及学名统计

药物名	基原学名
马勃	*Lycoperdon gemmatum*, Batsch. 马勃 *L. boviste*, L. *L. piriforme*, Schaeff. *Lasiosphaera Fenzlii*, Reick.
雷丸	*Mylitta lapidescens*, Hor.（Br.）（G.）
猪苓	1. *Polyporus umbellatus* 2. *Pachyma Hoelen*, Rumph.
茯苓（皮苓、方苓）	*Pachyma Cocos*, Fr.
狗脊（金毛狗脊、金毛狗、毛狗）	*Cibotium Barometz*, Sm.（*Dicksonid Barometz*, Link.）
贯众（管仲、贯仲）	*Aspidium falcatum*. Sw. =*Polystichum* f. , Diels. *Onoclea orientalis*, HK.（H. C.） *Woodwardia radicans*, Sm.（H.C.）（HUPEH）. *Driopteris Filix-mas*, Rich.（H. C.）
串羌（骨碎补、串姜）	*Polypodium Fortunei*, Kze: *Dynaria Fortunei*, J. Sm.（绪方正资氏）崖姜（H. C.）（G.）、猴姜（H. C.）、骨碎补（H. C.）（CH.）
海金砂	*Lygodium japonicum* Sw.
石韦（大石韦、小石韦）	历来所用石韦：*Cyclophorus Lingua*,（Thbg.）Desv. 上海品的大石韦：*C. grandissimus*, Hayata. 小石韦：*C. petiolosus*. 其他：*C. hastatus*,（Thbg.）；*C. chr.*；*Pohlypodium hastatum*, Thbg.
木贼（木贼草）	*Eguisetum hyemale* L. var. japonicum, Milde.
卷柏	*Selaginella involevens*, Spr.
泽泻	*Alisma Plantago*, L.（*A. cordifolia*, Thunb.） A. Plantago, L. *var. Parviflorum*, Torr.（原始的水泽泻）
香附子	*Cyperus rotundus*, L.

续表

药物名	基原学名
荆三棱	*Scirpus maritimus*, L.
石菖蒲	*Acorus gramineus*, Soland. 石菖蒲 *Acorus Calamus*, L. *var. angustatus*, Bess. 菖蒲、白菖
天南星	*Arisaema japonicum*, Bl.（CH.）（*A. serratum. var. japomcum*, Makino） *A. lobatum*, Engl. *var Rosthornianum*, Engl. *A. pentaphyllum*, Schott.（arump.） *A. Tatarinowii*, Schott,（BR.） *A. Thunbergii*, Bl.（M.）
半夏	*Pinellia tuberifera*, Ten. *P. tripartia*, Schott.
百部	*Stemone japonica*, Miq. *S. sessilifolia* Miq.
贝母（川贝、浙贝）	*Fritillaria verticillata*, Willd. *var. Thunbergii*, Bok.（考定：现在的浙贝和川贝至少是两种以上的异种植物为基原。）
麦门冬	*Ophiopogon japonicus*, Ker. 小叶麦门冬、小麦冬（= *O. japonicus*, Gawl. *ver. genuinus*, Masin.）小叶麦门冬 *Liriope graminifolia*, Baker. 大叶麦门冬、小麦冬 （*L. graminifolia*, Bak. *var. communis*, Matsum.）麦门冬
天门冬	*Asparagus Lucidus*, Lindl.（BR.）（CH.）（K.） *A. filicinus*, Hamit.
萱草	*Hemerocallis distica*, Donn. = *H. fulva*,（non L）Miq. *H. distica var. Kwonaso*, Nakai. *H. aurantiaca*, Bak.（*H. flava*, L.） *H. minor*, Mill.（*H. graminea*, Msq.）
黄精	*Polygonatum chinense*, Kth（BR.） *P. falcatum*, A. Gr. *P. macropodum*, Turcz.（BR.） *P. multiflorum*, All. *P. siribicum*, Red.
萎蕤（玉竹）	*Polygonatum Thunbergii*, Morr. et Decne.（*P. officinale* var. Maximowiczii.）

续表

药物名	基原学名
土茯苓	*Heterosmilax japonica*, Kth. *Smilax China*, L. *S. chinensis.* *S. glabra*, Roxb. *S. herbacea.* L. *S. lanceaefolia*, Roxb. *S. Oldhami*, Miq. *S. stenopetala*, A. G.
薯蓣（山药、怀山）	*Dioscorea japonica*, Th.（J. Ch.） *D. Batatas*, Decne. f. typica, Makino. *D. quinqueloba*, Th.
黄药子	*Dioscorea Sativa*, L.
射干	*Belamacanda Chinensis*, Leman.（B. Punctata, Mencle）
莪茂（莪述、蓬莪茂）	*Curcuma Zedoaria*, Roscoe. = *Kaempferia pandurata*, Roxb.
山奈（三柰）	*Hedychium spicatum*, Ham.
生姜、干生姜、均姜、干姜、炮姜	*Zingiber officinale*, Rose.
高良姜（良姜）	*Alpinia officinarum*, Hance. *A. Kumatake*, Mak.（M. J.） *A. Galanga*, Willd.（w.）（Lour.）
姜黄、郁金（玉金）、郁金香	姜黄：*Curcuma longa*, L. 郁金：*Curcuma aromatica*, Salisb. 郁金香由中尾考证为 *Crocus sativus*, L.
天麻（明天麻）	*Gastrodia elata*, Bl.
山慈姑（茅菇、茅菰）	*Coelogyne bulbodiscoides*, Franch. 茅菰、茅慈菇、珍珠七、山茨菰、山慈姑、光菇
锁阳	*Cynomarium coccineum*, L.
土青木香（青木香）、木广（广木香）	木香、广木香：*Saussurea Lappa*, C. B. Clarke.（*Aucklandia Costus*, Falk.） 土木香：*Inula racemosa*, HK. f.、*Inula Hellenium*, L. 土青木香（后世记载的青木香）：*Aristrochia Kaempferi*, willd.（*A. Contorta.*） 蔷薇木香：*Rosa Banksiae*, R. Br.

续表

药物名	基原学名
大黄	*Rheum officinale*, Bail. 其他品种： *R. Palmetum*, L. 大黄 *Undulaum*, L.（?）唐大黄 *R. Undulaum*, L. 和大黄 *R. Shaponticum*, L. 土大黄
何首乌	*Polygonum multiflorum*, Th.
牛膝（怀夕、真夕、川夕）	*Achyranthes bidentata* Bl.（*A. Aspera*, L. *var. bidentata*, Bl.）
芍药（赤芍、白芍）	*Paeonia albiflora*, Pall.（D. HC. Br.）
黄莲（川莲、尾莲）	*Coptis anemonaefolia*, S. et Z. *C. Chinensis*, Franch. *C. Teeta*, Wall.（H.）
升麻	*Cimicifuga foetida*, L. *var. intermedia*, Regel. *C. japonica*, Spreng. *C. biternata*, Mig.（*C. japonica var. biternata*, Fin. et Gagn.） *C. davurica*, Maxim. *Astilbe chinensis*, Franch. et Sav. *A. Polyandra*, Hemsel *A. Thunbergii*, Mig. *var. Congesta*, Boiss. 赤升麻
川乌头（川乌）、白附子、草乌头（草乌）、两头尖	*Aconitum Fischeri*, Reich.（*A. sachalinense*, Fr. Schm. f.latisectum, Nakai.）附子、天雄、乌领、川乌、侧子 *A. autumnale*, Lindl. 附子 *A. Kusnezoffii*, Reich. 草乌、草乌头 *A. uncinatum*, L. 草乌头 *A. variegatum*, L. 附子 *A. volubile*, Pall. 草乌头 *A. chinensis*, Sieb.（von Schroff）（*A. sinense* S. et Z.）川乌头 *A. Koreanum*, Rapc. Raymond. 白附子
乌药（天台乌药）	*Lindera strychinifolia*, Vill（*Daphinidium strychynifolium*. S. et Z.）（M.）天台乌药 *Coculus laurifolius*, D.C. 衡州乌药
延胡索（玄胡索、玄胡）	*Corydalis ambigua*, Cham. et Sch.（J. G.） *C. ternata*, Nakai.（中国产大概都是这个品种）

续表

药物名	基原学名
地榆	*Sangnisorba officinalis*, L.(J. Ch. Br.)
苦参	*Sophora angustifolia*. Sieb. et Zuce. Llavescens, Ait
黄耆（黄芪）	*Astragalus Hoantchy*, Franch.(H. N.) *A. Henryi*, Oliv. *A. reflexistipulus*, Mig. *Sophora tomentosa*, L.
甘草	*Glycyrrhiza glabra*, L. *var. glandulifera*, Regel et Herder.(中国、俄罗斯) *G. echinata*. L. *G. glabra*, L.(西班牙、意大利)
山豆根	*Cajanus indicus*, Spr.(Bv.)
葛根、葛花	*Pueraria hirsuta*, Schneid(HF. Br. CH.)
远志	*Polygara teunifolia* Willd. *P. sibirica*, L.(*P. japonica*, Houtt.)
狼毒	*Euphorbia adenochlora*, Morr. et Decne.
柴胡、银柴胡	*Bupleurum falcatum*, L. 柴胡、北柴胡 *B. falcatum*, L. *var. scorzoneraefolium*, Willd. 柴胡、北柴胡 *B. longeradiatum*, Turcz. 南柴胡 *var. breviraditum*, Fr. Schmidt. 南柴胡 *var. sacharinense*, Nakai. 南柴胡
白芷	*Angelica anomala*, Pall.(M. J. Br.) 考定日本产者为 *Angelica glabra*, Makino. 和白芷，中国产者不明。
独活（川独活）	*Angelica grosserrata*, Max.(BR.) *A. inaequalis*, Max.(BR.)
前胡、大前胡、羌活	*Peucedanum decursivum*, Maxim.(J. M.) 独活、羌活、前胡 *A. grossesrrata*, Max. *Angelica sylvestris*, L. 羌活（H. M.） *A. laxifalia*, Diels. 扫羌活
芎䓖（川芎）	*Conioselinum unvittatum*, Turcz.(St. BN. M.)
龙胆（胆草）	*Gentiana scabra*, Bge.(Br. M.) *G. scabra*, *var. Buergeri*, Maxium.

续表

药物名	基原学名
秦艽（大艽）	*Justicia Gendarussa*, L. 秦艽（M. H.） *Gentiana sp.* *Aconitum sp.* *Anemone Cernua*, Thunb. 白头翁
黄芩	*Scutellaria baicalensis*, Georg.（J. M.） *S. Viscidula*, Bge. 黄芩（G.）
玄参	*Scrophularia Oldhami*, Oliv.（J.） *S. Pariniana*, Wydl. 山玄参
地黄（生地、熟地）	*Rehmania glutinosa*, Lib.（M. J. Br.） *R. glutinosa*, Libosch, var. purpurea, Makino. *R. glutinosa*, Libosch, var. lutea, Makino.（*R. lutea*, Maxim.（CH.））
甘松香（甘松）	*Nardostachys Jatamansi*, DC.（M.）
栝楼根（天花粉）	*Trichosanthes multiloba*, Miq.（Br. M.） *T. japonica*, Regel.（J. BN.） *T. dioica*, Roab. 萎皮（名汇） *T. Kirilowii*, Maxim.（BR. CH.） *T. palmata*, Roxb. 白药子（BR.）
白药子	*Trichosanthes. palmata*, Roxb. 白药子（BR.）
桔梗	*Platycodon grandiflorum* A. P. C.（J. W. CH. Br.）
紫菀	*Aster. tataricus*, L. f.（M. J.）女菀 *Aster fastigiatus*, Fisch. et Macy（M. J.）

注：药物名列括号中为《汉药写真集成（第一辑）》所载药物别名；基原学名列括号中为括号前基原学名出处。

3.《汉药写真集成（第二辑）》（中尾万三、木村康一，1930 年）

附表 3 《汉药写真集成（第二辑）》药物名及学名统计

药物名	基原学名
藜芦	*Veratrum album*, L.（G.）（W.） *Veratrum nigrum*, L.（P.）（JAP.）（G.）（PEKING, BR. Ⅲ, 251）（CH. XXⅣ. 22）
仙茅	*Curculigo ensifolia*, R. Br.（C. orchioides, Gaertn.） 仙茅（P.）（JAP.）（CH.）、婆罗门参（P.）、芽爪子（P.） *C. recurata*, Ait.（日本的植物）
白及	*Bletia hyacinthina*, Rchb. f. 白及（R.）（JAP.）（BR.）（CH.）、白芨（H. G.）、白笠（G.）、紫惠（H. M.）、白芨（本草汇言）（本草汇）、若兰（群芳谱）（花镜）（本草汇）、连及草、甘痕、白给（名汇）、雪如来（辍耕录）、竹利栗胶（乡药本草）、朱兰（秘传花镜） *Polygonatum officinale*, All. 白及（P.）
牡丹皮	*Paeonia Moutan*, Sins. 白（茉）（广雅）、牡丹（P.）（JAP.）（BR.）（CH.）、牡丹花（W.）（G.）、野牡丹花（D.）、丹皮（G.）、鼠姑、鹿韭、百两金、吴牡丹、花王
防己	*Stephania japonica*, Miers. *Sinoemnium acutum*, Red. et Wilson（*S. diversifolium*, Diels.; *Cocculus diversifolium*, Miq.）防己（邦药植） *S. acutum*, Red. et Wilson *var. cinereum*, Red. et Wilson. 青藤（PL.）（名汇） *Menispermum davuricum*, DC. 汉防己（P.）、黄条香（MANCHU）、仔子苗（MANCHU）（名汇） *Cocculus trilobus*, DC. 木防己（P.）（JAP.）、青藤（H.C.）、鼓儿藤（H.C.）、青藤香（阳春县志）（D.）、青木香（H.M.）、小青藤（PL.）
胡黄连	*Picrorrhiza Kurroa*, Royle 胡黄连（P.）（H. M.）（G.）、胡连（H. N.） *Jeffersonia dubia*, Benth. et Hook. 朝鲜产胡黄连（朝比奈、前田：药志）
白鲜	*Dictamnus albus*, L. 白鲜（P.）（JAP.）（BR.）、白鲜皮（H.N.）、八圭牛（MANCHU）、白羊鲜、白羶、金雀儿椒
巴戟天	*Bacopa Monniera*, Hayata.（*Herpestris Monniera*, H. B. K.）巴戟天（P.）（BR.）、过塘蛇（H.M.） *Euphorbia Chamaesyce*, L.（F. H.）（D. H.）（C. Z. G. M.）

续表

药物名	基原学名
白蔹	*Ampelopsis serjaniaefolia*, Bge.(*Vitis serjaniaefolia*, Bge.; *V. aconitifolia*, Bge.) 白蔹（P.）(JAP.)（W.)、蔹、白根（P.)、猫儿卵（P.）(H.C.)（G.)、鹅抱蜓（CH.)、白蔹（G.)、三无言（Y.M.)、王爪菜（H.C.)、山葡萄（H.M.）
当归	*Ligusticum acutilobum*, Sieb. et Zucc. 檗（G.)、当归（P.）(JAP.)（G.） *Angelica polymorpha*, Maxim. *var. sinensis*, Oliv. 当归（H.N.）
紫草	*Lithospermum officinale*, L. *var. erythrorhizon*, Maxim.(L. erythrorhizon, Sieb. et Zucc.) 紫草（P.）(JAP.)（H.C.)（CH.)、藐（R.)、茈草（R.）(G.)、茈莀（R.)（G.)、鸦御草（P.)、紫丹（本草经)（G.）
丹参	*Salvia miltiorrhiza*, Bge. 丹参（G.）(Tatar.)（P. S.M.)、逐马（P.)、小丹参（CH.)、五凤花（CH.）
续断	*Dipsacus asper*, Wall. 续　断（P.）(HUPEH.)（H.C.)（H.N.)、　蕒　断（P.)、蕒、牛唇（R.)、川断、属折、川旦（H.N.） *D. chinensis*, Batal. 续断（D.） *D. japonicus*, Miq. 续断（P.）(PEKING.)（BR.） *Lamium album*, L. 续断（P.）(JAP.） (*L. petiolatum*, Boyle.）续断（P.）(JAP.)、川续断（H.M.)、野芝麻（CH.)（JAP.)、川旦（H.M.)、百花益母草（C.H.） *Sonchus asper*, Vill. 续断（CH.）(JAP.）
沙参	*Adenophora verticillata*, Fischer . *A. divaricata*, Fr. et Sav. *A. polyantha*, Nakai. *A. manchurica*, Nakai.(S.M.） *A. stricta*, Miq. *A. polymorpha*, Ledeb. *var. latifolia*, Herder. 沙参（H.C.)（G.)（P.)、杏叶沙参（K.)（CH.)（JAP.） *Adenophara remotiflora*, Miq.　荠　苨（P.）(JAP.)（G.)（CH.)、　地　参（K.)、莀苨（R.)、苨（R.） *Platycodon grandiflorum*, H. DC.　桔　梗（K.H.I.)（P.)（JAP.)（W.)（H.C.)（MANCHU)（BR.)（CH.)、喇叭花（MANCHU)、白药荠苨、梗草、利加、符扈房圆（P.）
荜茇	*Piper officinarum*, DC. 其　他 *P.l ongum*, L.(*Chavica Roxburghii*, Miq.)　荜　茇（P.）(JAP.)（LOUR.)（G.)、pipal(HIND.)、荜拨（G.)、荜菝子（W.)、勃梨（G.)、mul、mol、mor（IND.)、阿梨阿咃（P.）

续表

药物名	基原学名
马兜铃	*Aristolochia debilis*, S. et Z.(*A. recurvilabra*, Hce.) 青木香 (H.N.)(G.)、云南根、马兜铃 (P.)(K.I)(JAP.)(CH.)、土青木香 (P.)(JAP.)(CH.) *A. Kaempferi*, Willd. 马兜铃 (P. SM.)(G.)、寻骨风 (CH.)、淮通藤 (D.)、熏鼓藤 (D.) *A. contorta*, Bge. 马兜铃、斗铃 (北满洲)
青葙子	*Celosia argentea*, L. 野鸡冠、草决明、䒩蒿、萋蒿、青葙、草蒿、昆仑草、鸡冠苋、鸡公花 (H.C.)(G.)、鸡公花草 (D.)、青葙子 (W.G.)
葶苈子	*Arabis hirusta*, Scop. 葶苈 (本草图谱) *A. glabra*, Berth. 葶苈 (本草图谱) *Cardamine hirsuta*, L. 野芹菜 (H.C.)(G.)、碎米荠 (救野)(JAP.)、䔢菜 (CH.)、辣米子 (CH.) *C. flexuosa*, With. (*C. hirsuta*, subsp. flexuosa, Forb. et Hemsel. *C. sylvatica*, Link.) 葶苈 (石户谷勉：朝鲜药学会会报, v3, 147) *C. dentipetala*, Matsum.(*C. flexuosa*, subsp. Regeliana, Fr. et Sav.) *Draba nemorosa*, L.(*D. nemorosa*, *var*, *hebecarpa*, Ledeb. – 总览, 897) 葶苈 (P.)(JAP.)、大室、大适、丁历、狗荠、靡草 *Lcpidium micranthum*, Ledeb. (*L. incisum*, Roth.) *L. piscidium*, Forst. 葶苈 (W.) *Nasturtium indicum*, DC.(*Sisymbrium atrovirens*, Horn) 葶 苈 (CH.)(W.)(G.)、水萝卜 (K.)、丁力 (seeds.)(G.)、蕇 (R.)、狗荠 (尔注)、麦蓝菜 (经本草)、甜葶苈 (P.) N. montanum, (auct.) *var. apetala* (*Sisymbrium apetalum*, Lour.) 水芥菜、葶苈 *N. sublyratum*, Fr. et Sav. *N. palustre*, DC.(*Lepidium petraeum*, Lour. = *N. sinense*, DC. –I. K.) 葶苈 (LOUR.)(JAP.)(BR.)、蕇 (R.)、葶苈、水芹 (G.)
覆盆子	1. 蓬虆： *Rubus crataegifolius*, Bge.(植物名实图考) 别名：沙窝 (Henry 氏) *R. Lambertianus*, *var glaber*, Hemsl. (植物名实图考) *R. Thunbergii*, S. et Z.(本草纲目启蒙) *R. Buergeri*, Miq.(启蒙) 2. 覆盆子： *Rubus coreanus*, Miq. (*R. Tokkura*, Sieb.)(P.)(JAP.)(CH.)(H.C.)(G.), 堇 (R.)、荞麦抛子 (Henry 氏)、覆盆子 (启蒙、本纲、Henry 氏) *R. idaeus*, L. 覆盆子 (汉英韵府)、马莓 (Henry 氏) *R. niveus*, Wall. 覆盆子 (Henry 氏) *R. parkeri*, Hce. 乌藨子、乌泡 (Henry 氏、本纲)

续表

药物名	基原学名
覆盆子	*R. parvifolius*, L.（*R. triphyllus*, Th.）插田藨（启蒙、本纲）、栽秧抛子（Henry 氏）、毛抛子（Henry 氏）、茅莓（本纲） *R. trifidus*, Th.（艹䓘）央藨（pauar 氏） 3. 悬钩子： *Rubus corchorifolis*, L. f. 山莓、葥（尔雅） *R. incisus*, Thmb.（植物名实图考） *R. palmatus*, Th.（启蒙、纲目、Henry）
补骨脂（破故纸）	*Psoralea corylifolia*, L. 补骨脂（P.）（JAP.）（G.）、婆固脂（P.）、马骝姜（重修南宁府志）
蓖麻子	*Ricinus communis*, L. 蓖麻（P.）（JAP.）、蓖蔴（G.）、萆蔴子（W.）（D.）、草麻（K.F.）、大麻子（MANCHU）、红蓖麻（CANTON）（H.M.）
肉豆蔻	*Myristica fragrans*, Houtt. 肉豆蔻（P.）（JAP.）、荳蔻、蔻仁、荳蔻花
牵牛子（白丑、黑丑）	*Pharbitis Nil*, Chois; *Ipomoea hederacea*, Jacp. = *P. hederacea*, L.（*I. Nil*, Roth.）白丑（H.N.）（W.）（PEKING.）（BR.）、金甑草（酉阳杂俎）、牵牛子（P.）（JAP.）（CH.）、牵牛（H.C.）（H.N.）（G.）、黑丑（H.C.）（PEKING.）（BR.）、草金铃、星牵牛（松野）
菟丝子	*Cuscuta japonica*, Chois. 菟丝子（P.）（JAP.）、无娘藤（G.）、兔丝（G.）、兔丝子（CH.）、唐（R.）、女萝（P.）（诗经）、蒙、土女
木鳖子	*Momordica cochinchinensis*, Spr.（*Murtica cochinchinensis*, Lour.）木鳖子（P.）（W.）（G.）
恶实（大力子）	*Arctium Lappa*, L.（*Arctium majus*, Schk.） 牛旁（P.）（JAP.）、牛榜（SZ.PA.）、牛蒡子（K.）（H.C.）（G.）（PEKING）（BR.）、大九子（H.C.）、大力子（G.）（H.N.）（SZCHUAN.HUPEH）、天龙子（MANCHU）、牛子（G.）、牛菜（BR.）、便牵牛（P.）（BR.）、蝙蝠刺（BR.）、蒡翁菜（P.）（BR.）、恶实（P.）（CH.）、鼠粘子、夜叉头
枲耳（苍耳子、双耳子、苍耳）	*Xanthium Strumarium*, L. 枲耳（P.）（JAP.）（BR.）（W.）（G.）（CH.）、苓耳（R.）（G.）（W.）、卷耳、爵耳、苍耳（本草经）（K.）（CH.）（PEKING）（BR.）（Tatar）（Hanh）（P.SM.）（Canton）（P.）（G.）（W.）、卷耳（诗经）（礼记）（W.）、胡枲、常枲、耳珰草、地葵（P.）、常思菜、羊负来、道人头、喝起草、葹、回菜场子花（MANCHU）、苍耳子（H.F.）、羊带来（H.F.）、母猪癞（H.C.）（G.）

续表

药物名	基原学名
鹤虱	*Bothriospermum secundum*, Maxium. *Daucus Carota*, L. 胡葡萄（P.）（JAP.）（H.C.）（G.）、红菜头（K.F.）、赤珊瑚（西安县志）、番葡萄（重修兴化府志）、山萝艹卜（SZ.P.）、金笋（HONKONG）（H.M.）、鹤虱（H.M.） *Carpesium abrotanoides*, L. 天名精（P.）（JAP.）（BR.）（G.）（CH.）、麦句姜（P.）、天蔓菁（H.M.）、天明精（G.）、烟袋草（H.C.）、葤甄、豕首（R.）、母猪苓（P.）、蝦蟆蓝、天门精、埊松、玉门精、蟾蜍兰、彘颅、地松（名汇）、鹤虱（村山义温：植研，昭.3（4）195.）
麻黄	*Ephedra sinica*, Stapf. 华麻黄、草本麻黄 *E. equisetina*, Bunge. 木贼麻黄、木本麻黄
淫羊藿	*Epimedium Davidi*, Franch. 婬羊藿（D.）（名汇） *E. macranthum*, Morr. et Decne. 齁 句 草（H.C.）（D.）（G.）、仙 灵 脾（K.）、婬羊藿（P.）（JAP.）、刚前、黄连祖、千两金（P.）、干鸡筋、放杖草、叶杖草、三枝九叶草 *var. violaceum*, Franch. *E. sagittatum*, Bak. 婬羊藿（H.C.）（BR.）（D.）（G.）（CH.）

注：药物名列括号中为《汉药写真集成（第二辑）》所载药物别名；基原学名列括号中为括号前基原学名出处。

4.《中国药物形态学》（沈嘉微，1931 年）

附表 4 《中国药物形态学》药物名及学名统计

药物名	基原学名
人参	*Panax ginseng*, C. A. Mey.
三棱	*Scirpus maritimus*, L.（荆三棱）
大蓟	*Cirsium Spicatum*, maxim.
山慈姑	*Tulipa edulis*, Baker.
山楂	*Crataegeis pinnatifida*, Beg.
山茶	*Thea Japonica*, nois.
天门冬	*Asparagus lucidus*, Linde.
天南星	*Arisaema japonicum*, Bl.

续表

药物名	基原学名
五加	*Acanthopanax spinosum*, mig.
王不留行	*Vacearia vulgaris*, Host.
木通	*Akebia quinata* Decne.
牛蒡	*Arctium Lappa*, L.
牛膝	*Achyranthes bidentata*, Bl. *var. japonica*, mig.
半夏	*Pinellia tuberifera*, Ten.
白头翁	*Anemone cernua* Thunb.
白茅	*imperata arundinacea* Cyr. *var*, *Koenigii*, Hack.
白蔹	*ampeiopsis serjanioefolia*, Regel.
白檀香（山指甲）	*Symploros crataegoides*, Ham.
石龙芮	*Ranunlus sceleratus*, L.
百部	*Stemona sessilifolia*, miq.
合欢	*Allizzia julibrissin* Durazz.
羊蹄	*Rumex japonicus*, meism.
车前	*Plantago major*, L, *var. asiatica* Decne.
忍冬	*Lonicera japonica*, Thunb.
牡丹	*Paeonia moutan* Ait.
芍药	*Paeonia albiflora* Pall.
防风	*Sllor divaricatum* B et H.
玫瑰	*Rosa rugosa* Thunb.
虎耳草	*Saxifraga sarmentosa* L.
芫花	*Daphone genkma* S et Z.
桔梗	*Platycodon grandiflorus*, DC.
牵牛子	*Pharbitis hederacea*, L.
麦门冬	*Liriope graminifalia*, Pok.
贯众	*Aspium falcatum*, Sw.
常山	*Cleradendron trictomum*, Thumb.
梨	*Pirus sinensis* Lindl.

续表

药物名	基原学名
梅	*Prunus mume*，S et Z.
紫花地丁	*Niola potrinii* Dc *var chinensis* Ging.
紫荆	*Cercis chinensis* Bunge.
紫堇	*Corydalis incana* Pers.
侧柏	*Thuja orentalis* L.
黄精	*Polygonatum falatum* A，Gr，（*Rgiganteum* Dietr *var thunbe* rgiimaxim）
葫芦	*Lagenaria vulgaris* Ser Lorma.
无花果	*Ficus Carica* L.
菝葜	*Smilax china* L.
棕榈	*Trachycarpus excelsa* wendl.
萎蕤	*Polygonatum offieinale.*
络石	*Trachelospermum jasminoides* Lemairo.
葶苈	*Draba nemorosa* L *var hebecarpa* Ledeb.
萹蓄	*Polygonum aoicularae*，L.
榆	*Ulmus campestris* sw.
葎草	*Humulus Japonicus* S. et Z.
钩吻	*Cicuta viresa* L.
楝	*melia jakonica* Don.
鼠李	*Rhamnus japonieus* maxim Uar genuina Maxim.
蜀葵	*Althaea rosea* Gav.
远志	*Polygala japonica* Houtt.
蒲公英	*Taraxacum officinale* web *ver glaucescens* kach.
槐	*Sophoraa jokanica* L.
银杏	*Ginkgo biloba* L.
酸浆	*Physalis alengi* L.
独活	*Angelica polyclade* Franch.
灯芯草	*Juncus effusus* L *var decipleus* Buchen
龙葵	*Solanum nigrum* L.

续表

药物名	基原学名
橙	*Ctjarus iaurantrum* L var Kunep mak.
蔷薇	*Rose acnm* Rua Tamal.
柽柳	*Tamerix janiperine*, Bunge.
薏苡	*Coix lacryma* L.
荠	*Capsella Bursa-pastoriu*, maencl.
藿香	*Lophauthus rugosus*, Fiseh et mey.

5.《本草疏证》（钟观光，1935 年）

附表 5 《本草疏证》药物名及学名统计

药物名	基原学名
苦菜	*Lactuca. brevirostris* Champion.
小苦菜（苦菜）	*L. chinensis* Makino.（*L. Versicolor* Sch.– Bip.）
小苦苣（苦苣）	*L. denticulata* Maxim.?
苦荬	*L. denticulata* Max. *var. Sonchifolia* Max.
莴苣（白苣）	*L. scariola* L. *Var. Sativa* Bisch.
苦苣（野苣、苣卖菜）	*Sonchus. arvensis* L.
滇苦菜（苦菜）	*S. oleraceous* L.
蒲公英（蒲公草）	*Leontodon taraxacum* L.（*Taraxacum officinale* Wigg.）
黄瓜菜	*Lampsana apogonoides* Maxim.
大丁草	*Aphyllacaulon anandria*（L.）Hu.（*Gerbeta anandria* Sch.–Bip.）
红蓝花（红花）	*Carthamus tinctorius* L.
人小蓟	*Cirsium*
苦芙	*C. Chinensis* Gard. et Champ.（*Cnicus chinensis* Max.）
鸡项草	*C.*
飞廉	*Carduus crispus* L.
青木香	*Saussurea Lappa* clarke.

续表

药物名	基原学名
恶实（牛蒡）	*Arctium lappa* L.
术	*Atractylis*
金盏花	*Calendula Officinalis* L.
狗舌草	*Senecio campestris* Dc.
千里光（九里明）	*S. Chinensis* Dc.（*S. Scandens* Ham.）
橐吾（款冬）	*S. Kaempferi*（*Ligularia Kaempferi* S. et Z.）
土三七	*Crassocephalum Pinnatifidum*（Lour.）Hu（*Gynura pinnatifida* Dc.）
蜂斗叶（款冬花）	*Petasites japonica* Miguel.
款冬	*Tussilago farfara* L.
菊（野菊）	*Chrysanthemum indicum* L.
茼蒿	*C. coronarium* L.
青蒿（草蒿）	*Artemisia apiacea* Hce.
臭蒿（黄蒿）	*A. annua* L.
茵陈蒿	*A. capillaris* Thunb.
牡蒿	*A. eriapoda* Bunge. or *A. japonica* Thunb.
白蒿	*A. Sievrsiana* Ehr ?
艾	*A. vulgarlis* L.
刘寄奴	*A. vulgarlis* L. *var. integrifolia* Ledeb.?
菴蕳	*A. vulgarlis* L. *var. mongolica.*
藁蒿	*Artemisia Sp.*
蓍	*Achillea Sibirica* L.
鬼针草	*Bidens Pilosa* L.
狼把草	*B. tripartita* L.
鳢肠	*Eclipta alba* Hassk.
猪膏莓（苍耳叶豨莶）（豨莶）	*Siegesbeckia Orientalis* L.
枲耳（苍耳）	*Xanthium Strumarium* L.
豨莶（黄花天名精）	*Carpesium abrotanoides* L.

续表

药物名	基原学名
金乞耳（滁州鹤虱）	*C. divaricatum* S. et Z.
旋覆花	*Inula britanica* Dc.（*I. chinensis* Rupr.）
木香（土木香）	*I. racemosa* Hook. f.
皱叶木香	*I. helenium* L.
鼠曲草（鼠耳）	*Gnaphalium multiceps* Wall.
艾纳香	*Blumea balsamifera* Dc–Placus.
东风菜	*Aster. Scaber* Thunb.?
紫菀	*A. tataricus* L. f.
白菀（女菀）	*A. Sp.*
马兰	*A. Sp.*
山兰	*A. Sp.* ?
苍术叶刘寄奴（刘寄奴）	*A. Sp.*
孩儿菊（兰草）	*Eupatorium Lindleyanum* DC.（*E. Chinensis* L.）or *E. Stoechadosmum* Hance.
单叶孩儿菊（泽兰）	*E. jaronicum* Thunb.
鹤虱	—
千年艾	—
钧州漏芦	—
紫袍	—
刘寄奴叶山兰	—
地胆草	—
半边莲	*Lobelia radicans* Thunb.
桔梗	*Platycodon grandiflorus* A. Dc.
沙参	*Adenophora vertillata* ?（图经淄州种）/*A. eiata*（救荒本草及吴氏图考）
杏叶沙参	*A. latifolia* Fisch. ?
荠苨	*A. rcmotiflora* Mig.
淄州杏参	*A. Sp.*
土人参（滁州人参）	*A. Sp.*
羊乳	*Codonopsis*

续表

药物名	基原学名
合子草	*Actinostemma racemosum* Maxim.
冬瓜	*Benincasa*
西瓜（寒瓜）	*Citrullus*
胡瓜（黄瓜）	*Cucumis*
甜瓜（越瓜）	*C.*
南瓜	*Cucurbita*
瓠	*L.*
丝瓜	*Luffa cylindrica* Roem.
苦瓜（锦荔枝）	*Momordica*
木鳖子	*M. cochinchinensis*.（Lour.）Spreng.
王瓜	*Thladiantha dubia* Bge.
瓜蒌	*Trichosanthes*
大瓠藤	—
明州天花粉	—

注："—" 为无内容。药名列括号中为《本草疏证》所载药物名别名。

6.《祁州药志》（赵燏黄，1936 年）

附表 6 《祁州药志》药物名及学名统计

药物名	基原学名
苍术	*Atractylis lancea* Thunb.（A. separata Bailey）
白术	*A. ovata* Thmb.
紫菀	据前人报告，其原植物有二种，即 *Aster tataricus* L. f.（兼充本草之女菀）（亳州移植于祁州之种）及 *A. fastigiatus* Fisch et Maey.（亦充女菀）
土木香（青木香）	*Inula Helenium* L.（*Carvisartia Helenium* Merat）
川木香	*Inula racemosa* Hook f.（川木香：平俗，药植；木香：H.C.）

续表

药物名	基原学名
广木香（南木香）	*Saussurea Lappa* Clarke.（= *Aucklandia Costus* Falk.）（广木香・南木香：纲目；广木香・唐木香：北药・药植；矩瑟佗香：金光明经）
祁州漏芦	*Centaurea monanthus* Georgi.（祁州与北平药市之漏芦，最初愚亦误认为 *Echinops dahuricus* Fisch. 然有怀疑，再三实地调查其原植物，始证明为 *Centaurea monanthus* Georgi，与石户谷氏报告朝鲜漏芦之原植物相同，非 *Echinops dahuricus* Fisch. 也）
禹州漏芦	*Echinops dahuricus* Fisch.
蒲公英（地丁、黄花郎、白鼓钉）	*Taraxacum mongolicum* H. M.
款冬花	*Tussilago Farfara* L.
草红花（南红花、红蓝花）	*Carthamus tinctorius* L.（红蓝花・红花：开宝・纲目・启蒙・植考・G.・W.；红花菜：救荒；大红花：G.；药花：G.；黄蓝：纲目・名汇；南红花・草红花：祁俗・平俗）
红花子	*Fructus Carthami*
旋覆花	*Inula britannica* L.（*I. chinensis* Rupr.）
杭菊花（甘菊）	大抵为 *C. sinense* Sabine 之类
白菊花（亳菊、怀菊）	大抵为 *C. sinense* Sabine 之类
滁菊花	大抵为 *C. sinense* Sabine 之类
黄菊花	恐为纲日之野菊（拾遗）或野山菊（植考）即 *C. indicum* L. 之类是也。
祁州野菊花（铁杆蒿）	*Aster altaicus* Willd. 即救荒之铁杆蒿（图鉴）
北平野菊花（白蒿）	据 Bretschneider 氏报告，本植物为 *Artemisia Siversiana* Willd.，繁殖于北平之山野，土人呼为白蒿，与纲目草部 15 卷隰草类之白蒿相当，非 *A. Stelleriana* Bess. 也
雪莲花（北平同春堂草药肆之雪莲花）	*Saussurea gnaphaloides*（Royle.）Osteuf.（= *S. sorocephala* Hook. f. et Thom.）
雪莲花（北平德胜门外普济堂草药肆之雪莲花）	*Saussurea involucrata*（Kar et Kir.）Fedtsch. var.?
石莲花（新俗）	*Saussurea* Lioui Ling.（刘慎愕先生自新疆采得之品，林镕先生所定之新种名）

续表

药物名	基原学名
祁州山艾	本品与本院植物标本，产于北平之 *A. vulgaris* L. var. 及 *A. mongolica* Fisch. *var. verbenscea* Pamp. 为近缘植物
祁州蕲艾	Bretschneider 氏报告，艾与千年艾之原植物，均为 *Crossostephium artemisioides* Less.（= *C. chinensis* Makino= *Tanacetum chinense* A. Gr.）
北平蕲艾（1）	*Artemisia vulgaris* L. var.？之一变种，变种名未详
北平蕲艾（2）	*Artemisia vulgaris* L. var.？之一变种，变种名未详
佩兰叶	*Eupatorium japonicum* Thunb.
兰草	*E. Stoechadosmum* Hace.
泽兰	*E. Lindleyanum* DC.
茵陈蒿（绵茵陈）	*Artemisia capillaris* Thunb.
黄蒿	*A. capillaris* Thunb.
青蒿（纲目之黄花蒿、臭蒿）（北平药肆乐寿堂之青蒿）	*A. annua* L. f. ganuina Pamp.
祁州一枝蒿	*Erigeron canadensis* L.
北平一枝蒿（本经蓍草）	北平同春堂一枝蒿：*Achillea sibirica* Ledeb（= *A. mongolica* Fisch. = *Ptarmica sibirica* Ledeb.（蓍：启蒙・图谱；BR.G.）
野塘蒿	*E. linifolius* Willd.
飞蓬	*E. kamtschaticus* DC.（*E. acre* L.）
正豨莶草	*Siegesbeckia orientalis* L.（豨莶：唐本草、纲目、救荒、启蒙、图谱、植考、G.；西莶:G. 母猪油:H.C.、G.；亚婆针:H.M.；粘糊菜、火杴草：名汇）
充豨莶草（婆婆针）	拾遗有鬼针草之名（启蒙；CH.；H.C.）通例以 *Bidens pilsa* L. 充之，北平药肆，往往用同属植物，产于河北之 *B. bipinnsta* L. 充豨莶，（婆婆针：H.C.；G.）是尤名实不相符矣
旱莲草（鳢肠）	*Eclipta alba* Hassk.
佛耳草（鼠麴草）	*Gnaphalium multicens* Wall.
鹅不食草（石胡荽）	*Centipeda minima* Kuntze.（= *C. orbicularis* Lour. = *Myriogyne minuta* Less）
大蓟	*Cirsium segetum* Bunge（*Cnicus segetum* Maxim.）（刺儿菜：本遗；H.M.；小刺菜：H.C.；鹅居婆：SZ.；P.；刺芥菜：苏植）

续表

药物名	基原学名
小蓟	*Sonchus arvensis* L.（小蓟：祁俗；败酱、苦菜：纲目；取麻菜：平俗）
败酱草（取麻菜、苦菜）	北平药肆之败酱菜为 *Sonchus arvensis* L.
牛蒡子（恶实、大力子）	*Arctium Lappa* L.（*A. majus* Schk.）
鹤虱（南鹤虱）	*Carpesium abrotanoides* L.
天葵子（向日葵、草天葵）	*Helianthu sannuus* L.（向日葵：花镜、G.、名汇；照日葵：G.；丈菊、迎阳菊：植考；望日莲：新城县志、名汇；转日莲：Y.M.；西番菊·西番葵：群芳谱、名汇）
莴苣子	*Lactuca sativa* L.
菓耳（苍耳子）	*Xanthium Strumarium* L.（菓耳：本经、纲目、启蒙；BR、W.、G.、植考；苓耳：尔雅、C.、W.；卷耳：诗经、礼记、W.；苍耳、苍耳子：本草经、救荒、植考；Peiping·Canton：名汇、BR.、P.SM.、G.W.、H.F.；地葵·苍耳：纲目、名汇；回菜场子花：Manchu、名汇；羊带来：H.F.；母猪癞：H.C.、G.）
艾纳香（艾片、冰片）	*Blumea balsamifera* DC.
川续断	*Dipsacus asper* Wall.（H. C.）；*Dipsacus chinensis* Batal.（= *D. inermis* Miq.）（D.）；*Dipsacus japonicus* Miq.（BR. S. M.）
北苣胜子	*Dipsacus japonicus* Miq.

注：药名列括号中为《祁州药志》所载药物别名。

7.《中国药用植物志》第一册（裴鉴，1939 年）

附表 7　《中国药用植物志》第一册药物名及学名统计

药物名	基原学名	学名出处
石中珠	*Adiantum capillus-veneris* Linn	Sp. Pl. 1096（1735）
海金沙	*Lygodium japonicum*（Thunb.）S w.	Schrad. Jour. 18002. 106（1801）
侧柏	*Thuja orientalis* Linn.	Sp. Pl. 1002（1735）
三白草	*Saururus chinensis*（Lour.）Baill.	in Adans. X . 71（1871）

续表

药物名	基原学名	学名出处
蕺菜	*Houttuynia cordata* Thunb.	Fl. Jap. 234 t. 26(1784).
接骨金粟兰	*Chloranthus glaber* Thunb.	Makino in Tokyo Bot.Mag. XXIV. 886 (1912)
及己	*Chloranthus serratus*(Thunb.)Röm. et Schult–Syst. Veg. Ⅲ. 461(1818)	Syst. Veg. Ⅲ. 461(1818)
化香树	*Platycarya strobilacea* Sieb. et Zucc.	in Abh. Akad. Münch. Ⅲ. 742, t. 5, Fig. 1(1843)
桑	*Morus alba* Linn.	Sp. Pl. 986(1753)
葎草	*Humulus scandens*(Lour.)Merr.	in Trans. Amer. Philos. Soc. Philad. XXIV 2, 138.(1935)
青葙	*Celosia argentea* Linn.	Sp. Pl. 205(1753)
牛膝	*Achyranthus bidentata* Blume.	Bijdr. 545(1825)
马齿苋	*Portulaca oleracea* Linn.	Sp. Pl. 445(1753)
石龙芮	*Ranunculus sceleratus* Linn.	Sp. Pl. 551(1753)
野棉花	*Anemone vitifolia* Buch. – Ham.	in DC. Syst. I. 211(1818)
秋牡丹	*Anemone japonica*(Thunb.)Sieb. et Zucc. Fl. Jap. 15, t. 5(1835)	—
大火草	*Anemone tomentosa*(Maxim.)P' ei.	in Contr. Biol. Lab. Sci. Soc. China, Bot. Ⅸ. 2(1933)
小木通	*Clematis Armandi* Franchet.	in Nouv. Arch. Mus. Paris Ser. 2. Ⅷ. 184, t. 2(Pl. David. Ⅱ. 2)(1885)
威灵仙	*Clematis chinensis* Osbeck Dagb.	Ostind. Resa 205, 242(1757); Reise Ostind. China, 267, 315.(1765); Voy. China, East Ind. I. 329; Ⅱ. 356(1771).
丝瓜花	*Clematis Iasiandra* Maxim.	in Bull. Acad. Sci. St. Petersb. XXII. 213(Mel. Biol. Ⅸ. 586)(1876)
绣球藤	*Clematis montana* Buch. –Ham.	in DC. Syst. I. 164(1818)
黄药子	*Clematis paniculata* Thunb.	in Trans. Linn. Soc. Ⅱ. 337(1794)
山木通	*Clematis Pavoliniana* Pamp.	in Nuov. Giorn. Bot. Ital. n. ser. XVII. 270(1910)
木通	*Akebia quinata*(Thunb.)Decne.	in Arch. Mus. Paris, Ⅰ. 195, t. 13a (1839)

续表

药物名	基原学名	学名出处
白木通	*Akebia trifoliata* (Thunb.) Koidz. *var. australis* (Diels) Rehd.	in Jour. Arn. Arb. X . 189 (1929)
枫香	*Liquidambar formosana* Hance.	in Ann. Sci. Nat. ser. V . 215 (1866)
檵花	*Loropetalum chinense* (R. Brown) Oliv.	in Trans. Linn. Soc. XXIII . 459 fig. 4 (1862)
杜仲	*Eucommia ulmoides* Oliv.	in Hooker's Icon. Pl. XX t. 1950 (1890) et XXIV . t. 2395 (1895)
樗树	*Ailanthus altissima* (Mill) Swingle.	in Jour. Washington Acad. Sci. IV . 495 (1916)
蓖麻	*Ricinus communis* Linn.	Spec. Pl. ed. I . 1007 (1753)
野鸦椿	*Euscaphis japonica* (Thunb.) Dippel, Handb.	Laubholzk. II . 480 fig. 229 (1892)
天师栗	*Aesculus Wilsonii* Rehd.	in Pl. Wils. I . 498 (1913)
苘麻[①]	*Abutilon avicennae* Gaertn.	Fruct. II . 251, t. 135. f. 1 (1791)
八角枫	*Alangium chinense* (Lour.) Rehd.	in Sarg. Pl. Wilson. II . 552 (1916)
细梗香草	*Lysimachia capillipes* Hemsl.	in Jour. Linn. Soc. Bot. XXVI . 48 (1899)
女贞	*Ligustrum lucidum* Ait.	Hort. Kew. ed. 2, I . 19 (1610)
马鞭草	*Verbena officinalis* Linn.	Sp. Pl. 20 (1753)
蔓荆	*Vitex trifolia* Linn.	Sp. Pl. 638 (1753)
单叶蔓荆	*Vitex trifolia* Linn. *var. ovata* (Thunb.) Makino.	in Tok. Bot. Mag. XVII . 92 (1903)
牡荆	*Vitex cannabifolia* Sieb. et Zucc.	in Abh-Akad. Muench. IV . Abt. III . 152 (Fl. Jap. Fam. Nat. II . 28) (1846)
黄荆	*Vitex Negundo* Linn.	Sp. Pl. 638 (1753)
黄荆条	*Vitex Negundo* Linn. *var. incisa* (Lam.) Clarke.	in Hook. f., Fl. Brit. Ind, IV . 584 (1885)
藿香	*Agastache rugosa* (Fisch. et Mey.) O. Ktze.	Rev. Gen. Pl. II . 511 (1891)
薄荷	*Mentha arvensis* Linn.	Sp. Pl. 577 (1753)

① 苘麻：原书为“茼麻”，疑为错别字，遂改为苘麻。

续表

药物名	基原学名	学名出处
紫苏	*Perilla nankinensis*（Lour.）Decne.	in Rev. Hort. 4 ser. Ⅰ. 61（1852）
白苏	*Perilla frutescens*（Linn.）Brit.	in Mem. Torrey. Bot. Ⅴ. 277（1894）
筋骨草	*Schnabelia oligophylla* Hand.– Mazz.	in Anz. Akad. Wiss. Wien L Ⅷ. 92（1921）.– P'ei in Mem. Sci. Soc. China，Ⅰ. no. 3. 182（Verb. China）（1932）
龙葵	*Solanum nigrum* Linn.	Sp. Pl. 186.（1753）
千年不烂心	*Solanum dulcamara* Linn.	Sp. Pl. 185（1753）
白英	*Solanum Dulcamara* L.，*var. Iyratum*（Thunb.）Sieb. et Zucc.	in Abh. Bayer. Akad. Wiss. Math.– Phys. Ⅳ. pt. 3. 147（1846）
枸杞	*Lycium chinense* Mill.	Gard. Dict. ed. 8. no. 5（1768）
白及	*Bletilla striata*（Thunb.）Reichb. f.	in Bot. Zeitg. XXXⅥ. 75（1878）

注："—"为无内容。

8.《滇南本草图谱》（经利彬等，1945 年）

附表 8 《滇南本草图谱》药物名及学名统计

药物名	基原学名	学名出处
金铁锁	*Psammosilene* Tunicoides W.C.Wu et C.Y.Wu	—
木瓜	*Chaenomeles Speciosa*（sweet）Nakai	—
南瓜（花）	*Cucurbita moschata*，Duchesne	Dict. Sc. Nat. Ⅺ（1818）234.
南瓜（果）	*Cucurbita moschata*，Duchesne	Dict. Sc. Nat. Ⅺ（1818）234.
羊耳多	*Buddleia Officinalis* Maxim.	Bull. Acad. Sci. St. Petersb.，ser. 3. XXⅥ：496（1880）
狗屎花	*Cynoolossum amabile* Stapf et Drummond.	Kew bull. 20（1906），Diels in Not. Bot. Gard. Edinb. Ⅶ：（1912）.
臭灵丹	*Laggera Pterodonta*（DC.）Schultz–Bip.	Trans. Linn. Soc. XXⅨ：94（1873）

续表

药物名	基原学名	学名出处
麦穗夏枯草	*Prunella Asiatica* Nakai.	Rep. Veg. Kamihochi 29, no. 243 (1929), nom., in Bot. Mag.Tok. XLIV: 19(1930) descr.
地不容	*Stephania delavayi* Diels	Engler's Pflanzenreich 46. Heft(Ⅳ. 94.), Menispermaceae 275(1910): in Not. Bot. Gard. Ed. Ⅴ: (1912)
鸡骨常山	*Alstonia Yunnanensis* Diels	Not. Bot. Gard. Edinb. 5: 165(1912)
滇常山	*Clerodendron Yunnanense* Hu	Anz. Akad. Wiss. Wien, 61: 168 (1924)
杏叶防风	*Pimpinella Candolleana* Wight et Arn. Prodi. 369(1834)	—
大蓟	*Cirsium Chlorolepis* Petrak	Arz. Akad. Wiss. Wfen 63: 109 (1926), Hand. –Mzt., Symb. Sin. 7: (1936)
白芷	*Heracleum Scabridum* Franch.	Bull, Soc., Philom, pacls, ser. Ⅷ, vii 145(1894)
瓦草	*Melandryum Lankongense*(Fr.) Hand. Mzt.	Symb. Sin. 7: 205(1929)
兰花参	*Wahlenbergia Marginata*(Tnbg.) DC.	Monogr. Camp. 143(1839)
五叶草	*Geranium Nepalense* Sweet	Geran. 1 t. 12(1820)
五味草	*Corydalis stenantha* Fr.	Pl. Delavay. 48(1889)
草果药	*Hedychium Spicatum* Ham.	Rees, Cyelop XVII(1811)3
白芨	*Bletilla Striata*(Thunberg) Reichenb. f.	Bot. Zeit. XXXVI: 75(1878)
何首乌	*Polygonum Multiflorum* Thbg.	Fl. Jap. 169(1784), Meissn. Monogr. Polyg. 64, t. 4. f. Q(1826)
竹叶防风	*Sesili Delavayi* Fr.	Bull. Soc. Philom. Paris ser. Ⅷ, vi: 230 (1894) Hand.-Mzt., Symb. Sin. 7: (1933)
九里光	*Senecio Scandens* Ham.	D. Don., Prodr. Fl. Nepal. 178 (1825), non Juss. ex DC. (1837). non DC. (1837)
黄龙尾	*Agrimonia Zeylanica* Moon.	Cat, (37); H.-M, symb. sin 7 (1929)

续表

药物名	基原学名	学名出处
大一枝箭	*Lycoris Aurea*（L'Herit.）Herb.	Append. 20（1821）
绣球防风	*Leucas Ciliata* Bth.	Wall. Pl. As. Rar. i：66（1830）

注："—"为无内容。

9.《最新实验药物学》（植物部分）（温敬修，1946 年）

附表 9 《最新实验药物学》植物部分药物名及学名统计①

药物名	基原学名
人参	Giuseug
薏苡仁	Pearl barleg
肉桂	*Ciuno momum Chinense*（cassia Bark）
地黄	*Rohnanmia Lulea* maxim
连钱草（积雪草）	（Hederae Terreslris)
胡桃	Juglauda Ceae
山药	Dioscorcaceae
胡麻子	Iini semina（Imseed）
黄芪	Astraglus Heuryi Hv
枸杞	Boxtohorn fruit
龙眼	Longan
大枣	Juiuleal
杜仲	*Euon Ymus Japonicus*
萝藦	*Metaplexis stauntoui* Rets
补骨脂	*Psoralia Corylifolia.* T.
肉苁蓉	*Alnus eiridis* Devar Sibirica.

① 由于《最新实验药物学》原书中药物学名部分记载混乱，且书写格式并不规范，所以为保留原书记载面貌，不对书中原有书写格式做修改，并将书中所载药物拉丁名、英文名、德文名及药物基原学名尽列入表中。——笔者注

续表

药物名	基原学名
落花生	Pea–nut.Earth–nut.Ground–nut.
蛇床子	—
益智子	Cardamomum
芡实	Ngmphceaceae
菟丝子	Dodder
南天竹	Namdina Domastica
山茱萸	*Corrus Officinalis*（Dogwood）
侧柏	Juniperus
何首乌	*Poleygonum multifforam* thunk
桑寄生	—
覆盆子	Ruleus to hknra sieh
桑椹	Mulleerry juice
蔓荆子	Seed fvitex
淫羊藿	Barren wort（英）
石南叶	*Rhode de ndron Metternichii* s. et Z.
龙胆	*Gontiana*（Gentian）
蒲公英	*Talaxacum*
当归	*Aralia fdulis*（Aralia Cordata）
柳皮	Salix（Wrllow Bark）
郁李皮	*Cerasus Communi*（(Nranus Japonica）
黄连	Justicia（Coletisteeta）
良姜	Galangal（英）
生姜	Ginger（英）
菖蒲	Calamus（英）
肉豆蔻	Nutmeg（英）
苦参	*Sophora angusticlfa*
茴香	Fennel Fruit
白术	*Atractylodes* Alha

续表

药物名	基原学名
苍术	*Atractylodes* Bukra
莪莲	Zitwer（德）Zedoary（英）
陈皮	peel of Sueet orange
木香根	Aucklandin Costus（Futchnk）
当药	Swertia Chmens is franch, pleurog yne rotata, Grisele, Ophelia diluta, led
胡椒	Piper（拉）Pepper（英）Pfeffer（德）
石斛	Dendro kium Moniliforme
山查子	*Mespilus Cuneata* s. et Z.
伏牛花根	Berlerie vulgaris
胡荽	Coriander（英）Koriander（德）
莱菔子	Badisk–Seed
土荆芥	Mexican Goosefoot（英）
葎草	*Humnlus japonicus*
大黄	Bhalearleerwurzal（德）Rhubarb（英）
芦荟	Alce（拉）（德）Aloes（英）
巴豆	Croton（拉）（英）（德）
大戟	*Euphordia lasiocaula*
甘遂	*Euphorfia Sieboldiana*
续随子	*Euphorleia atyris*
蓖麻	Semen Ricini（拉）
牵牛子	*Lparnoea Triloda*
芫花	—
营实	Rosacentifolia（Rosa Indica）
云实	*Caesalpinia Sepiaria* Boxb
射干	*Belamcanda Chinensis* lem
桃	White peach
鼠李	Black–thorn（英）

续表

药物名	基原学名
茯苓	Pachgma Cocos (Lycoperdon)
琥珀	Succinum (拉) Berustem (德) Succinite Amleer (英)
猪苓	Pigs Tuber (英)
商陆	Radix Phytalaccae (拉)
赤小豆	Redleeon (英)
车前子	Senen Phantago major
西瓜	*Citrullus Uwlgaris* Shrab
冬瓜	Winter–meron Seed (英)
泽泻	Water–Plantain (英)
葶苈	*Bralea Nemarosat*, var. hebecarpaledob
茵陈蒿	*Artemisca Capillaris*
蜀葵	Radix Althaea (拉)
杜松子	Juncper leerries （英）
瞿麦	*Dianthus Superleus*
灯芯草	Rush (英)
白茅根	*Lmperata Arurdinacea* Cyr Uar Koenigu hack
防己	Menirperuacede
木通	*Akebia Qninata* Dcne
地肤子	Rroom Seed
海金沙	*Lygodlvm jaqonicun* Sw
榆	Ulmus Cam pestris Sm Uar laerrspbamch
王瓜	Snak–gourd (英)
石韦	*Palypodium lingna* Sw.
枳椇	*Hevenia dulcis* Thunb
泽漆	*Euphorbia helioscopia*
淡竹叶	*Lophat herum* gracile Brongnvai, elatum, hack
乌桕	*Sapium Sefiferum* Roxhc
旋花	*Galystsgia Sepivm* R, Br. Var japonicamahino

续表

药物名	基原学名
罗汉柏	*Thugcpus dalalerata* Set. Z
山扁豆	*Cassia mimoroidesl*
芭蕉	Mus Basio Scabe
益母草	Leonurus Silciicusl
三七草	*Gynura pinnatifida* DC
五倍子	Japanese Natgalls（英）
阿仙药	Catechu（拉英）Katechu（德）
白梅	Salted dried and plums（英）
香蒲	*Tgpha japonica* Mia
白芨	*Bletilla hgacinthina* Behle. F.
郁金	Turmerlo（英）Kurkuma（德）
鹿蹄草	*Pcrola elliptica*. Nutt
弟切草	*Hypericum erectum* thunle
荷叶	Leaves of lotus（英）
马勃	Pufflcall（英）
钓樟	*Lindera Serlcea* Bl.
大蓟	*Cirsium Spicatum*, Maxin
血竭	Dragons-lelool
没药	*Balsomodendron Myrrha* Nees
诃子	*Te mrnalia Cheleula* Retz
安石榴	*Punica Granatun* l.
槐花	*Sophara japoniea* l.
杨梅	*Myrica rulera*, S et Z.
白头翁	Pnlsatila（拉）Palaue（英）
柳叶菜	*Epilalewm Pyxrichum*. Fr et Sart.
罂粟	*Papaver Sonneferum*, lver nigrum
拳参	*Palggonumlerstarta*, l.
玫瑰	*Rasarugosa*. thunle

续表

药物名	基原学名
地榆	*Sanguisarlea Officnalis* l.
龙牛儿苗	*Geraium nepalere* Suveel
杠板归	Pal gonum Perfali tun, l.
椿	Ceot ela Chinensis juss
鸡冠	*Cclorin erutatal.*
卷柏	*Sebaginella invalvene* Spring
落叶松	*larix leptalepis* Card
悬钩子	Rukus frusticorur（Bramlele）
金樱子	*Rasa laevigata* mich
附子	*Acautum Hischeri*, Rcih
牛蒡根	Bwrdock–root（英）
沉香	Alaer wood（英）
皂荚	*Gleditschia japonica*, Miq.
天南星	*Arisaema joponiciim* Bl.
吴茱萸	*Evodia rutaecarpa* Benth
芎䓖	*Conioselinum unuitatum* turcx
辛夷	*Magnalia Koleus*, DC.
红花	*Carthamus tinctarius* l.
乌药	*Lindera Strychnifalia* Vill（*Daphnidium strychnifalium*, Set Z.）
木鳖子	*Momardica Cochinchinensis*, Spxeng
丁香	*jamleosa Caryophyllus* Ndz.
白檀	Santalumallcuml.
苏合香	*liquidamlear Orientalis* Mill.
藿香	*lophanthus rugosus* firch.
韭	leek（英）
缩砂	*Amomum Xanthiaidee* Wall.
漏芦	*Si han Stegia Chinensis* Beath
蒺藜	*trileular terrestris* l.

续表

药物名	基原学名
乌蔹莓	*Cissus japonica* wild.
豨莶	*Siegeslse orientalis* l.
远志	Senega
甘草	liauorice root
栝楼	*Trichosanthes japonica,* Rgl.
枳实	—
五味子	*Schizandra chinensis* Baill.
桔梗	*Campanula glauca*
麦门冬	*Ophiopogon japonicus*
贝母	Fritillary（英）
款冬花	*Petasites japonicus* miq
前胡	*Peucedanum decursivlm*, Max.
狼把草	*Bidenr tripart tal.*
沙参	*Adenophora Venicillata* Fisch Var typica
松萝	—
旋覆花	*Inula leritannica*, DC.
紫菀	*Aster tartaricus*, l.
百部	*Stemona sessilifalia,* Miq.
刀豆	Ensifsrm hean（英）
天门冬	*Asparagus lucidus* lindk
马兜铃	*Aristelcchia, delcilis,* Setz
石长生	*Adiantum monochlamys,* Eat.
鼠曲草	*Gnaphalium mnitieps*, Wall.
麻黄	*Ephedra vulgaris,* rich Varbelveti ca, Het T.
柴胡	北柴胡 *Bupleurum falcatum,* l.（韭叶柴胡、竹叶柴胡）南柴胡 *Bupleurum Sachalinense.* fr Schm
防风	*Siler drvaricatum*. B. et H.
升麻	*Cimiyifuga footida,* l *var Simolez*, Huth.

续表

药物名	基原学名
荆芥	*Nepeta japonica*, Makim.
秦艽	—
黄芩	*Sutellaria leaicalenscs* Georg
菝葜	*Smilax China* l.
葛根	*Pweraria thunbergiana.* Benth
香薷	*Elshaitria patrini* Garcke.
浮萍	*Spirodela palyrhiqa* Schlcid.
栀子	*Cxardenia florida.* l.
青蒿	*Artemisia apiaea.* hce
木贼	*Egwisetum hieale. var jeponica* Milde.
知母	*Anemarrhena Asphododeloides* Bge.
水杨梅	*Cxeum japonicum.* thunle
接骨木	*Samleucus racemora* l.
菊花	*Ckrysanthemum Sinense,* Sale.
元参	*Scrophularia Oldhami.* Olrv
枇杷	*Erialeotrija japonica* linal
百合	*lilium japonicum* thunle
芦根	Reed root（英）Schilfururxel（德）
青黛	*Polygonum tinctarium*, lour
半夏	*Pinellia tulcrifera*, ten.
杏仁	Aprikssekor（德）Apricat-Seed（英）
酸枣仁	*Zizyphus vulgaris* lam, *Var. Spinasus* Bge
丽春花	*Bed Popuyyy*（英）
三棱	*Sarpus Martimus* l.
白芷	*Angelica Anomala.* Pall.
缬草根	*Valeriana officinalis*, l.
曼陀罗花	*Datura allca.* Nees.
天麻	*Gastrodia clata,* Bl.

续表

药物名	基原学名
天竺黄	Taleashir（拉）taleasheer（英）
钩藤钩	*Vncaria rhynnchophylla* mig
苍耳	*Xanthium Slrumeriun*. l
木瓜	*Cydonia japonica*, pers.
芸香	Rus（英）Ruta（拉）Raute（德）
白果	*Ginhgo balca*, l.
芍药	*Pasonia alleiflorapall*
延胡索	*Gorydalis amleigua*. ch, et Schl
莨菪	Scopalia（拉）（德）（英）
阿魏	*Farula Scorodorma*, B. et H.
羌活	*Aug glalera*, Makino
独活	*Archangclica gmelini*, DC.
细辛	*Asarum siclooidi* Miq.
牛膝	*Aohyranthes leidentata* Bl. *var japonica* miq.
合欢皮	*Alleizzia julileirissin*, Boiv.
萎蕤	*Polygonatum officinale*, Alb
荜茇	*Piper longum*. l.
白蔹	*Ampelopsis Serjoniaeflia*, Rgl.（*Vrts Serjani Aefolia* Bge.）
威灵仙	*Veronica Verginica* l.
乳香	*Boswellia carteri* Bird（*B. Sacra*. Fluck）
狼毒	—
续断	*Sonchus asper* Vill
五加	*Acanthopanax Spinosum*. Mix
木天蓼	*Actinidia Polygama*. Mia
萆薢	—
紫苏	*Perilla nankinensis*, Dcne
丝瓜	*Lnffa Cylindrcas*, Roem.
黑大豆	Black Soja–leean（英）
绿豆	Creen Bean（英）

续表

药物名	基原学名
扁豆	*Dalichos lalelale*. l.
山豆根	*Euchresta japonica,* Banth
忍冬	*lonicera japonica* thumb
紫草	*Luhospermum afficinale,* L.
莽草实	*Illicium anisatum* L.
荠苨	*Adenophra Bursa-pastaris* Mocnch
橐吾	*Ligularia Racmp feri*, S. et Z（*Lgigantea*, S, et,Z ）
眼子菜	*Patamogeton Polygonefalius*, Pourr
马齿苋	*Portulaca olcracca* L.
橄榄	*Cirarium alleum*
凤仙花	*Lmratieus Balsamina* L.
景天草	*Sedum purpureum*, Link
佛甲草	*Sedum lineare* thumle
山慈姑	*Tulipa edulis,* Bak.
水仙	*Narcissus tazctta*, L, *var chinensis* Rocm
贯众	*Aspidium falcatum*, Sw
赤小豆	*Phascolus Mungo,* l, *ver. Swletriloleata* fr, et Sav
大蒜	*Allium Scarodoprasum*. l
大枫子	*Gynocaridia odorats,* R, Br
番椒	*Capsicum longum,* l
山椒	*Zanthoxylum piperitum*. DC.
槟榔子	*Areca catcchu*, b.
常山	*Orixa japonica*, thunb
鹤虱	*Carpesium aleratanoides,* l.
苦楝子	*Melia japonica*, Don.
相思子	jequirty（拉）Indian Liqurice（英）Indische Susehalz（德）
使君子	*Quirqwlir indica* l.
雷丸	—
羊蹄菜	*Rumex japonicus* Meisn.

续表

药物名	基原学名
酸模	*Rumexacetosa*, l.
萹蓄	*Polygonnmavrculare*, l.
蘩缕	*Stellaria mcdia*, Vill.
南瓜	*Cucurleita Peplo*
樟脑	Camphara（拉）camphar（英）Kamphcr（德）
葱	Stone-leek, Welsh-onion（英）
茶	Tea（英）thea（拉）thee（德）
烟草	Taleacum（Tobacco）
无花果	Fig tree（英）Feige（德）
葫芦巴	Scmen Foeni Graeci（拉）Fenugreek（英）Bckshornsamen（德）
麻仁	—
椰子油	Olcum cocais（拉）Cocoamut-oil oil corps oil（英）Kokoqnusal（德）
蜀葵根	Badix Althn
葡萄	Wvae（Grapes）
蕺	*Hauttuyma cordata* thunle
土茯苓	*Heterosmuax japonrca*. Rth
连翘	*Forsythxa Suspensa*. Vahl.
苏木	Sapan-Wood
昆布	*Fweus Vesiculosus*（Bladdcr Wrack）
夏枯草	*Aiuya Decumleens*, t unle
荔枝	*Ncphelum litchi*, Camle
甜瓜蒂	*Cucumis Mclo*
石蒜	*Amaryllidaccql*
杜衡	Wild Ginger（英）
香附	*Cyperns Rotuudur*, l.
艾	*Arteraisia vulagris* l. *var. indica*. Maxim.
牡丹	*Paeonis Moutan*. Ait.
王不留行子	*Vaccaria vulgaria*, Host,（Saponaria vaccarial）
茜根	Radix Rewleiae（拉）

续表

药物名	基原学名
干漆	*Rhus Vernicifera* D. C.
苏铁子	*Cycas Revaluta* thunb.
马鞭草	Vervain（英）
姜黄	*Curcuma longa*. l.
虎杖	*Payyonum cuspidatum*, S. et Z.
丹参	*Scutellaria indica*. l. *var. japonica*. Maxim
紫参	*Palygonumtenuicaule*. Biss. et Mre
芸薹	Rape（英）
凌霄花	*Tecoma Grandiflara*, loiel
芥子	Semen Sinapis（拉）Mwstcrd Sceds（英）Senssamen（德）
大蓼	*Palygonaceae clematis* Rccta, L. *var panicnlata*.t hunle
乌面马	—
薄荷	Folia mentha（拉）Pcpper–mint（英）Pfefferminge（德）
甘松香	Spikenard（英）
安息香	Benzoinum(Benzoe)（拉）Benzoin（英）Benzoc（德）
枫香脂	Martix（拉德）Masticha（英）
茉莉	*Iassminum Sambac* Ait
决明子	*Carria Abcusifalia*. l.
密蒙花	*Buddlea officinalir* Maxin
谷精草	Popewart（英）
青葙子	*Cslasia Argentea*. l.
小蜜柑草	*Plyllanthur Vrinaria*. l.
刘寄奴	*Senecio Palmatus*, Pall.
败酱	*Patrinia Scabiosaefalia*. link.
柿	*Diospyros. Kaki*. l.
木芙蓉	*Hibisews mutalilis*. l.
梧桐子	*Stcrculia Platanefalia* L.
一点白	Saurufacess
金龙花	—

续表

药物名	基原学名
山蚂蝗	*Desmodium laburnifoium.* DC.
青苏	*Perilla Argn* Beatuthe–var.
鸭跖草	*Icommelina communis* l. l.
爵休	*juslicia procumbens* l
龙葵	*Solanum nigrum* l.
紫茉莉	*Mirabilis jalapa.* l.
山蓝	*Merourialis lciocarpa*, S. et Z.
石耳	*Gyrophara rellea* Ach.
鸡肠草	—
规那树	*Cinchona Succirulera.* Pav.
冬虫夏草	*Corbyceps Roberthin*
合子草	*Actlnostemma racemosum,* Maxim.
槐叶萍	*Salvinia natans.* Hofim
五加叶黄连	*Coptis qosnnlqucfoha* Miq
瓶兰小草	—
岩泽泻	*Polypodium tricuspe.* sw.
醉鱼草	*Bsddea japsnicu* hemsl.
紫荆	*Cercis cbinensis* Bge.
清风藤	*slleia japonica* Maxim
无患子	*Sapindus Mukuuosl* Gsertn
黄杨木	*Buxus sempervirens.* ivar microphhyllakk F
菠蕿	*Spinacea oleracea* mill
荠菜	*Capsella Bursa pastoris* ,Moench
向日葵	*helianthus Annuns.* l.
槠	*Quercus glanca* thunle
龙常草	*Diarrhera japonica,* Cry. *var. koneiggi*, liack
玉簪	*Hosta siebordiana,* Engl
延命菊	*Bellis perennis.* l.
通泉草	*Mazus lour, var. Macranthus.* Fr. et sav

续表

药物名	基原学名
榎草	*Acalygha australis*. l.
田檬	—
樱草	*Primula cortusoides*. l.
桔梗兰	*Kianella, odorata*. Bl.
袴藤	—
乳儿草	—
白曲草	—
万毒虎	—
酸浆	*Phyrapis slkckengi*. l.
金莲草	—
金疮小草	*Ajuga pyomaea* A. or
蔓荞麦	Polugonacese
三叶仔	—
铁扫帚	*lespedeza juncen*, pers *ver sericea*, homsl.
野葡萄	*vitis thingergu*, S. et Z.
孔雀羊齿	—
荷包牡丹	*Dicentra spectaleilis*, DC.
钩吻漆	*Rhus toaico dendron*, l. *ver nadieans* Miq
木本黄精叶钩吻	*corioria japonica*, A. cr
地柏	*Selagincl1s Kxaussiama*. A Br.
虎耳草	*Saxifragr Sarmentesa*, l.
独脚莲	*Aligcema heterophyllum*, Bl
千日菊	*Spilarthes oleracea*. jacq
萍	*Marsiha Quadrifoha*. l.
山蒲公英	—
抽藤瘠草	—
水林子	—
天仙果	*Fcicus crecta*, thunle
小青草	—

续表

药物名	基原学名
牛皮冻	—
薜荔	*Ficus pumila*. l.（*F. stipulata*, thuale）
小冬青	—
双面刺	—
鸡甲辣	—
刀圭芝	*Lycapadium. Serrotum* Thurle
石荠苧	*Malea punctas*. Mexim
马兰	*Astea trinervius*. Roxle, *var. Adustus* Maxim
迷迭香	*Rosm arirus offinalis*. L.
十姊妹	*Poss Multiflora*, thunle. *var. platyphylla* Red
黄皮树	*clausena Wampi*, oliv
金钮	—
龙舌兰	*Agave americana* L.
结缕草	*Zoysia pungens*. Willd
蚌螺花	—
小地瓜苗儿	*Lyeopus europaeus*. L. *var. parvnalus*. Miq.
土当归	*Aralia cordata*. thnnle
打不死草	—
草珊瑚	*chloranthous braehystachys*, Bl.
五敛子	*Averrha Caramlcola*, L.
无骨苧麻	—
瑞香	*Daphne odora*, thunle
野芋草	—
四叶二珠草	—
牛鼻托	—
蜀羊泉	*Solaum lyratum*, thunk
番石榴	*Psidiun guayava*. Radd.
鹿藿	*Rhynehesia Veluleilis*. loun.
半支莲	*Porbuloca grandiflora*, Hook.

续表

药物名	基原学名
半边莲	*Lobelia radicans,* thunle
蓝草	*Polygonum tinctorium,* Lour
红木瓜	—
山芥蓝	—
九叶金樱子	—
山地生	—
生力草	—
蘩缕	*Stellaria medis,* Vill.
羊踯躅	*Rhododendron sinenge* Sw.
山姜	*Aldinia faponica,* Mig
虎耳豆	—
草绵	*Assypium herkaceun* L
木槿	*Hibiscus syriacus.* l.
木莲	*Ficus foveolata,* wall.
水绵	*Spiragyra lomguta*
仙人掌	*Opuntia fcus*
石松	*Lycopodium clavatum* L
石胡荽	*Myriogyne minta*, less
毛茛	*Ranunculus acenjaponicus* Maxin
石龙芮	*Ranunculus sceleratus* L
狗尾草	*Setaria Viridis* Beauv
建兰	*Cymbidiun ensifolium* Sw
秋海棠	*Begonia evanoina,* Andr
秋胡颓子	*Elaeagnus umbellatata* thunb
苧麻	*Bochincrid nives* Bi
桃金娘	*Phodomyrtus tcmantasa* wight
金粟兰	*Chlaranthns inconspicuns* sw
臭海州常山	*Clerodendro tricotomom* thunb
鬼笔	*Lthyphallus ragulosus,* Fisah

续表

药物名	基原学名
鬼针草	*Bidens bipirmata,l* .
莨菪	*Scopolia japonica* Maxim
酢酸草	*Oxalis coriculata,* l.
一枝黄花	*Solidago virga-aurea.* l.
段菊	*Caryopteris mastacanthus,* sehauer
螺厣草	*Drymoglossum subcordatum* Fee
针茉莉	—
兰草	*Eupatorium chinense.* l.
莸草	*Caryoptcris divaricata*, Maxim
蛇含	*Potontilla Kleiniana,* W. et A.
蛇莓	*Duchesnea indica,* Fook
榕树	*Fieus wiahtiana* wall *var japonica* Miq
紫花地丁	*Vlola patrinu,* DC. *var. ohinensis* Ging
紫金牛	*Ardisia japonices* Bl
罗汉松	*Podocorpus cainensis* walll.
柽柳	Tamarix chinensis.lour
八仙花	*Hydranges hortensia,* DC *ver Aar Avisal* A Gr
订筋癣树叶	—
红木香	—
荔支草	—
骨碎补	*Davallia bullata* Wall
龙牙草	*Agrimonia pilosa* ledeb
石花	*Golidium cartilagineum*. Grev
黄瓜菜	*Lactuca thunbergiana.* maxim

注：“—”为无内容。